低脂質で病気の進行や再発を防ぐ!

胆石・胆のう炎・膵炎のおいしい献立集

病態監修●加藤眞三 慶應義塾大学名誉教授
栄養指導●大木いづみ 慶應義塾大学病院食養管理室
料理●検見﨑聡美 料理研究家・管理栄養士

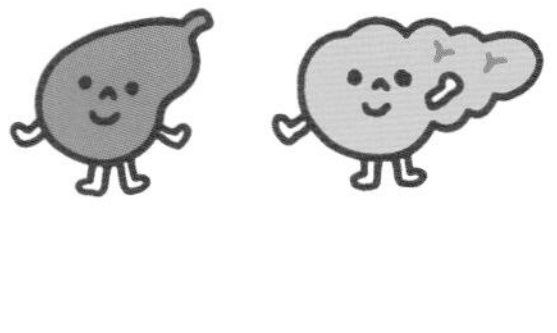

女子栄養大学出版部

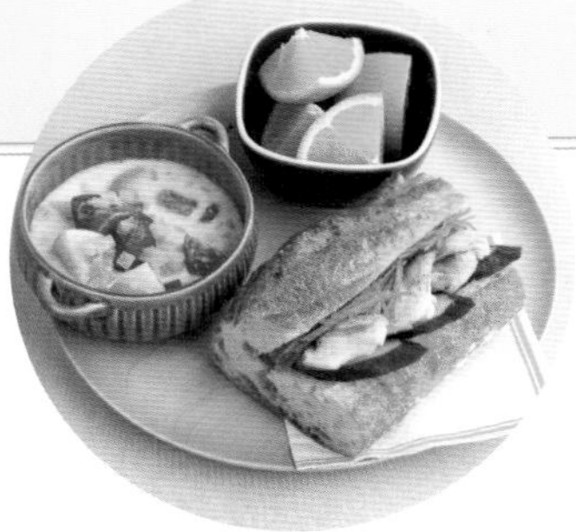

はじめに

胆石・胆のう炎・膵炎《すいえん》の進行や再発を防ぎたいあなたへ

胆石、胆のう炎、膵炎（急性膵炎・慢性膵炎）などの病気をかかえている方は、
もうあんな痛みや苦しみは二度と経験したくない、
なんとか病気の進行や再発を防ぎたいと考えていることでしょう。
一方で、このような病気に対して、従来は過度な低脂肪食が指導されていたために、
自宅でも満足な食生活が送れずに困っている方も多いのではないでしょうか。
本書は、そのような方に向けて、学会のガイドラインに準拠して
病気のステージ（時期）別にどのような食事が望ましいのか、
また、そのような食事にするためにどのような献立が可能なのかを解説した本です。

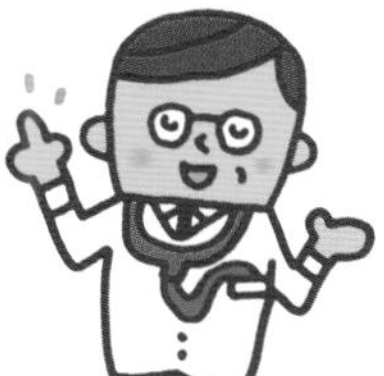

じつは、わが国の大学医学部での教育では、
栄養に関してあまり充分な時間がとられていません。
そのために、医師は栄養に関する関心も低く、
疾患別の望ましい栄養についての知識を持ち合わせていない場合も多いのです。
また、医師は入院しているときの急性期の栄養治療に関しての知識は持ち合わせていても、
退院後の外来時における患者さんの栄養療法については、
あまり知らないことも少なくありません。

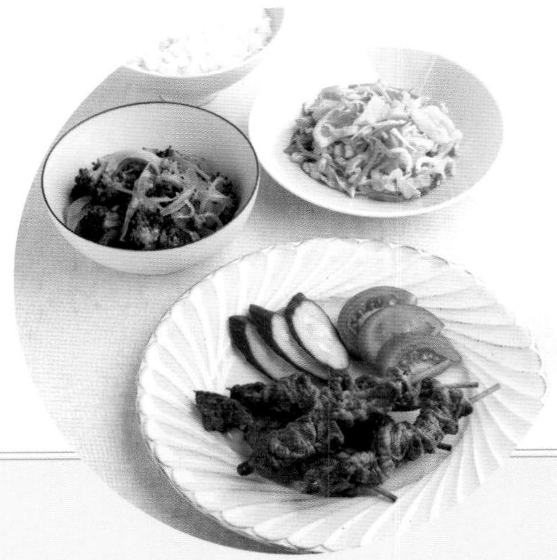

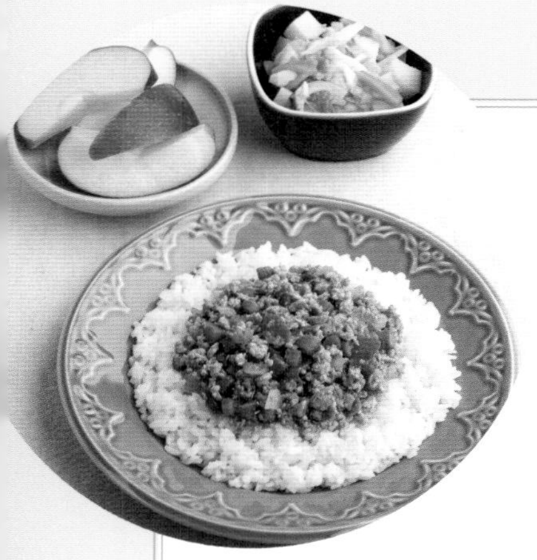

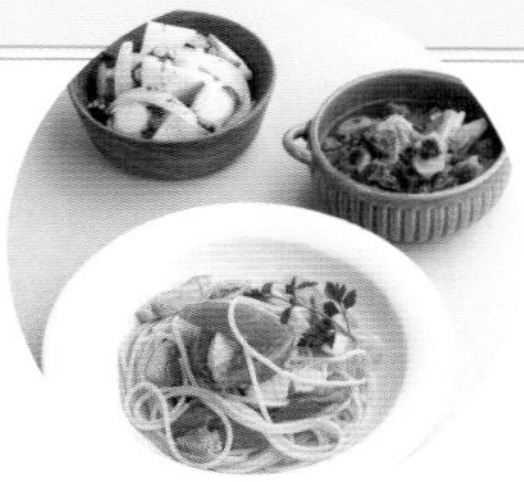

したがって、胆のう疾患や膵疾患というと、医師は「とにかく脂肪をできるだけ制限してください」などと指導してしまうこともあり、極端な低脂肪食のために栄養不良となってしまう患者さんもいるのです。
患者さんは、急性期には入院して食事も厳重に管理されますから、低脂肪食を経験することになります。
そして、入院中に体験したものと同様の食事を、そのまま退院後も続けなくてはならないと考えてしまう人もいます。
その結果、食生活に絶望してしまう人も多いのです。

本書では、特に退院後や外来時における慢性期の患者さんの栄養についてくわしく解説します。
慢性期にこそ、進行や再発予防のためのくふうが必要であり、急性期の栄養療法は医療者任せでもよいからです。
患者さんのくふうしだいでは、胆のうや膵臓の病気を持っていても満足できる食生活は可能なのです。
どうぞ、本書を参考にして、少しでも豊かな食生活を送っていただきたいと思います。

慶應義塾大学名誉教授
エムオーエー高輪クリニック院長
加藤眞三

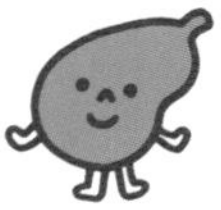

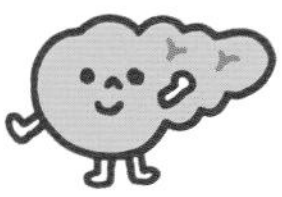

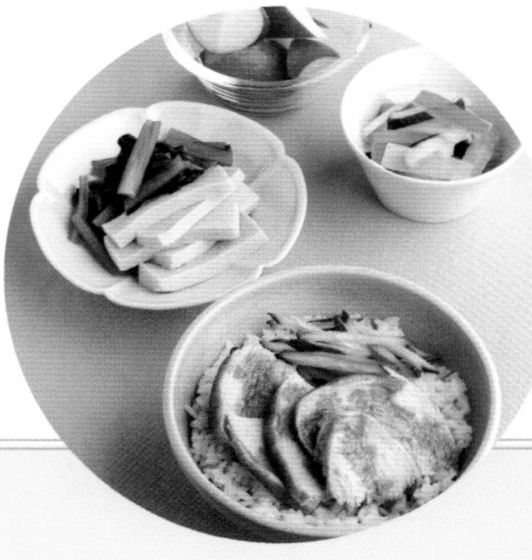

目次

STEP 4 脂質40〜60g／1800kcal以下

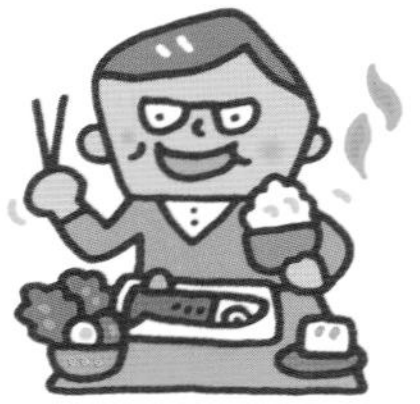

PART 3 胆のう・膵臓をいたわる 単品おかず

朝食向きの手軽な主菜

昼食向きの主菜＋主食

夕食向きのしっかり主菜

本書の使い方

本書の献立レシピは、病気の症状別の脂質・エネルギー摂取量の目安に合わせて、一日分ずつ組み立てられています。これらの献立を参考にしながら、単品おかずを自分で組み合わせて、毎日の献立を立ててみましょう。

STEP3とSTEP4の献立の組み合わせ例を示した「献立カレンダー」（135〜151ページ）もお役立てください。

レシピページの見方

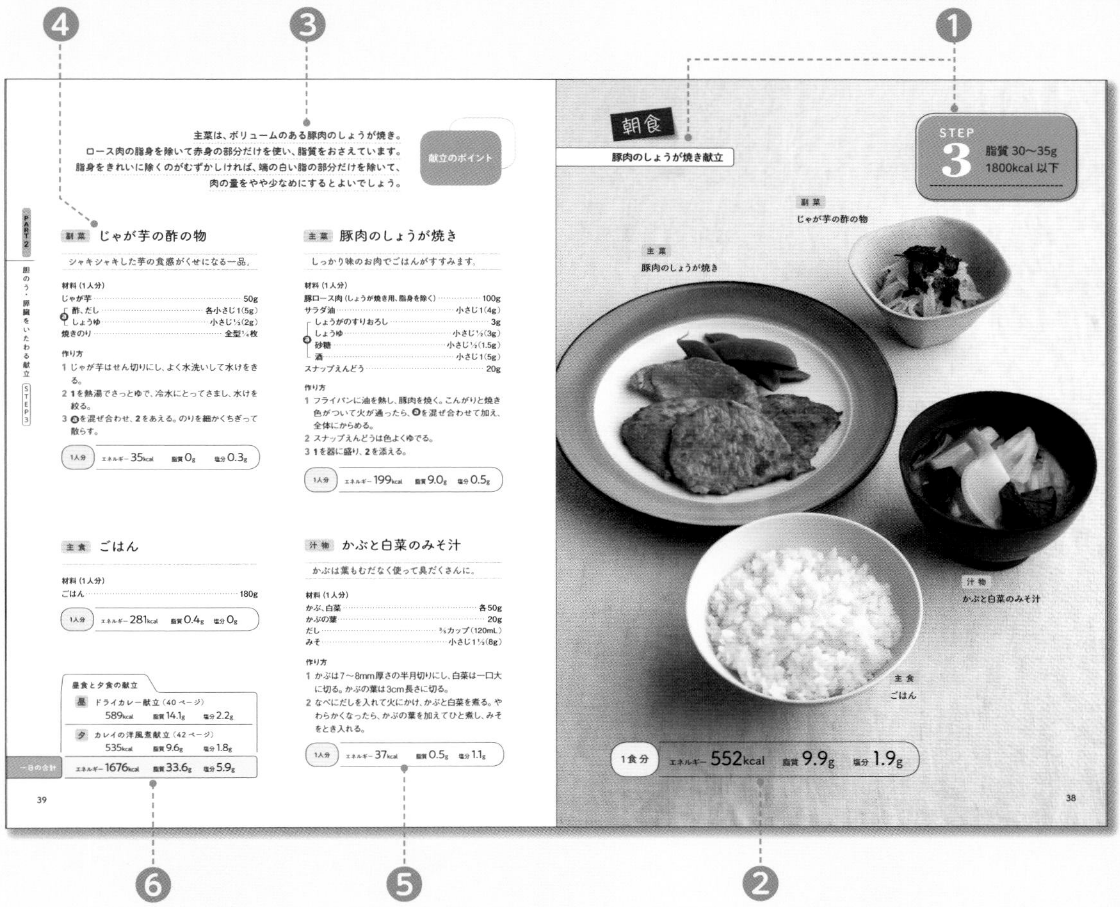
④ ③ ①

献立のポイント
主菜は、ボリュームのある豚肉のしょうが焼き。
ロース肉の脂身を除いて赤身の部分だけを使い、脂質をおさえています。
脂身をきれいに除くのがむずかしければ、端の白い脂の部分だけを除いて、
肉の量をやや少なめにするとよいでしょう。

PART 2 胆のう・膵臓をいたわる献立 STEP3

副菜 じゃが芋の酢の物
シャキシャキした芋の食感がくせになる一品。
材料（1人分）
じゃが芋……50g
Ⓐ酢、だし……各小さじ1(5g)
Ⓐしょうゆ……小さじ⅓(2g)
焼きのり……全型¼枚
作り方
1 じゃが芋はせん切りにし、よく水洗いして水けをきる。
2 1を熱湯でさっとゆで、冷水にとってさまし、水けを絞る。
3 Ⓐを混ぜ合わせ、2をあえる。のりを細かくちぎって散らす。
1人分 エネルギー35kcal 脂質0g 塩分0.3g

主菜 豚肉のしょうが焼き
しっかり味のお肉でごはんがすすみます。
材料（1人分）
豚ロース肉（しょうが焼き用、脂身を除く）……100g
サラダ油……小さじ1(4g)
Ⓐしょうがのすりおろし……3g
Ⓐしょうゆ……小さじ½(3g)
Ⓐ砂糖……小さじ½(1.5g)
Ⓐ酒……小さじ1(5g)
スナップえんどう……20g
作り方
1 フライパンに油を熱し、豚肉を焼く。こんがりと焼き色がついて火が通ったら、Ⓐを混ぜ合わせて加え、全体にからめる。
2 スナップえんどうは色よくゆでる。
3 1を器に盛り、2を添える。
1人分 エネルギー199kcal 脂質9.0g 塩分0.5g

主食 ごはん
材料（1人分）
ごはん……180g
1人分 エネルギー281kcal 脂質0.4g 塩分0g

汁物 かぶと白菜のみそ汁
かぶは葉もむだなく使って具だくさんに。
材料（1人分）
かぶ、白菜……各50g
かぶの葉……20g
だし……⅗カップ(120mL)
みそ……小さじ1⅓(8g)
作り方
1 かぶは7〜8mm厚さの半月切りにし、白菜は一口大に切る。かぶの葉は3cm長さに切る。
2 なべにだしを入れて火にかけ、かぶと白菜を煮る。やわらかくなったら、かぶの葉を加えてひと煮し、みそをとき入れる。
1人分 エネルギー37kcal 脂質0.5g 塩分1.1g

昼食と夕食の献立
昼 ドライカレー献立（40ページ）
589kcal 脂質14.1g 塩分2.2g
夕 カレイの洋風煮献立（42ページ）
535kcal 脂質9.6g 塩分1.8g
一日の合計 エネルギー1676kcal 脂質33.6g 塩分5.9g

39

朝食
豚肉のしょうが焼き献立
STEP 3 脂質30〜35g 1800kcal以下
副菜 じゃが芋の酢の物
主菜 豚肉のしょうが焼き
汁物 かぶと白菜のみそ汁
主食 ごはん
1食分 エネルギー552kcal 脂質9.9g 塩分1.9g

38

⑥ ⑤ ②

❶ 献立名と症状別STEP

献立名と、病気の症状別の脂質・エネルギー摂取量の目安を表す「STEP」を示しています。くわしくは19ページをご覧ください。

❷ 献立の栄養成分値

献立の1食分のエネルギー、脂質、塩分を示しています。

❸ 献立のポイント

脂質をおさえるための料理のポイントや、献立の組み合わせ方のポイントを紹介しています。

❹ 料理名と料理の種類

ほかの献立の料理と組みかえやすいよう、料理名のそばに、「主菜」「副菜」「主食」など料理の種類を示しています。

❺ 料理の栄養成分値

料理の1人分のエネルギー、脂質、塩分を示しています。

❻ 一日の献立の栄養成分値

朝食献立のページには、同日の昼食と夕食のメニューと栄養成分値、一日の合計の栄養成分値を掲載しています。

材料・作り方について

- 塩は小さじ1＝6gの食塩を、砂糖は小さじ1＝3gの上白糖を使用しています。
- 酒は、清酒（純米酒）を使っています。食塩などが添加された料理酒は使用しません。
- だしはこんぶや削りガツオなどでとったものです。市販の顆粒だしをといて使う場合は、塩分が多めなので、加える調味料を控えめにしてください。
- 材料の計量は、標準計量カップ・スプーンを使用しています。1カップ＝200mL、大さじ1＝15mL、小さじ1=5mL、ミニスプーン1=1mLです。

	ミニスプーン1	小さじ1	大さじ1
塩（食塩）	1.2g	6g	18g
砂糖	0.6g	3g	9g
しょうゆ・みそ・みりん	1.2g	6g	18g
酒・酢	1g	5g	15g
油	0.8g	4g	12g

2017年1月改定

- 材料の分量は「1人分」で表示しています。まとめて作ることを想定したメニューでは、「4人分」で表示しています。
- 食品（肉、魚介、野菜、果物など）の重量は、特に表記がない場合は、すべて正味重量です。正味重量とは、皮、骨、芯《しん》、種など食べない部分を除いた、実際に口に入る重量のことです。
- 肉の部位は、特に表記がない場合は、脂身つき、皮つきのものです。「脂身を除く」と表記のある場合は、脂身を切り除いた赤身の部分を使っています。
- 電子レンジは600Wのものを使用しています。お使いの電子レンジのW数がこれより小さい場合は加熱時間を長めに、大きい場合は短めにしてください。
- フライパンは、フッ素樹脂加工など、油をひかずに調理しても焦げつきにくいものを使用しています。

「脂質」と「脂肪」について

本書では、食べ物に含まれる中性脂肪にコレステロールなどを含めたものの総称として「脂質」という言葉を用いています。ただし、「プレーンヨーグルト（無脂肪）」「低脂肪乳」など、食材名を示すものについては「脂肪」という言葉も用いています。

栄養成分値について

本書で示している栄養成分値は、『日本食品標準成分表2020年版（八訂）』（文部科学省）に基づいて算出したものです。

「エネルギー」と「カロリー」

「エネルギー」とは、生命活動や運動などに必要な熱量のことです。エネルギーの量は、カロリー（cal）という単位で表されます。1Lの水の温度を1℃上げるのに必要なエネルギーの量が1kcalです。

「塩分」について

本書で「塩分」として表記されている重量は、食塩相当量（g）です。これは、食品に含まれるナトリウム量（mg）を合算した値に2.54を掛けて1000で割ったものです。

PART 1

胆石・胆のう炎・膵炎《すいえん》

病気の基礎知識

胆石・胆のう炎・膵炎は、痛い思いをするまで自覚しにくい病気。また、痛みがおさまれば、「もうだいじょうぶ」と油断してしまいがちです。

まずは、胆のうや膵臓の働きや病気について知り、食事の基礎知識を身につけて、病気とうまくつき合っていきましょう。

胆のう・膵《すい》臓《ぞう》には、どんな働きがある？

胆のうも膵臓も、食べ物の消化に欠かせない臓器

胆のうは、右の肋骨《ろっこつ》の裏側にある小さな臓器で、野菜のなすのような形をしています。胆のうは、肝臓から休みなく分泌《ぶんぴつ》される胆汁を一時的にためておき、必要なときに十二指腸に流出させて、食べ物の消化を助けます。

膵臓は、胃のうしろに横たわる細長い臓器です。膵臓の働きには、各種の消化酵素を含む膵液《すいえき》を分泌する「外分泌機能」と、インスリンやグルカゴンなどのホルモンを産生する「内分泌機能」があります。

生活習慣に偏りのある人は、胆のうや膵臓の病気になりやすいといえます。とりわけ影響が大きいのが、食習慣と飲酒です。脂質の多い食品のとりすぎや、不規則な食生活は、胆のうや膵臓に負担をかけます。また、栄養過剰や運動不足に伴う肥満も病気の原因の一つになります。

胆のう・膵臓、どこにある？

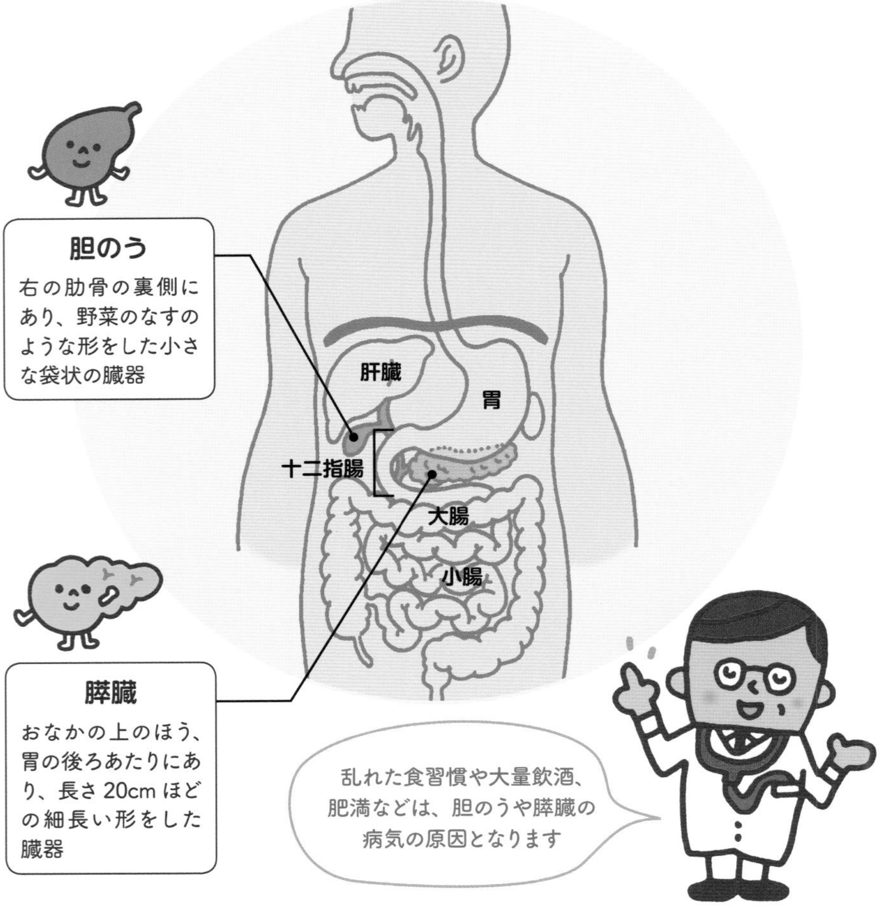
胆のう
右の肋骨の裏側にあり、野菜のなすのような形をした小さな袋状の臓器
膵臓
おなかの上のほう、胃の後ろあたりにあり、長さ20cmほどの細長い形をした臓器
肝臓
胃
十二指腸
大腸
小腸
乱れた食習慣や大量飲酒、肥満などは、胆のうや膵臓の病気の原因となります

胆のうの働き

**胆汁を濃縮して貯蔵。
必要なときに収縮し、
胆汁を流出させて消化を助ける。**

胆のうは、胆汁を一時的にためておく場所です。胆汁は、腸での脂質の消化を助ける消化液で、肝臓から休みなく分泌されています。そこで、胆汁を胆のうに濃縮して貯留しておき、必要なときに十二指腸に流出するように調整しているのです。

胆のうは、食事が胃を通れば収縮して胆汁を流出させます。

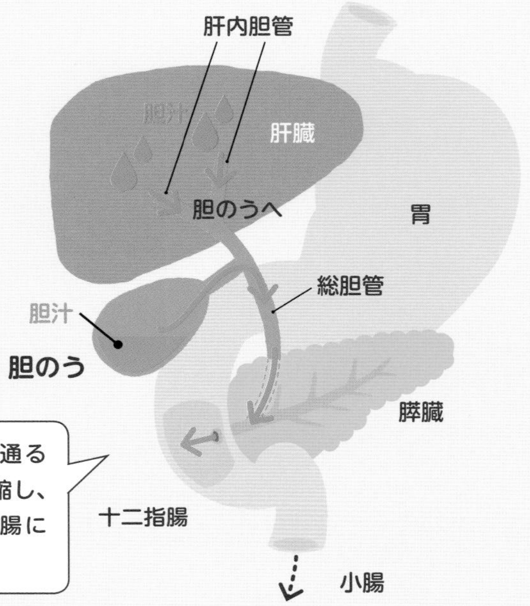
食べ物が胃を通ると胆のうが収縮し、胆汁が十二指腸に流れ出す

膵臓の働き

**膵液を分泌して消化を助ける。
インスリンなどのホルモンを作り、
血液中に分泌する働きも。**

膵臓の働きには、外分泌機能と内分泌機能があります。

外分泌機能とは、各種の消化酵素を含む膵液を膵管に分泌する働きです。膵液は、胆汁と同じように、食べ物が胃を通過すると十二指腸に流出します。

もう一方の内分泌機能とは、血糖値をコントロールするインスリンやグルカゴンなどのホルモンを産生し、血液中へ送る働きのことです。

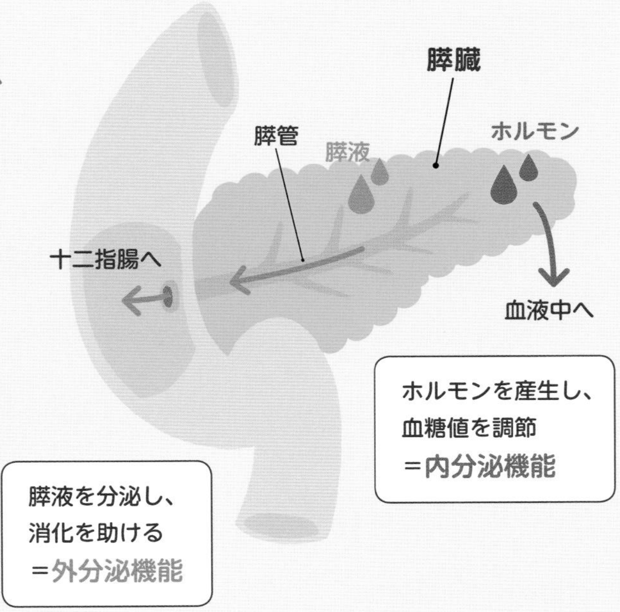

病気の基礎知識

胆石・胆のう炎って、どんな病気？

胆石は、胆管や胆のう内に結石ができる病気

胆石とは、胆汁が通る胆管や胆のう内に結石ができる病気です。胆石は、胆汁に含まれるコレステロールなどが核となり、かたまってできます。無症状の場合もあるのですが、結石が管に詰まるとけいれんを起こし、痛みをもたらします。

胆石はかつては女性に多い病気でしたが、現在では男性に多く見られます。おもな原因は、脂質の多い食事で胆汁内のコレステロールが増えることです。こうしてできる結石は、コレステロール系結石といいます。また、不規則な食生活によって、胆のうの収縮が規則的に起きないことも、胆石形成の原因となります。

治療は、無症状の場合、石灰化が見られなければ経口剤で胆石をとかす治療を行ない、経過観察します。痛みや黄疸・発熱などをくり返す場合は、手術で胆のうや胆石をとり除くこともあります。

胆石とは…

胆汁に含まれるコレステロールなどの成分が結晶化してかたまり、石のようなもの（結石）ができる病気。

原因は？

胆石にはいくつか種類がありますが、日本人の場合はおよそ80％がコレステロール系結石です。脂質の多い食事により、胆汁のコレステロール濃度が高くなると、結晶化して胆石ができます。

妊娠、肥満、急激な体重減少、糖尿病、経静脈栄養※なども、胆石形成の高いリスクとなります

※点滴などで血管に栄養を投与すること。

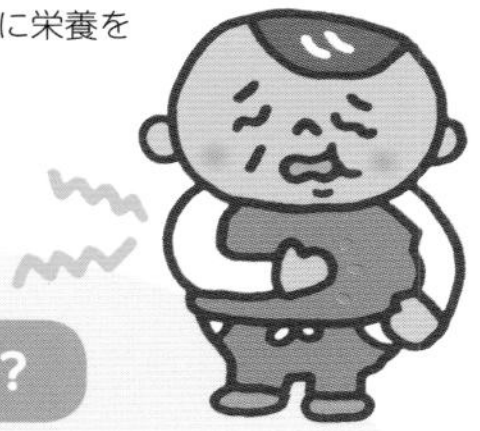

症状は？

胆石が胆のう内にあるときは、痛みが出ることはほとんどありません。しかし、胆石が胆管に詰まると胆管炎になり、痛みが出ます。右の肋骨《ろっこつ》の下あたりに、食後に痛みが出ることが多いのが特徴です。

胆のうをとってしまっても、肝臓から胆汁が分泌《ぶんぴつ》されるので、特に問題は起きません

治療は？

無症状なら経過観察が基本です。痛みがあれば、手術で胆のうや胆石をとり除きます。腹腔鏡での手術が一般的ですが、場合によっては開腹手術を行なうこともあります。

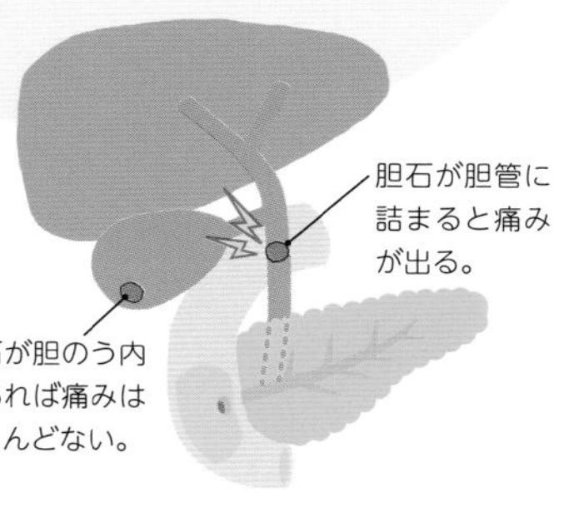
胆石が胆管に詰まると痛みが出る。
胆石が胆のう内にあれば痛みはほとんどない。

胆のう炎は、胆のうに炎症が起こる病気

胆のう炎は、胆のう内に胆汁が滞り、細菌感染が加わって発症します。胆石がなくても、胆のう炎を発症するケースもあります。胆のう炎には、「急性胆のう炎」と「慢性胆のう炎」があります。

急性胆のう炎は、右上腹部の激しい痛みと、発熱、黄疸の症状が典型的な症状で、急激に悪化することもあります。特に高齢者では、全身に細菌がまわる敗血症などにより、もうろうとした状態になる意識障害やショック症状（血圧や尿量の低下）をきたして、死亡する例も少なくありません。的確な抗菌剤による治療が必要となります。急性胆のう炎と診断されたら、入院して適切な治療を受けます。胆のう炎をくり返す場合は、胆のうを摘出する手術を行なうことになります。

慢性胆のう炎は、急性胆のう炎から引き続いて起きる場合もありますが、そうでない場合は急激な症状はなく、軽い症状が慢性的に続きます。自覚症状のほとんどない慢性胆のう炎では、多くの場合は積極的な治療をせず、経過観察となります。ただし、症状が強い場合や、胆のうがんと見分けることが難しい場合には、胆のう摘出手術を行なうこともあります。

胆のう炎とは…

胆のうに炎症が起こる病気で、強い痛みを伴う「急性胆のう炎」と、慢性的に症状が続く「慢性胆のう炎」がある。

急性胆のう炎

胆石が胆のうの出口の細い部位に詰まり、強い痛みが出ます。放っておくと細菌感染などが起こりやすく、炎症が進みます。右上腹部の痛み、発熱、黄疸《おうだん》のほか、吐きけや嘔吐を伴うこともあり、強い症状が出ます。

慢性胆のう炎

胆のうに慢性的に炎症が起きている状態で、炎症によって胆のうの壁が分厚くなります。

右上腹部の鈍い痛み、おなかの不快感や腹部膨満感といった軽い症状が、慢性的に続く場合がほとんどです。

胆石・胆のう炎の治療と経過

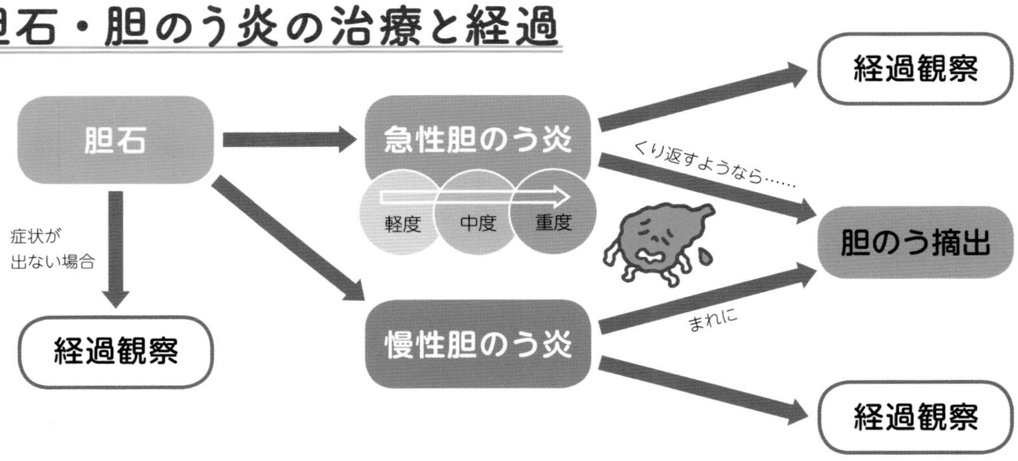

病気の基礎知識

膵炎《すいえん》って、どんな病気？

膵液《すいえき》が自分の膵臓《すいぞう》を消化し、膵臓に炎症が起こる病気

膵炎とは、本来食べ物を消化するために分泌《ぶんぴつ》された膵液が、自分の膵臓の成分を消化してしまい、膵臓に炎症が起こる病気です。炎症が急に起こる「急性膵炎」と、急激にではなく徐々にくり返し起こる「慢性膵炎」があります。

急性膵炎では、急激に上腹部に強い痛みが起こり、おなかが板のようにかたくなるのが特徴です。痛みは背中、そして左肩にまで放散していき、吐きけや嘔吐を伴うこともあります。

慢性膵炎の症状には、右上腹部の痛みが持続するが前屈すると楽になる、背部にまでその痛みが広がる、アルコールや脂質の摂取で痛みが強くなるといった特徴があります。しだいに膵臓の機能が落ちていくため、消化不良に伴う下痢や脂肪便（脂肪を多く含む白っぽい便）、体重の減少などが現われたり、糖尿病の症状が出てきたりもします。

膵炎とは…

膵液が自分の膵臓を消化してしまうために起こる病気で、「急性膵炎」と「慢性膵炎」がある。

原因は？

おもな原因は、アルコールと胆石です。喫煙も慢性膵炎と関係があるといわれています。

急性膵炎は、男性では半数以上がアルコールの過剰摂取が原因です。60歳以上の女性では、胆石性が多くなります。一方、慢性膵炎は、3分の2がアルコール性です。

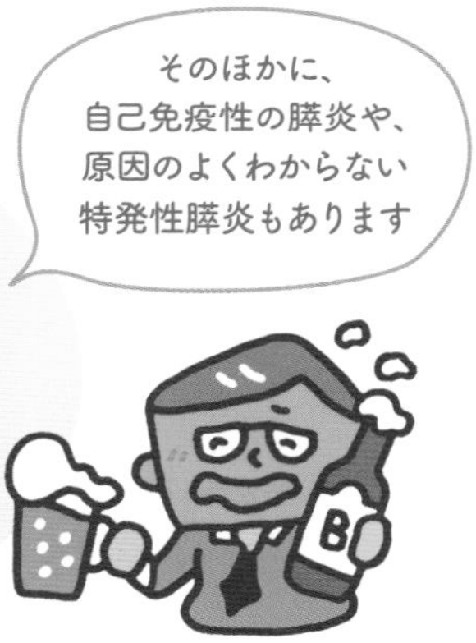
そのほかに、
自己免疫性の膵炎や、
原因のよくわからない
特発性膵炎もあります
B

症状は？

急性膵炎

急激に上腹部に強い痛みが起こり、おなかが板のようにかたくなるのが特徴。痛みは背中や左肩にまで広がり、吐きけや嘔吐を伴うこともあります。

慢性膵炎

右上腹部の痛みが続くが前屈すると楽になる、アルコールや脂質の摂取で痛みが強くなるなどが特徴。進行すると膵臓の機能が落ち、下痢や脂肪便、体重の減少、糖尿病の症状が見られることも。

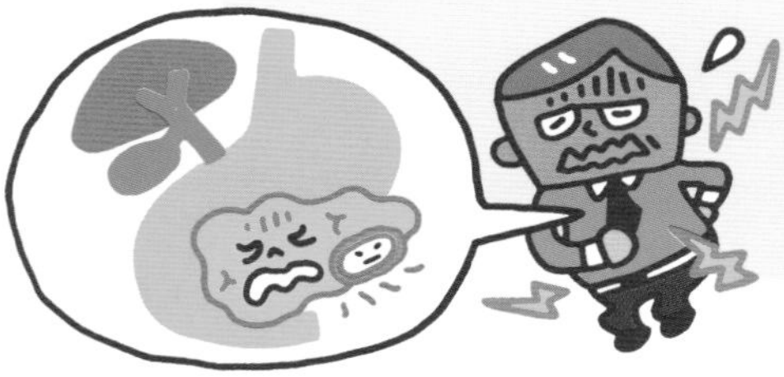

断酒や脂質を制限した食事で進行を食い止めよう

急性膵炎は、入院して治療します。全身に炎症をきたす重症膵炎では、血圧が下がったり、意識がもうろうとなったりして、死に至ることもあるため、専門施設で集中的な治療を受けることが大切です。入院中は、膵臓の安静のために絶食する時期があります。退院までには脂質を制限した食事が許可されます。食事中の脂質は、膵液の分泌を促して炎症を再び悪化させるため、また消化機能が低下しているため、しばらくは脂質の制限が必要です。脂質の量は徐々に増やし、栄養が不足しないようにします。

慢性膵炎では、原因や進行の度合いに応じた生活指導や食事療法、薬による治療を行ないます。膵臓の機能が失われてくると、薬でインスリンや消化酵素を補う必要があります。主治医とよく相談して、治療方針を決めていきます。胆石性の膵炎では、胆石をとり除くことが重要です。

アルコールが原因で膵炎を起こした人は、急性・慢性のいずれでも、断酒することが原則です。飲酒は、急性膵炎の再発や慢性肝炎の悪化を招くからです。アルコール依存症になっている場合もあるので、周囲の人の協力も必要です。

急性膵炎の治療

入院し、絶食して膵臓を休める。
輸液投与や薬による治療も。

入院期間や治療内容は重症度によって異なりますが、絶食して膵臓を安静に保つとともに、充分な量の輸液投与を行なうのが基本です。腹痛をおさえるために、鎮痛剤を使ったり、膵臓の消化酵素の働きをおさえる薬を使ったりもします。重症膵炎では、専門施設での集中治療が必要となり、臓器不全対策、感染予防、栄養管理なども行ないます。

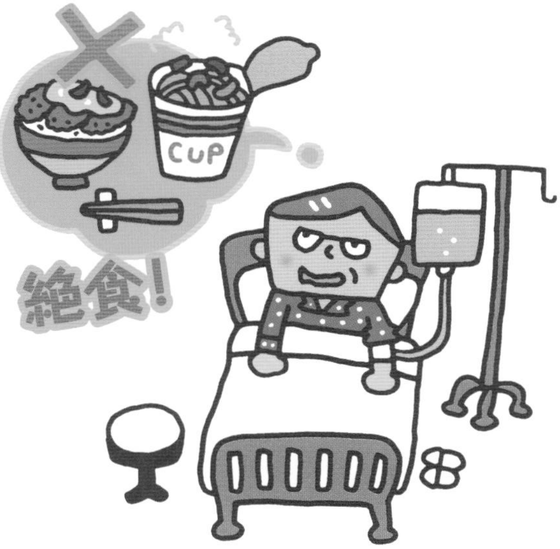
CUP
絶食！

慢性膵炎の進行と治療

代償期

右上腹部の痛みが続き、おなかの激痛や鈍痛がくり返される。断酒や脂質を制限した食事が大切な時期。治療は痛みのコントロールがメイン。

→

移行期

腹痛などの症状が軽くなる。まだ膵臓の機能はかろうじて維持できる時期。

→

非代償期

膵臓の機能がうまく働かなくなる時期。下痢や脂肪便、体重減少が見られ、糖尿病を合併することも。インスリンや消化酵素を補う治療を行なう。

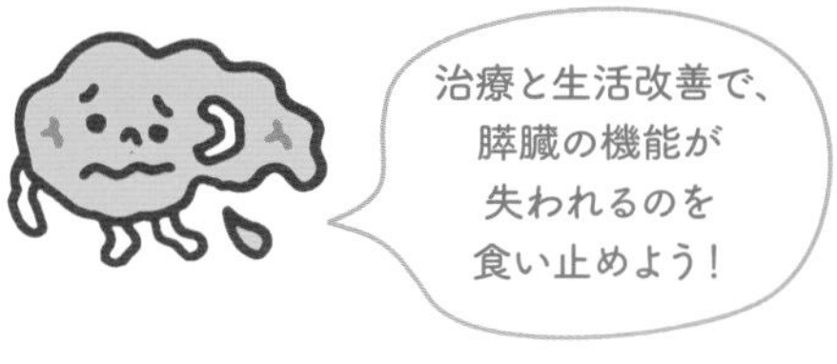
治療と生活改善で、
膵臓の機能が
失われるのを
食い止めよう！

食事の基礎知識

バランスのよい食事を規則正しく食べよう

脂質をとりすぎず、野菜をしっかりとるのが基本

　胆のう、膵臓《すいぞう》の病気に対する食事の注意点は、普通に健康を保つための食事と、基本的には同じです。一汁二菜を基本とし、塩分はとりすぎないように。脂っこいものを控え、野菜をしっかり食べることが胆のうや膵臓への負担をやわらげます。

　食事を規則正しくとることは、胆のうの収縮や消化力を高めるうえでも大切です。食事をとらない時間が長いと、定期的な胆のうの収縮が起きないために胆石ができやすくなります。忙しいからといって、朝食や昼食を抜いてしまうことのないようにしましょう。

　慢性膵炎では、膵臓の働きが悪くなり、消化機能が低下しているため、暴食すると消化不良が起こりやすくなります。腹八分《はちぶ》を心がけ、病期に合わせて食事の脂質やエネルギーを適度に制限してください（くわしくは19ページ）。

一汁二菜を基本にする

副菜

旬の野菜、食物繊維の多い海藻を使う。煮物や温野菜サラダなど、油を使わない料理を中心に。

主菜

魚は淡泊な白身のものを、肉なら脂質の比較的少ない部位を選ぶようにする。

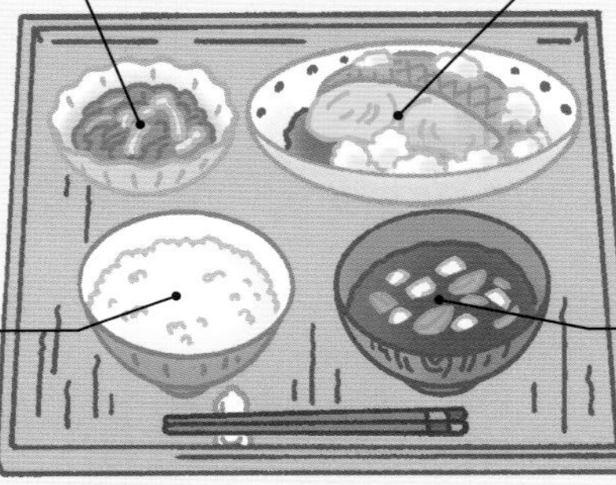

主食

消化のよい白米や、胚芽精米がおすすめ。症状によってはおかゆなどやわらかくして。

汁物

具だくさんにして、野菜や海藻などをとれるようにする。

胆のう・膵臓いたわりポイント

- 目安は腹八分目。1度の食事で胆のうや膵臓に負担をかけないようにする。
- 食べ物が胃の中にとどまる時間を少なくするために、消化のよいものを。
- 生卵は膵液の分泌を促すので、卵は加熱して食べる。

消化のよい食材を選び、食物繊維も意識的にとる

胃の中に長い時間食べ物がとどまっていると、胃酸が多く出て、胆汁や膵液がさかんに分泌《ぶんぴつ》され、胆のうは胆汁を放出して収縮し、膵臓はみずからを刺激してしまいます。胆のうや膵臓への負担を少なくするためには、食べすぎないことに加えて、消化のよいものをとることも心がけましょう。

消化のよいものとは、胃の中にとどまる時間（胃内停留時間）が短く、早く消化される食材です。胃内停留時間が短いのは、三大栄養素では、炭水化物、たんぱく質、脂質の順になります。脂質の多い食べ物は減らしましょう。同じ食べ物でも、生よりも火を通したほうが消化はよくなります。よく噛《か》んで食べることも、消化を助けます。

また、食物繊維を多くとると、腸の運動が活発になり、便秘の解消や胆石の予防に役立ちます。食物繊維は、野菜、海藻、果物などに多く含まれる、難消化性成分の総称です。人の消化酵素によって消化されない成分ですが、食物繊維は胆のうや膵臓に負担をかけるわけではありません。むしろ、食物繊維をとることで、肥満を防ぎ、コレステロールを下げる効果も期待できるのです。意識的に増やしてみるとよいでしょう。

食物繊維が多いおすすめ食材

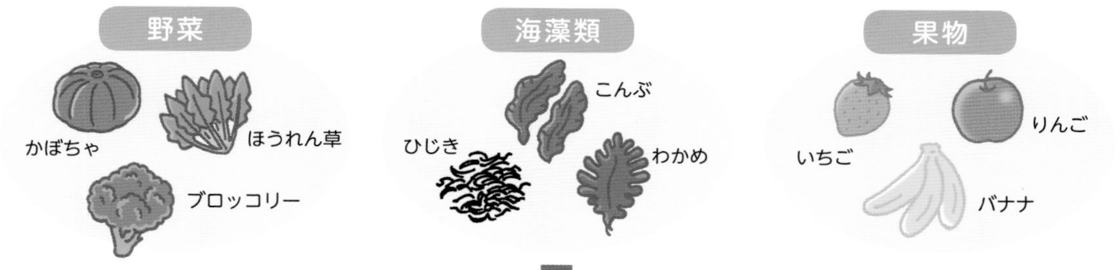

↓

便秘を予防する、コレステロールの排出を助ける

↓

胆石の再発や発作を予防！

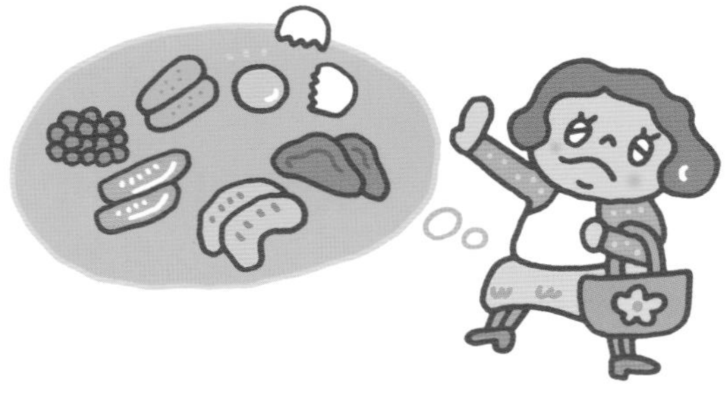

コレステロールを多く含む食品は控えて

胆汁中のコレステロール濃度が高くなると、コレステロール系結石（胆石）ができやすくなります。肉や魚の内臓（レバーやホルモン、あん肝）、魚卵（数の子、イクラ、タラコ）などは、コレステロールを多く含むので控えてください。鶏卵もコレステロールが多めなので、一日1個までにしましょう。

脂質とエネルギーを適量に！

病気の症状に合わせて、脂質をコントロール

胆石、胆のう炎、膵炎《すいえん》では、胆のうや膵臓《すいぞう》への刺激を避け、症状の再発や悪化を防ぐために、食事の脂質制限を行ないます。

脂質とエネルギーを適量に制限することは、肥満や脂質異常症（血液中のコレステロールや中性脂肪が多すぎる病気）を予防するうえからも大切なことです。肥満は、胆石や膵臓がんのリスクにもなります。

以前は、急性膵炎後や慢性膵炎ではかなりきびしい脂質制限食がすすめられましたが、脂質を極端に制限しすぎると、栄養失調になりかねません。それぞれの症状に合わせて、適切な量の脂質とエネルギーをとるように心がけてください。

左ページの図で、あなたの病気と時期から、脂質とエネルギーの目標値を知り、毎日の食事の目安にしましょう。

外食や中食は、どうしたらいい？

毎日3食とも手作りするのは、なかなかむずかしいものです。外食したり、弁当や総菜を買って中食をしたりする場合は、メニュー選びに気をつけて、脂質とエネルギーをおさえましょう。

洋食や中国料理よりも、和食がオススメ！

和食は、ほかのジャンルよりも脂質量が少ないメニューが多くあります。肉料理よりも魚料理がおすすめ。脂質の少ない魚を使った料理を選ぶとなおよいでしょう。そばやうどんは脂質控えめですが、たんぱく質や野菜が不足しやすいので、ほかの料理で補う必要があります。

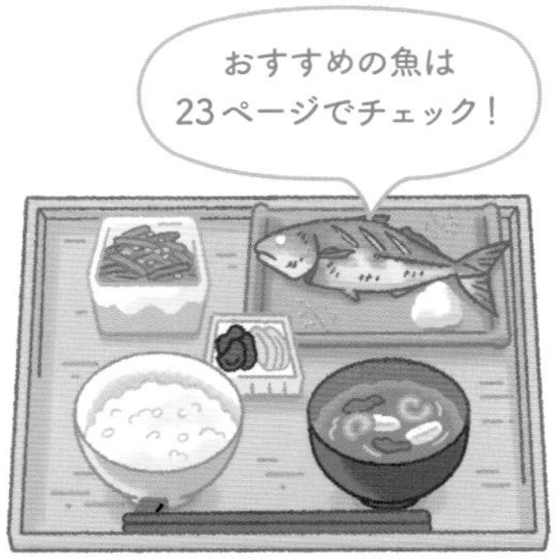

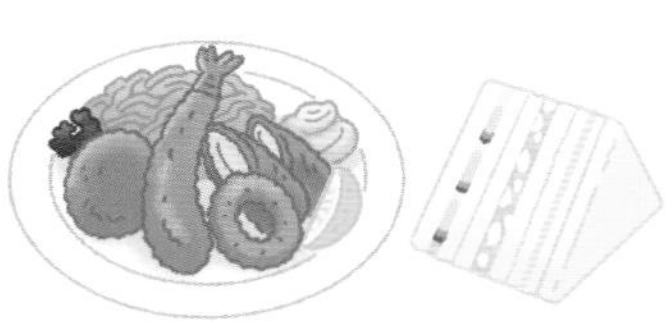

脂質が多い料理は避ける！

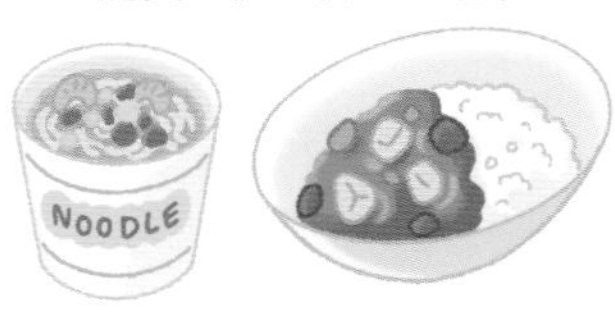

脂質が多いメニューを頭に入れておこう

揚げ物やカップめんは脂質が多いので避けます。意外に脂質が多いのは、サンドイッチやカレーライス。洋食メニューは全体的に脂質もエネルギーも多めです。乳製品、卵、ひき肉を使った料理は特に要注意。中国料理にもいため油が多く使われます。

病気の症状別 一日の脂質とエネルギーの摂取量の目安

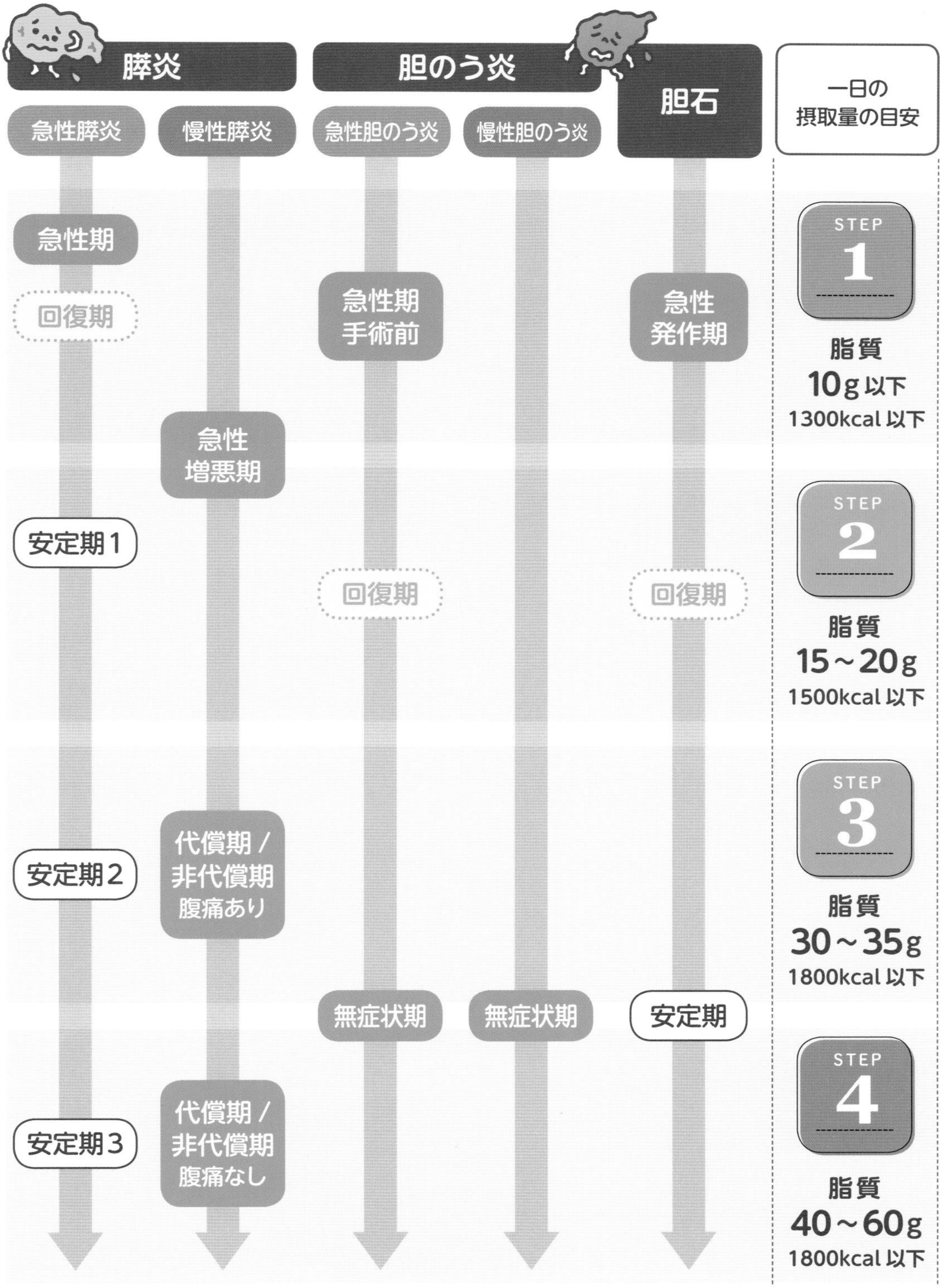

調理のくふうで、低脂質とおいしさを両立

脂質とエネルギーを適量におさえつつ、食事を楽しんで

食材選びや調理方法をくふうすることで、脂質とエネルギーを適量にしつつ、おいしい料理を作ることができます。

調理に使うフライパンは、フッ素樹脂加工（テフロン加工など）のものをおすすめします。焦げつきにくく、いためる調理も少量の油でだいじょうぶです。油は、使いすぎないように、かならず計量してください。レンジ加熱、グリルで焼く、ゆでる、蒸すといった、油を使わない調理も、脂質を減らすためにとても効果的です。

脂質とエネルギーをおさえた食事は、もの足りなさを感じやすいかもしれませんが、そこは調理のくふうでカバーしましょう。下味をしっかりとつける、香りや酸味のある食材でアクセントをつける、たっぷりの野菜を合わせるなどすると、低脂質でも満足度の高い食事が楽しめます。

脂質の少ない食材を選ぶ

肉は部位によって、魚は種類によって、大きく脂質量が異なります。

ベーコンやウインナーなどの加工肉、チーズなどの乳製品は、パッケージに栄養成分表示があるので、脂質量をチェックして選びましょう。

●栄養成分表示の例

栄養成分表示 1パック（70g）あたり

熱　　量	270kcal
たんぱく質	6.5g
脂　　質	20.2g
炭水化物	2.2g
食塩相当量	1.8g

肉の脂身や皮を除く

本書のレシピで、「脂身を除く」と表記してある材料は、脂身の白い部分を除いて調理しています

脂身のある肉は脂身の部分を切り落とす、鶏肉は皮をはぎとるなどすれば、脂質とエネルギーをぐっと減らすことができます。鶏肉は、買うときに皮なしのものを選ぶとむだがありません。

電子レンジを活用

電子レンジを利用すると、調理が手軽になるばかりでなく、使う油脂の量を減らすこともできます。たとえば、いため物をするときも、食材を電子レンジで加熱してやわらかくしておけば、少量の油でいためることができます。

焼きそばのめんは、電子レンジで加熱してから加え、少なめの油でいためます

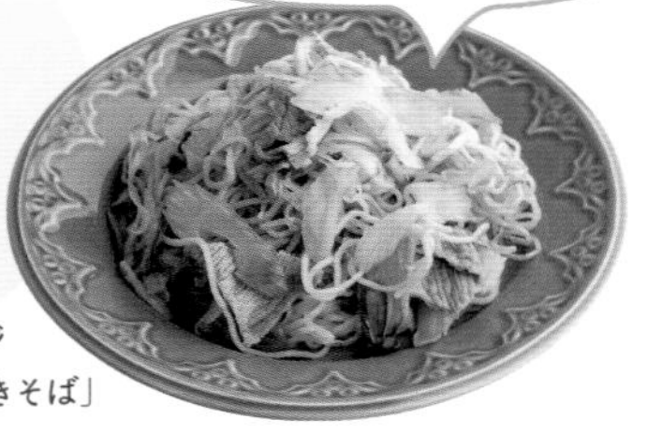

108ページ
「セロリ焼きそば」

油を使わずゆでる、蒸す

ゆでる、蒸すは、油を使用しない調理法です。肉は、ゆでこぼすと脂がゆで汁に流れ出て、余分な脂質を落とせます。蒸す調理は、水蒸気による加熱で食材の脂肪分が抜け、ゆでるよりもやわらかくジューシーに仕上がります。

グリルで焼いてこんがりと

肉や魚は、魚焼きグリルや焼き網で焼くと、油脂を使わずに加熱ができ、食材の表面の脂分をとけ出させて落とすこともできます。こんがりと焼き目をつけて香ばしく仕上げれば、おいしさもアップします。

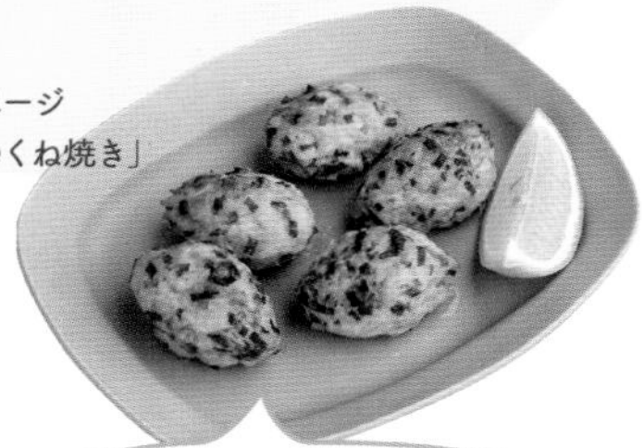

97 ページ
「鶏つくね焼き」

ひき肉を使った鶏つくねも、
グリルで焼くと脂が落ちて
こんがり香ばしく！

かたくり粉で食べやすい食感に

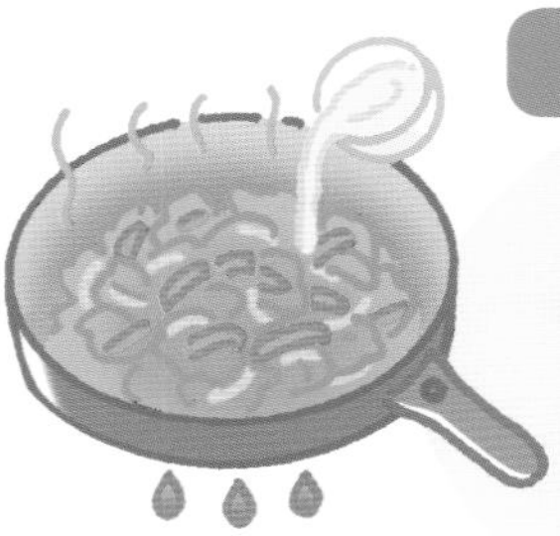

いため物をするとき、油をまったく使わずに調理すると、パサパサして食べにくくなることも。仕上げにごま油やオリーブ油を少量垂らし、水どきかたくり粉でとろみをつけると、食べやすい食感になり、料理全体に味もからみます。

下味をしっかりつける

脂質が少ない鶏ささ身や、豚ヒレ肉などの部位も、みそだれやしょうがじょうゆなどに漬け込むことで、しっかりと味がつき、満足度がアップ。食材に切れ目を入れておくと、短時間でも味がしみ込みやすくなります。

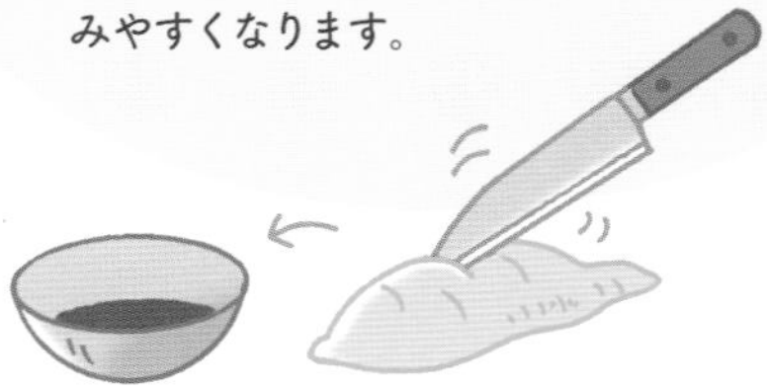

香りや酸味でアクセントを

青じそ、しょうが、みょうが、ねぎといった香味野菜やハーブで風味をプラスすれば、目先がかわって、低脂質の食材にもバリエーションがつきます。酢やレモンで酸味をきかせるのもおすすめです。塩分も減らせて健康的！

カレー粉、とうがらし、
わさび、からしなどの
香辛料は刺激が強いので、
使用量を少なめに

野菜でうま味とボリュームをアップ

肉や魚の量が少なかったり、調理に使う油の量を控えたりすると、もの足りなさを感じやすいものです。料理に野菜をたっぷり使い、食べごたえをアップさせましょう。野菜のうま味も加わって、おいしくなります。

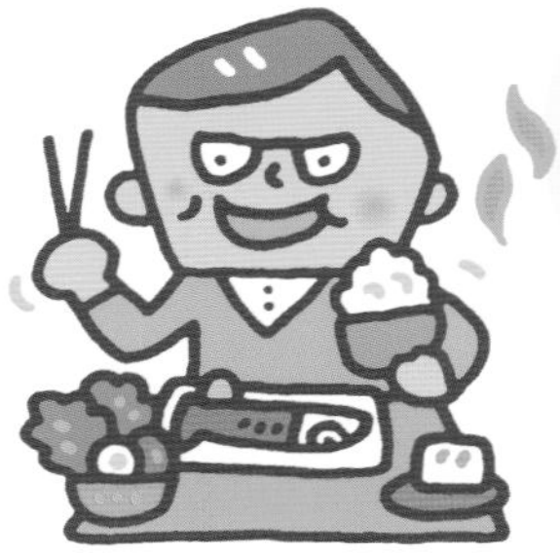

たとえば、肉豆腐にも
野菜をたっぷり入れて
ボリュームとおいしさアップ！

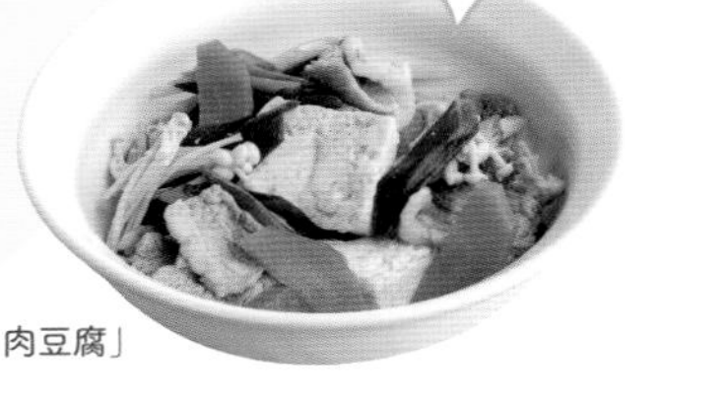

110 ページ
「野菜たっぷり肉豆腐」

食事の基礎知識

食材の脂質量を知って、じょうずに選ぼう

脂質の少ない食材を中心に、バランスよく食べる

食事から摂取する脂質の量をコントロールするには、食材選びが重要です。

魚であれば、タイ、タラ、カレイなどの白身魚が低脂質です。脂質が比較的少ないカツオやマグロの赤身もとり入れるとよいでしょう。青背魚には、ＥＰＡやＤＨＡなど体によい脂肪酸も含まれていますので、脂質の多い魚も、一日の脂質の範囲内であれば食べてかまいません。魚介類では、イカやタコ、エビも低脂質です。

肉の場合、「霜降り」と呼ばれる脂質たっぷりの肉や、脂身の多いバラ肉・ひき肉は避け、ヒレやもも肉などの赤身の部位を選びます。鶏肉はもも肉よりむね肉のほうが低脂質です。いずれも、皮の部分に脂質が多いので、皮を除くと大幅に脂質が減らせます。加工肉や乳製品などは、栄養成分表示を参考に、脂質の少ないものを選びましょう。

肉類

部位によって、脂質量が大きく違います。牛肉や豚肉ならヒレ肉やもも肉、鶏肉ならささ身やむね肉がおすすめです。ベーコンやウインナーなど、加工肉の脂質にも注意。

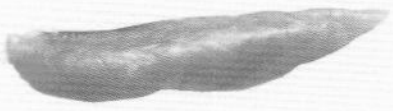

鶏ささ身
1本(50g) 0.3g

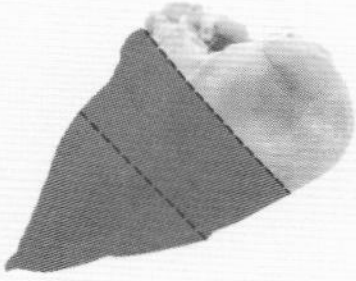

鶏むね 皮なし
1/3枚分(85g) 1.4g

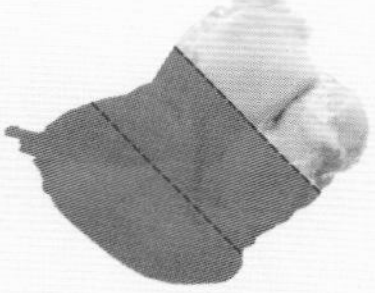

鶏もも 皮なし
1/3枚分(70g) 3.0g

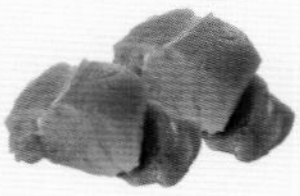

豚ヒレ
豚カツ用 2切れ(60g)
2.0g

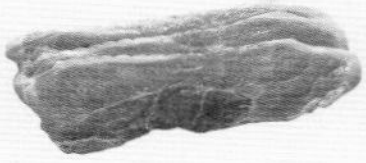

豚もも
薄切り3枚(75g)
7.1g

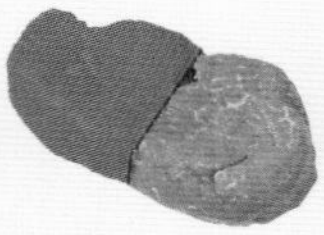

牛ヒレ
ステーキ1/2枚(60g)
6.1g

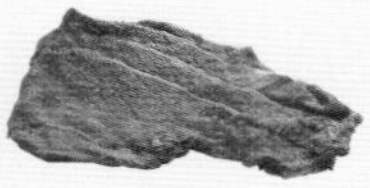

牛もも
薄切り4枚(60g)
7.6g

ボンレスハム
1枚(20g) 0.7g

ロースハム
1枚(10g) 1.4g

ショルダーベーコン
小1枚(10g) 1.0g

脂質が多めの食材

牛バラ 焼き肉用カルビ2枚(50g) 18.7g
牛肩ロース 薄切り1枚(60g) 14.8g
豚バラ 薄切り2枚(40g) 14.0g
鶏もも 皮つき1/4枚(70g) 9.5g
ベーコン1枚(17g) 6.5g
ウインナー1本(20g) 5.9g

魚介類

脂質の多い青背魚も制限の範囲内なら食べてOK。体によいEPAやDHAが豊富です。イカ、タコ、エビ、ホタテなどは、低脂質で高たんぱく質ですが、コレステロールが多いので、一日に1食にとどめておくのがよいでしょう。

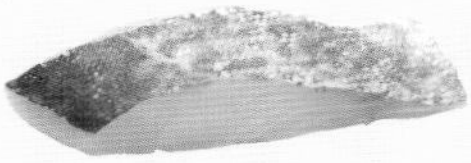

タラ
1切れ（100g）**0.1g**

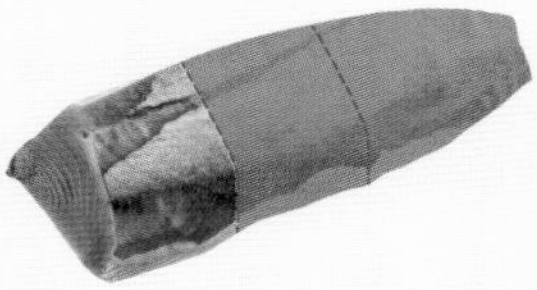

カツオ ⅓さく（85g）
春どり **0.3g** 秋どり **4.2g**

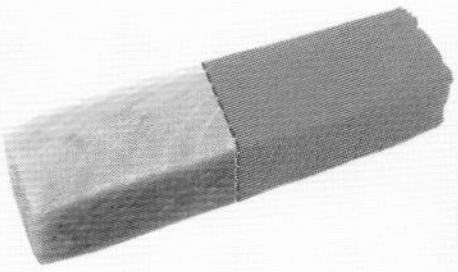

キハダマグロ
½さく（75g）**0.5g**

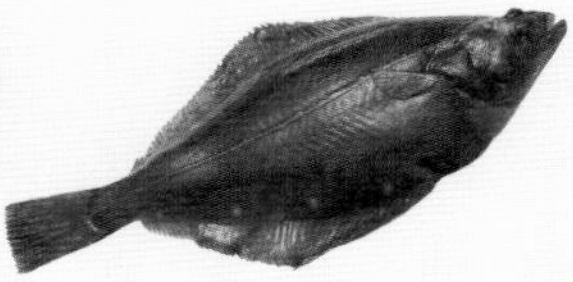

カレイ
1尾（正味100g）**1.0g**

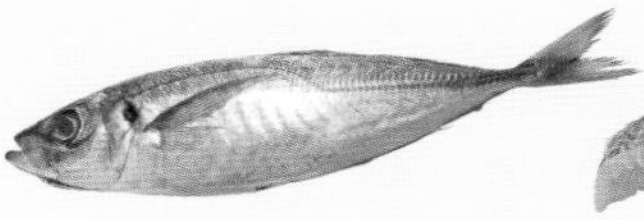

アジ
1尾（正味70g）**2.5g**

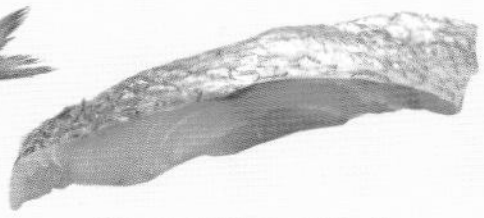

タイ 1切れ（80g）
天然 **3.7g** 養殖 **6.2g**

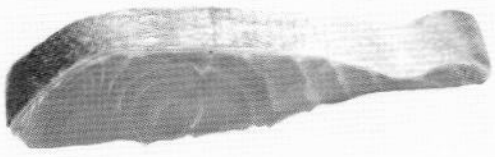

サケ ※シロサケ
1切れ（100g）**3.7g**

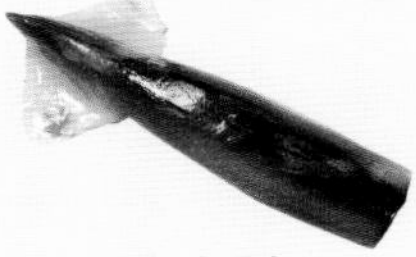

スルメイカ
胴1ぱい分（100g）**0.4g**

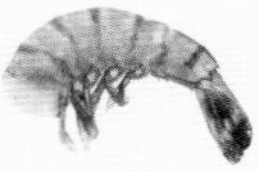

エビ ※ブラックタイガー
1尾（正味17g）**0g**

ホタテ貝柱
1個（30g）**0g**

脂質が多めの食材
- サンマ 1尾（正味100g）22.7g
- サバ 1切れ（70g）9.0g
- ブリ 1切れ（80g）10.5g
- キングサーモン 1切れ（100g）9.7g

卵 豆類

卵も意外に脂質が多い食品です。食べるのは一日1個までにしましょう。大豆製品では、油揚げや厚揚げに脂質が多く含まれます。豆腐はもめんよりも絹ごしのほうが水分が多い分低脂質です。

卵
1個（正味55g）**5.1g**

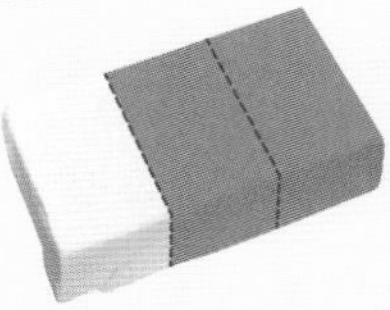

絹ごし豆腐
⅓丁（100g）**3.2g**

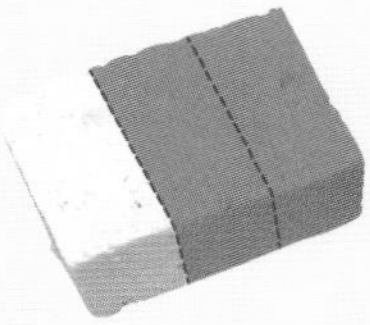

もめん豆腐
⅓丁（100g）**4.5g**

凍り豆腐
乾1個（17g）**5.5g**

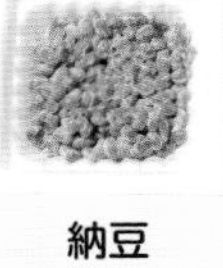

納豆
1パック（40g）**3.9g**

豆乳 成分無調整
コップ1杯（150g）**2.7g**

脂質が多めの食材
- 油揚げ 1枚（20g）6.2g
- 厚揚げ 大1枚（200g）21.4g

ゆでるなどしてしっかりと油抜きして使いましょう

出典『食品の栄養とカロリー事典 第3版』『エネルギー早わかり 第5版』『たんぱく質早わかり』（すべて女子栄養大学出版部）

乳製品

生クリームは特に脂質が多いので、使わないようにします。料理には、牛乳やヨーグルト、低脂質のチーズを活用。牛乳やヨーグルトは、無脂肪・低脂肪のものをとり入れるのもよいです。豆乳でおきかえてもよいでしょう。

牛乳 コップ1杯(150g) 5.3g

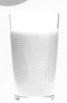

低脂肪乳 コップ1杯(150g) 1.5g

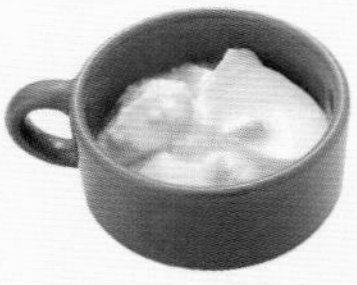

プレーンヨーグルト
1食分(80g) 2.2g

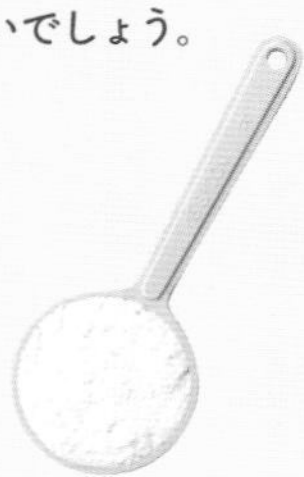

カテージチーズ
大さじ1 (15g) 0.6g

種類別 チーズの脂質

クリームチーズ 大さじ1(15g) 4.5g
プロセスチーズ 個包装1個(15g) 3.7g
パルメザンチーズ 大さじ1(6g) 1.7g
モッツァレラチーズ 1切れ(15g) 3.0g

チーズは種類によって
脂質量が大きく違います

穀類

パンよりもごはんのほうが低脂質なので、主食はごはんを基本に。パンは、種類によって脂質を多く含むものがあります。クロワッサンやデニッシュ生地の菓子パンなどは、バターを多く含むので避けましょう。

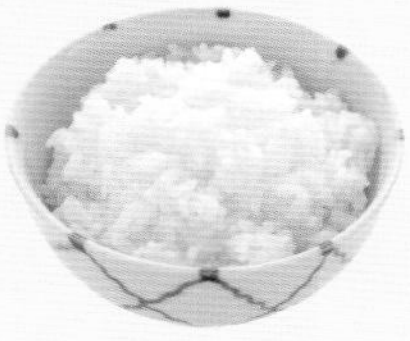

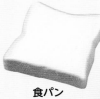

ごはん
茶わん1杯(150g)
0.3g

食パン
4枚切り1枚(90g)
3.3g

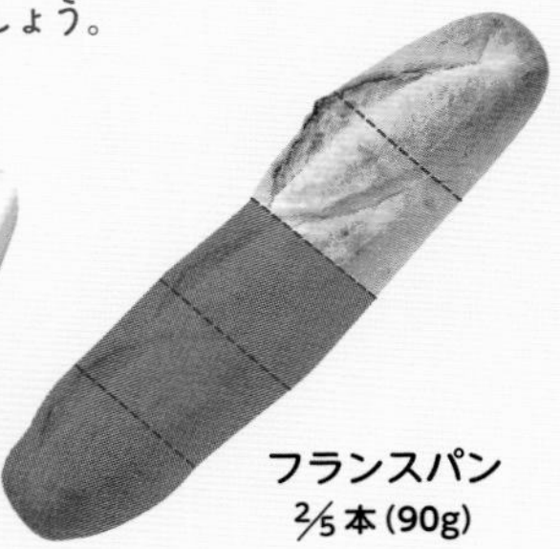

フランスパン
2/5本(90g)
1.0g

種類別 めん類の脂質

蒸し中華めん 1袋(150g) 2.3g
ゆでうどん 1袋(200g) 0.6g
ゆでそば 1袋(160g) 1.4g
スパゲティ ゆで(220g) 1.5g

めん類は、調理で使う油の
量に気をつけてください

油 調味料

油はどの種類もほぼ全成分が脂質です。使いすぎないようにかならず計量を。市販のドレッシングやマヨネーズは脂質が多いので控えましょう。

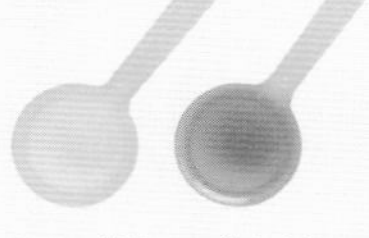

サラダ油・ごま油
小さじ1 (4g) 3.9g

オリーブ油
小さじ1 (4g) 4.0g

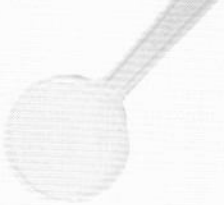

バター
小さじ1 (4g) 3.0g

マーガリン
小さじ1 (4g) 3.2g

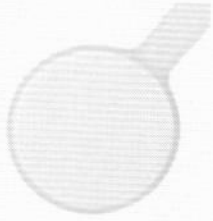

マヨネーズ
大さじ1(12g)
8.7g

種類別 ドレッシングの脂質

和風ドレッシング 大さじ1 (18g) 2.5g
フレンチドレッシング 大さじ1 (15g) 5.7g
サウザンアイランドドレッシング
大さじ1 (15g) 5.7g

サラダは、塩などの調味料と
少量の油で味つけすれば
脂質をおさえられます

出典『食品の栄養とカロリー事典 第3版』(女子栄養大学出版部)

PART 2

胆のう・膵臓《すいぞう》をいたわる

バランス献立

脂質とエネルギーの摂取量を調整した栄養バランスのよい献立で、病気の進行や再発を防ぎましょう。

脂質制限の強いSTEP1、2の時期は入院治療を行ないますので、比較的制限のゆるいSTEP3、4を中心に紹介します。

朝食

豆腐のおろし煮献立

STEP 1
脂質 10g 以下
1300kcal 以下

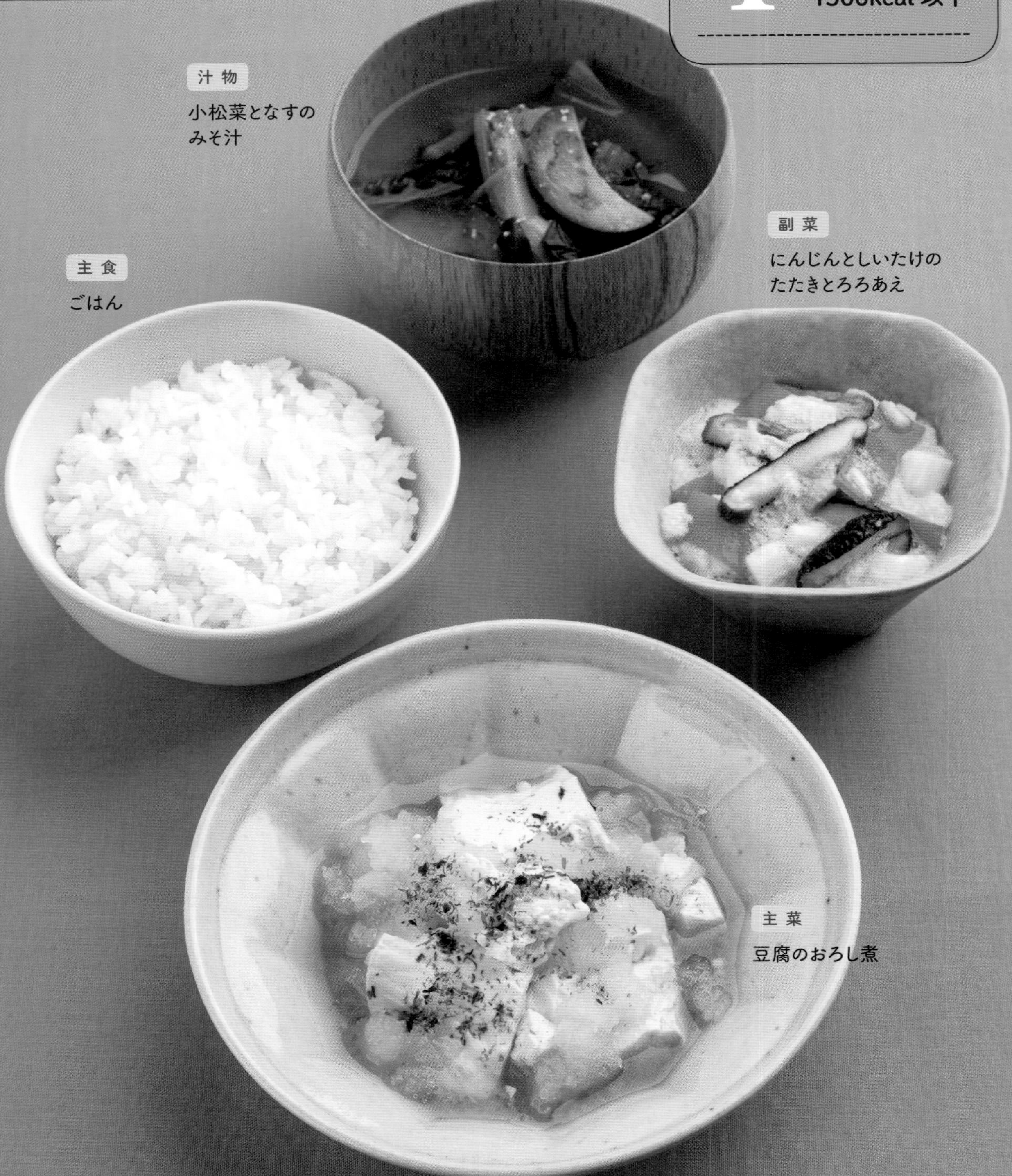

汁物
小松菜となすの
みそ汁

主食
ごはん

副菜
にんじんとしいたけの
たたきとろろあえ

主菜
豆腐のおろし煮

1食分　エネルギー 384kcal　脂質 4.5g　塩分 2.2g

献立のポイント

脂質制限が一日10g以下のSTEP 1では、
メイン食材に消化のよい豆腐を活用するのもおすすめ。
おろし大根やたたきとろろは、消化を助ける成分を含んでいます。
汁物や副菜には野菜がたっぷりで、食物繊維も豊富な献立です。

副菜 にんじんとしいたけのたたきとろろあえ

つるりとしたとろろの食感がおいしい。

材料（1人分）

- にんじん、生しいたけ……各20g
- 長芋……50g
- ⓐ
  - 酢……小さじ2（10g）
  - 砂糖……ミニスプーン1弱（0.5g）
  - 塩……少量（0.2g）

作り方

1. にんじんは短冊切りにしてゆでる。しいたけは魚焼きグリルで焼いて薄切りにする。
2. 長芋は一口大に切り、ポリ袋に入れてすりこ木などでたたいてつぶす。
3. ボールにⓐを混ぜ合わせ、2を加えてよく混ぜ、1をあえる。

1人分　エネルギー50kcal　脂質0.1g　塩分0.2g

主菜 豆腐のおろし煮

おろし大根と豆腐で消化のよい一品。

材料（1人分）

- もめん豆腐……80g
- 大根……50g
- ⓐ
  - だし……2/5カップ（80mL）
  - しょうゆ、みりん……各小さじ1/3（2g）
  - 塩……ミニスプーン1/3強（0.5g）
- 青のり……適量

作り方

1. 大根はすりおろして、汁けをきる。
2. なべにⓐを合わせて中火にかけ、豆腐を一口大に手で割って加える。
3. 2〜3分煮て味をなじませ、1のおろし大根を加えてひと煮する。器に盛り、青のりをふる。

1人分　エネルギー74kcal　脂質3.6g　塩分0.9g

主食 ごはん

材料（1人分）

- ごはん……150g

1人分　エネルギー234kcal　脂質0.3g　塩分0g

汁物 小松菜となすのみそ汁

野菜のうま味を味わえるみそ汁です。

材料（1人分）

- 小松菜……40g
- なす……20g
- だし……3/5カップ（120mL）
- みそ……小さじ1 1/3（8g）

作り方

1. 小松菜は3〜4cm長さに切る。なすは縦半分、斜め5mm厚さに切る。
2. なべにだしを煮立て、1を煮る。やわらかくなったらみそをとき入れ、ひと煮する。

1人分　エネルギー26kcal　脂質0.5g　塩分1.1g

昼食と夕食の献立

昼　タラの雑炊献立（28ページ）
432kcal　脂質1.1g　塩分2.6g

夕　鶏ささ身のトマト蒸し煮献立（30ページ）
424kcal　脂質3.9g　塩分1.1g

一日の合計　エネルギー1240kcal　脂質9.5g　塩分5.9g

昼食

タラの雑炊献立

STEP 1
脂質 10g 以下
1300kcal 以下

副菜

青梗菜ともやしとちくわのあえ物

その他

オレンジ

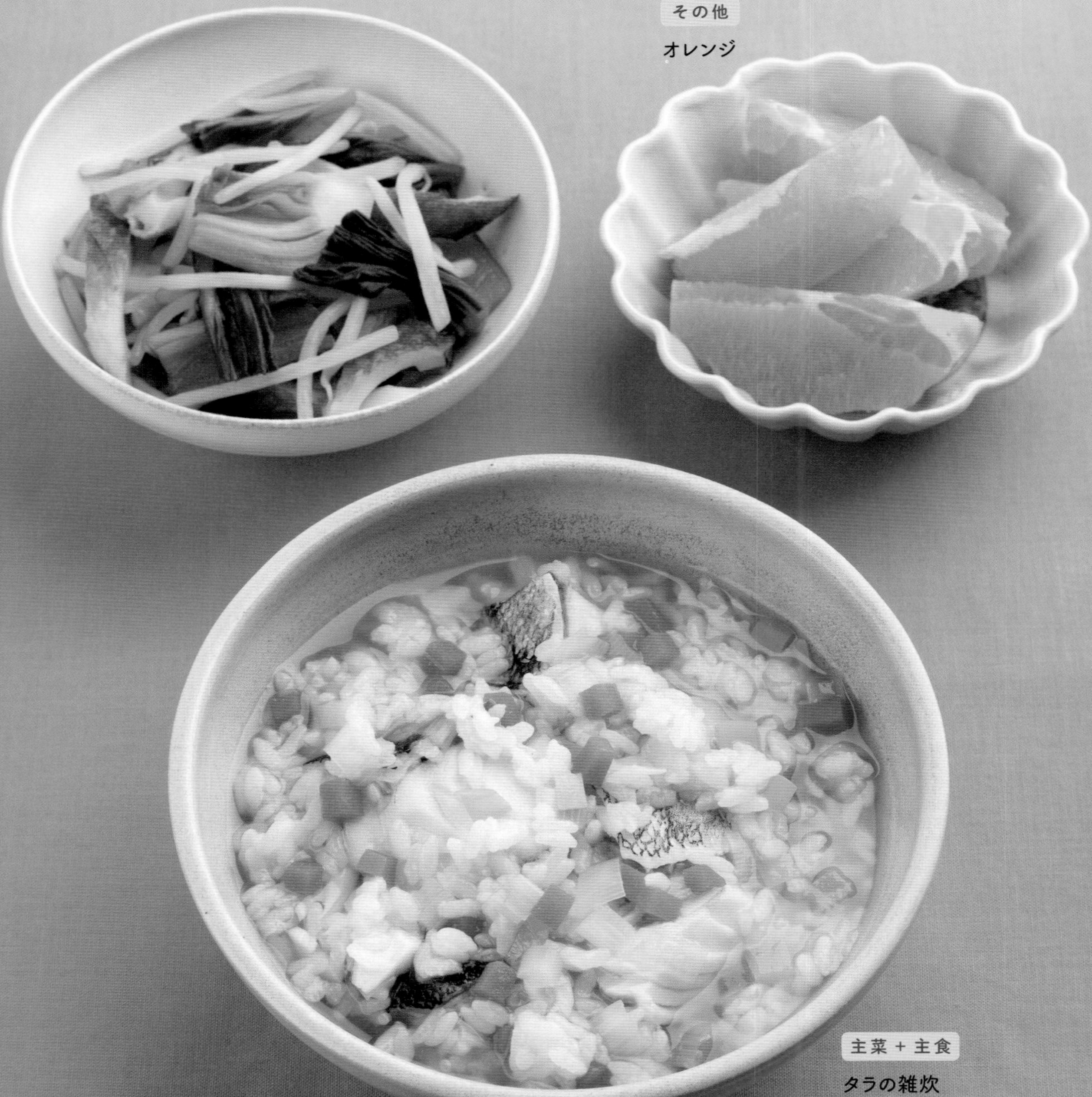

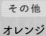

主菜 + 主食

タラの雑炊

1食分　エネルギー 432kcal　脂質 1.1g　塩分 2.6g

献立のポイント

主菜と主食を兼ねた雑炊が主役の献立です。
具材とごはんをいっしょにやわらかく煮た雑炊なら、消化がよく、
栄養もしっかりとることができます。
副菜は手軽な野菜のあえ物で、食物繊維をプラスして。

副菜　青梗菜ともやしとちくわのあえ物

ちくわの塩分があるので調味料は控えめに。

材料（1人分）

青梗菜	40g
もやし	30g
ちくわ	小1本（30g）
a だし	小さじ1（5mL）
a しょうゆ	小さじ1/3（2g）

作り方

1 青梗菜は色よくゆでて2～3cm長さに切る。もやしはゆでる。ちくわは縦半分に切り、斜めに細切りにする。
2 aを混ぜ合わせ、1をあえる。

1人分　エネルギー 45kcal　脂質 0.6g　塩分 1.0g

主菜＋主食　タラの雑炊

タラの風味と相性のよいねぎをたっぷりと。

材料（1人分）

ごはん	150g
生ダラ	120g
ねぎ	40g
にんじん	20g
だし	1 1/4カップ（150mL）
a しょうゆ	小さじ1/3（2g）
a 塩	ミニスプーン2/3（0.8g）

作り方

1 タラは2～3cm幅に切る。ねぎは縦4つ割りにして5mm幅に、にんじんは5mm角に切る。
2 なべにだしを煮立て、1を加えて煮る。
3 火が通ったらaで味をととのえ、ごはんを加えてひと煮する。

1人分　エネルギー 345kcal　脂質 0.4g　塩分 1.6g

CHECK!　主食はごはんを中心に。消化がよいのは白米

急性期は特に、消化のよい食べ物をとるように心がけることが必要です。主食は、脂質の少ないごはんが基本。消化がよい白米がおすすめです。玄米は、食物繊維が豊富ですが、よく噛《か》まずに食べると消化不良を起こしやすいので要注意。とり入れるならSTEP3 以降のほうがよいでしょう。充分に浸水して炊き、よく噛んで食べることが大切です。

その他　オレンジ

材料（1人分）

オレンジ	100g

1人分　エネルギー 42kcal　脂質 0.1g　塩分 0g

朝食と夕食の献立

朝　豆腐のおろし煮献立（26 ページ）
夕　鶏ささ身のトマト蒸し煮献立（30 ページ）

夕食

STEP 1 脂質 10g 以下 1300kcal 以下

鶏ささ身のトマト蒸し煮献立

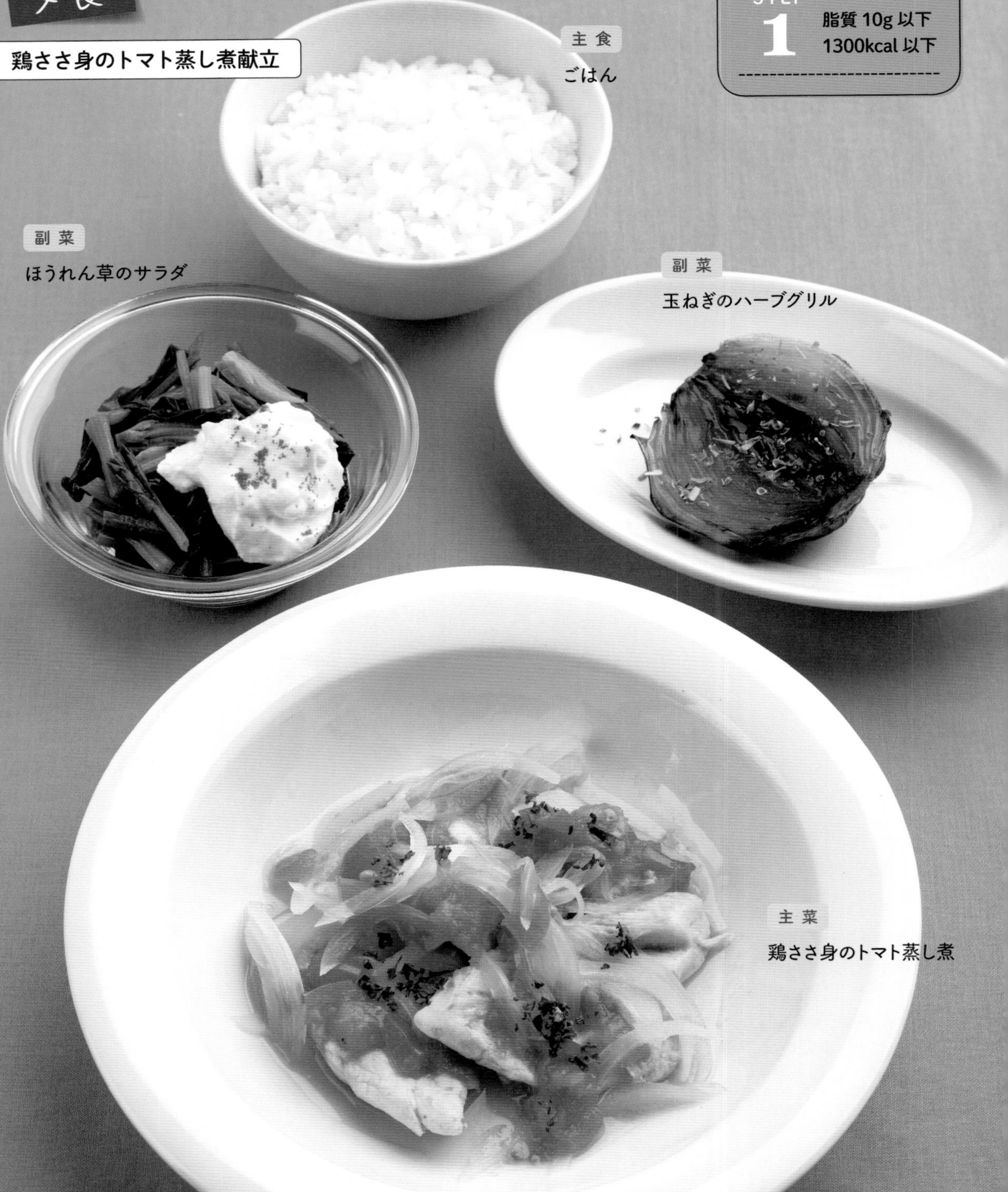

主食
ごはん

副菜
ほうれん草のサラダ

副菜
玉ねぎのハーブグリル

主菜
鶏ささ身のトマト蒸し煮

1食分　エネルギー 424kcal　脂質 3.9g　塩分 1.1g

献立のポイント

「蒸す」「グリルで焼く」「ゆでる」と、
油を使わない調理法をフル活用した献立です。
主菜のメイン食材は、肉類の中でも特に脂質が少ない鶏ささ身。
淡白でもの足りなさを感じやすいので、野菜でうま味を補います。

副菜 ほうれん草のサラダ

カテージチーズをドレッシングがわりに。

材料（1人分）

ほうれん草……50g
┌カテージチーズ……25g
└レモン汁……小さじ1（5g）
オリーブ油……小さじ½（2g）
パプリカパウダー……少量

作り方

1 ほうれん草は色よくゆでて2cm長さに切る。水けを絞り、オリーブ油であえる。
2 カテージチーズにレモン汁を混ぜる。
3 **1**と**2**を盛り合わせ、パプリカパウダーをふる

1人分　エネルギー 53kcal　脂質 3.1g　塩分 0.3g

主食 ごはん

材料（1人分）

ごはん……150g

1人分　エネルギー 234kcal　脂質 0.3g　塩分 0g

朝食と昼食の献立

朝　豆腐のおろし煮献立（26 ページ）
昼　タラの雑炊献立（28 ページ）

主菜 鶏ささ身のトマト蒸し煮

トマトのうま味をプラスして食べごたえアップ！

材料（1人分）

┌鶏ささ身……80g
└塩……少量（0.2g）
トマト……50g
玉ねぎ……25g
ⓐ┌白ワイン……小さじ2（10g）
　└湯……大さじ2（30mL）
パセリのみじん切り……少量

作り方

1 ささ身は筋を除いて大きめに切り、塩をふる。
2 トマトは1cm角に切り、玉ねぎは薄切りにする。
3 なべに**1**を入れ、**2**をのせる。ⓐを加え、ふたをして中火にかける。
4 煮立ったら弱火にして5～6分蒸し煮にして火を通す。器に盛り、パセリを散らす。

1人分　エネルギー 104kcal　脂質 0.5g　塩分 0.3g

副菜 玉ねぎのハーブグリル

じっくり焼いて、玉ねぎの甘味を引き出します。

材料（1人分）

玉ねぎ（縦半分に切ったもの）……½個（100g）
塩……ミニスプーン⅓強（0.5g）
タイム（乾）、オレガノ（乾）……各少量

作り方

1 玉ねぎは魚焼きグリルの弱火で15～20分、やわらかくなるまで焼く。
2 器に盛り、塩とハーブをふる。

1人分　エネルギー 33kcal　脂質 0g　塩分 0.5g

朝食

チキンサラダ献立

STEP 2
脂質 15〜20g
1500kcal 以下

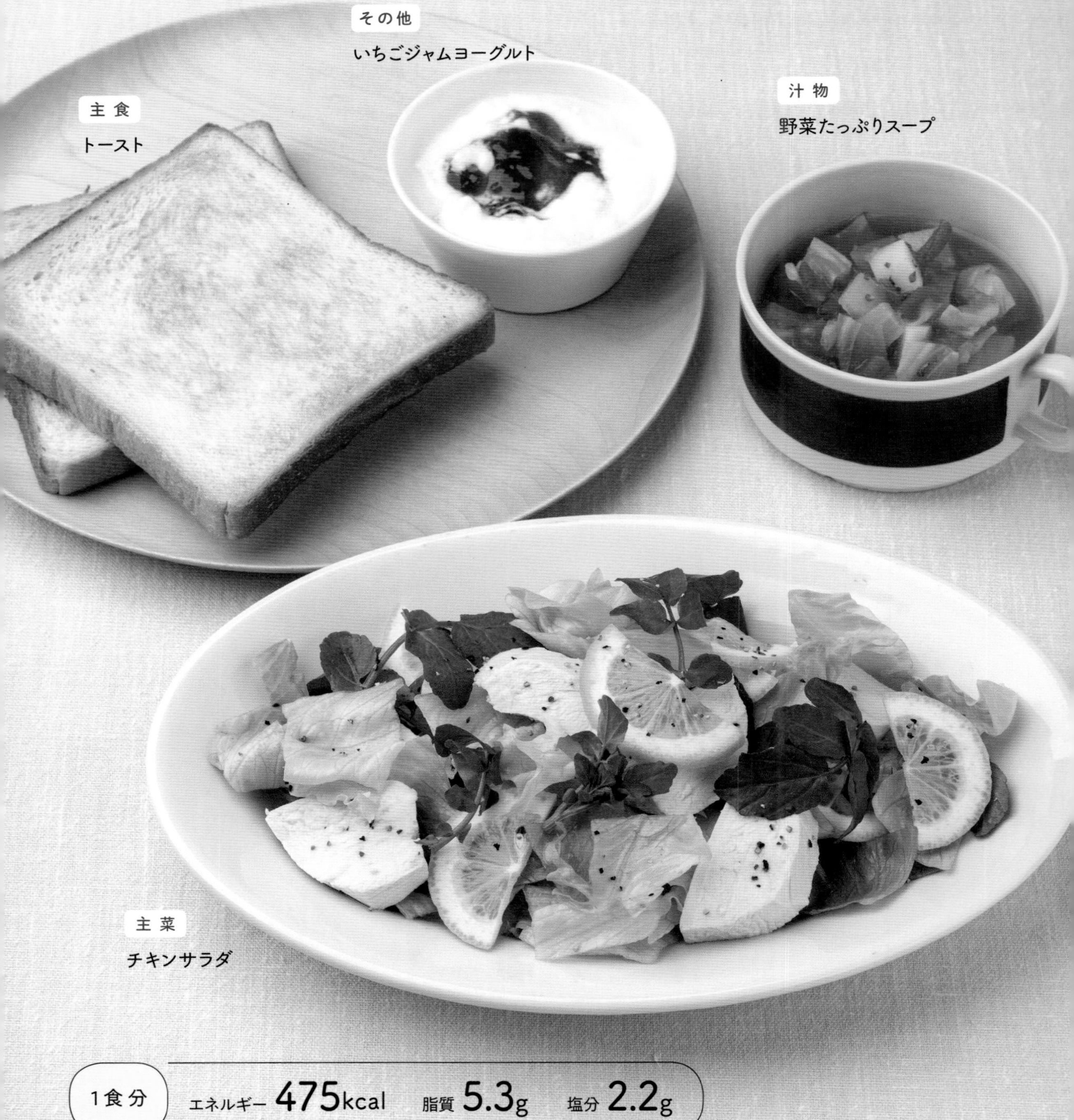
その他
いちごジャムヨーグルト
主食
トースト
汁物
野菜たっぷりスープ
主菜
チキンサラダ

1食分　エネルギー 475kcal　脂質 5.3g　塩分 2.2g

献立のポイント

パンを主食にする場合、バターやマーガリンを塗るのは控えます。
トーストだけで食べにくければ、主菜のチキンサラダをはさんで
サンドイッチにして食べてもよいでしょう。
チキンサラダは、鶏ささ身を使えばさらに脂質がおさえられます。

汁物　野菜たっぷりスープ

副菜を兼ねた食べるスープ。汁は少なめに。

材料（1人分）

- じゃが芋……75g
- トマト……50g
- 玉ねぎ、キャベツ……各20g
- ⓐ 固形ブイヨン……⅙個（1.2g）
- ⓐ 湯……½カップ（100mL）
- 塩……ミニスプーン⅓（0.4g）
- オレガノ（乾）……少量

作り方

1 じゃが芋と野菜をすべて1cm角に切り、じゃが芋は水洗いして水けをきる。
2 なべにⓐを入れて中火にかけ、1を加える。塩とオレガノを加えてふたをし、じゃが芋がやわらかくなるまで煮る。

1人分　エネルギー69kcal　脂質0.2g　塩分0.8g

主菜　チキンサラダ

むね肉は蒸しゆでしてしっとりジューシーに。

材料（1人分）

- 鶏むね肉（皮なし）……100g
- 塩……少量（0.1g）
- 白ワイン……小さじ1（5g）
- レタス……30g
- クレソン……5g
- レモン……10g
- あらびき黒こしょう……少量

作り方

1 なべに鶏肉を入れ、塩、白ワインをふって下味をつける。湯¼カップ（分量外）を加えて火にかけ、5〜6分蒸しゆでにする。あら熱がとれたら、7〜8mm厚さに切る。
2 レタスは一口大に切る。クレソンは葉先を摘む。レモンは薄い半月切りにする。
3 1と2を合わせて器に盛り、こしょうをふる。

1人分　エネルギー117kcal　脂質1.6g　塩分0.2g

その他　いちごジャムヨーグルト

材料（1人分）

- プレーンヨーグルト（無脂肪）……100g
- いちごジャム……15g

1人分　エネルギー66kcal　脂質0.2g　塩分0.1g

主食　トースト

材料（1人分）

- 食パン（8枚切り）……2枚（90g）

作り方

1 食パンはトースターで焼く。

1人分　エネルギー223kcal　脂質3.3g　塩分1.1g

昼食と夕食の献立

昼　冷やしうどん献立（34ページ）
479kcal　脂質5.2g　塩分1.8g

夕　タイの香り蒸し献立（36ページ）
455kcal　脂質8.4g　塩分1.6g

一日の合計　エネルギー1409kcal　脂質18.9g　塩分5.6g

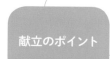

昼食

冷やしうどん献立

STEP 2
脂質 15～20g
1500kcal 以下

副菜
かぼちゃの煮物

その他
いちご

主菜＋主食
ゆで豚冷やしうどん

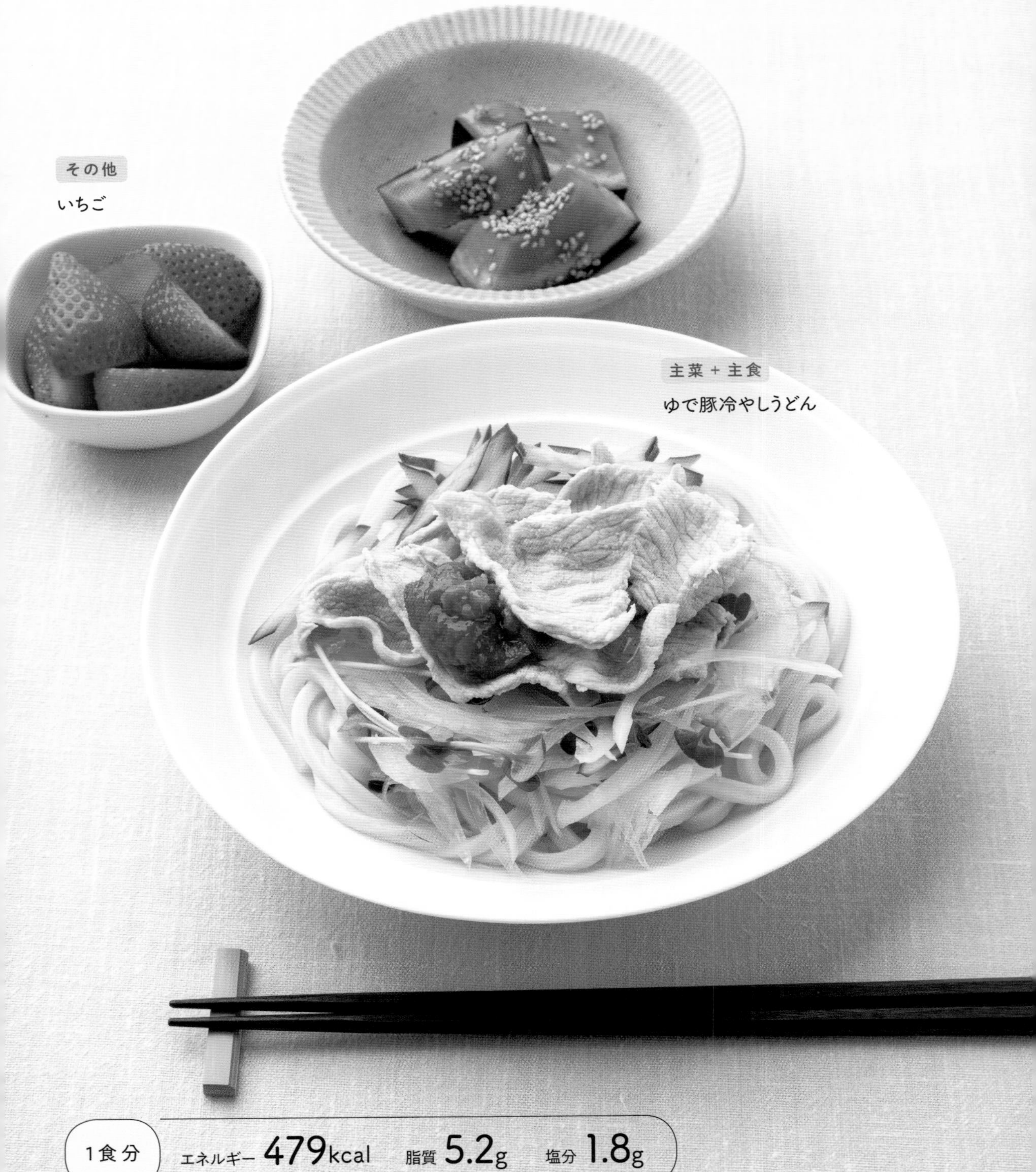

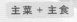

1食分　エネルギー 479kcal　脂質 5.2g　塩分 1.8g

献立のポイント

サラダ感覚で食べられる冷やしうどんの献立です。
うどんやそばのメニューは、栄養バランスが偏りがちですが、
肉や野菜などの具材を合わせれば、たんぱく質や食物繊維もとれます。
豚肉はゆでることで脂質を減らすことができます。

副菜 かぼちゃの煮物

ごまをまぶして香ばしく仕上げます。

材料（1人分）

かぼちゃ（皮つき）…… 75g
だし…… ¼カップ（50mL）
しょうゆ…… 小さじ⅓（2g）
いり白ごま…… 小さじ1（2g）

作り方

1 かぼちゃは一口大に切り、だしとともになべに入れて火にかけ、やわらかく煮る。
2 しょうゆを加え、汁けがなくなるまで煮て、ごまをまぶす。

1人分　エネルギー 73kcal　脂質 1.2g　塩分 0.3g

CHECK! しゃぶしゃぶ用肉なら、もも肉の脂身が少ないところを

冷やしうどんの豚肉は、もも薄切り肉の脂身を除いて使っていますが、しゃぶしゃぶ用の薄切り肉にかえると、やわらかく食べやすくなります。ただし、しゃぶしゃぶ用肉は、ほとんどが脂身のある部位なので、脂質量は増えます。ゆでて脂質が減るとはいえ、脂質が多いバラ肉やロース肉は避け、もも肉のなるべく脂身が少ないところを選びましょう。

朝食と夕食の献立

朝 チキンサラダ献立（32ページ）
夕 タイの香り蒸し献立（36ページ）

主菜＋主食 ゆで豚冷やしうどん

梅干しが味の決め手。よく混ぜて食べましょう。

材料（1人分）

ゆでうどん…… 250g
豚もも薄切り肉（脂身を除く）…… 100g
きゅうり…… 30g
玉ねぎ…… 25g
セロリ…… 20g
貝割れ菜…… 10g
梅干し（塩分7%）…… 7g
だし…… ½カップ（100mL）

作り方

1 豚肉は沸騰した湯でゆで、そのままさめるまでおき、水けをきる。
2 うどんは湯通しし、冷水で洗って水けをきる。
3 きゅうりは細切り、玉ねぎは薄切り、セロリは斜め薄切りにする。貝割れ菜は根を切り落とす。
4 **3**を合わせ、冷水にさらしてパリッとさせて、水けをきる。
5 梅干しは果肉を包丁でたたいてペースト状にする。
6 器にうどんを盛り、**1**、**4**、**5**をのせ、冷たいだしをかける。全体をよく混ぜて食べる。

1人分　エネルギー 381kcal　脂質 3.9g　塩分 1.5g

その他 いちご

材料（1人分）

いちご…… 80g

1人分　エネルギー 25kcal　脂質 0.1g　塩分 0g

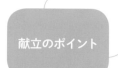

夕食

タイの香り蒸し献立

STEP 2 脂質 15～20g
1500kcal 以下

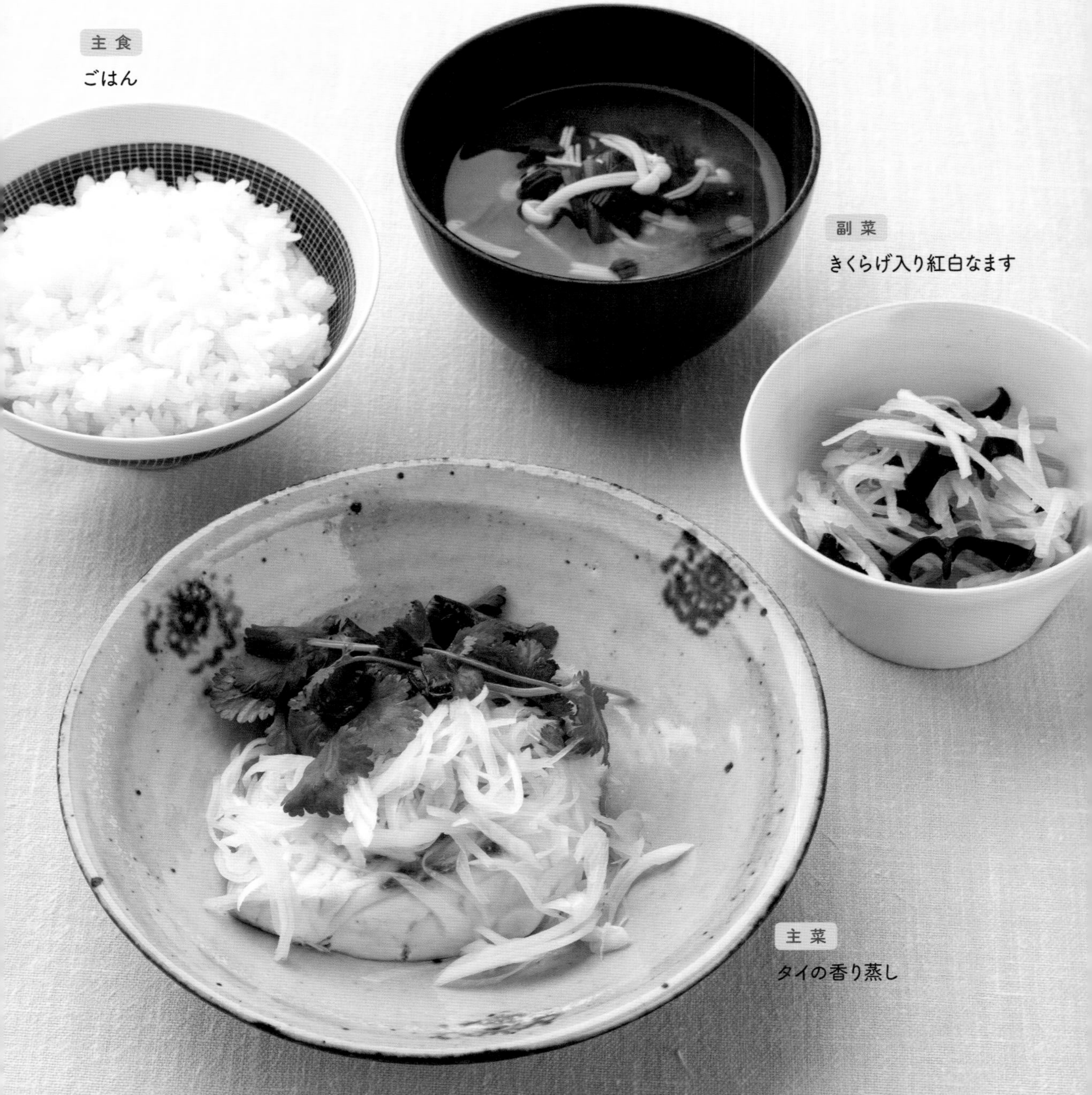

汁物
にらとえのきのみそ汁

主食
ごはん

副菜
きくらげ入り紅白なます

主菜
タイの香り蒸し

1食分 エネルギー 455kcal 脂質 8.4g 塩分 1.6g

献立のポイント

電子レンジで簡単に作れる蒸し料理が主菜の献立。
香味野菜の風味とごま油の香りがきいたエスニック風の一品です。
タイを鶏ささ身や三枚におろしたアジにかえてもよいでしょう。
副菜のなますは、脂質も塩分も0g！ 野菜をプラスしたいときに重宝します。

副菜 きくらげ入り紅白なます

多めに作って、翌日の献立にプラスしても。

材料（1人分）

大根……50g
にんじん……10g
きくらげ（乾）……1g
a 酢……小さじ2（10g）
a 砂糖……ミニスプーン1弱（0.5g）

作り方

1 きくらげは水でもどして細切りにする。大根、にんじんも細切りにする。
2 1をさっとゆで、ざるにあげてさます。
3 2の水けを絞り、混ぜ合わせたaであえる。

1人分　エネルギー19kcal　脂質0g　塩分0g

主菜 タイの香り蒸し

レンジ加熱したあとは、余熱で火を通します。

材料（1人分）

タイ……100g
ねぎ……20g
しょうが……2g
パクチー……5g
a 酒……小さじ2（10g）
a 塩……ミニスプーン1/3（0.4g）
a ごま油……小さじ3/4（3g）

作り方

1 ねぎは縦半分に切って斜め薄切りに、しょうがはせん切りにする。パクチーは5〜6cm長さに切る。
2 耐熱の器にタイを入れ、1をのせてaをふる。
3 ラップをかけて電子レンジ（600W）で1分30秒加熱し、そのまま3分蒸らす（または、蒸気の上がった蒸し器に入れて強火で7〜8分蒸す）。

1人分　エネルギー173kcal　脂質7.6g　塩分0.5g

主食 ごはん

材料（1人分）

ごはん……150g

1人分　エネルギー234kcal　脂質0.3g　塩分0g

汁物 にらとえのきのみそ汁

にらの風味が食欲をそそります。

材料（1人分）

にら……30g
えのきたけ……20g
だし……3/5カップ（120mL）
みそ……小さじ1 1/3（8g）

作り方

1 にら、えのきたけは3cm長さに切る。
2 なべにだしを煮立て、1を加える。火が通ったらみそをとき入れる。

1人分　エネルギー29kcal　脂質0.5g　塩分1.1g

朝食と昼食の献立

朝 チキンサラダ献立（32ページ）
昼 冷やしうどん献立（34ページ）

朝食

豚肉のしょうが焼き献立

STEP 3
脂質 30〜35g
1800kcal 以下

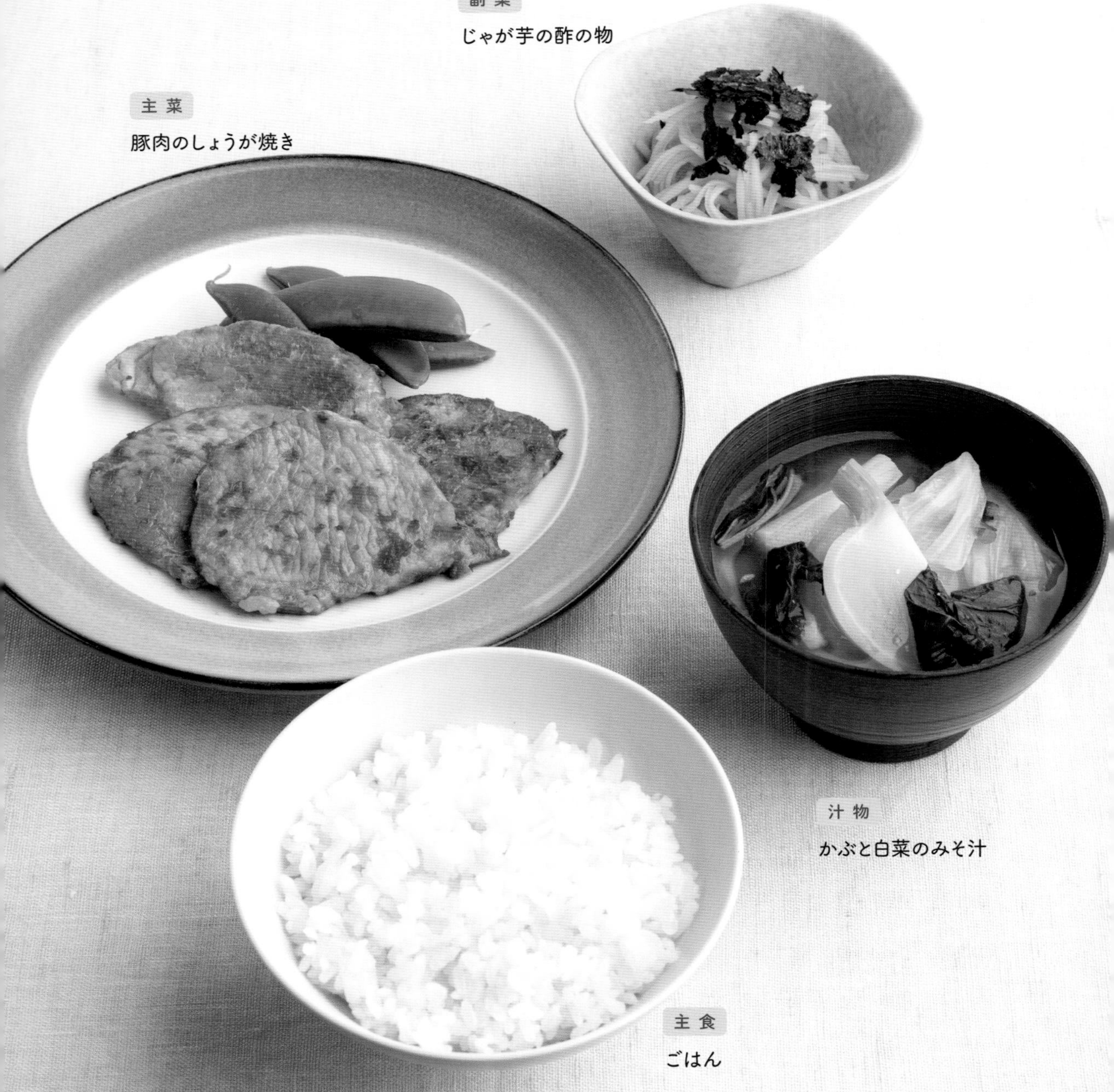

副菜
じゃが芋の酢の物

主菜
豚肉のしょうが焼き

汁物
かぶと白菜のみそ汁

主食
ごはん

1食分　エネルギー 552kcal　脂質 9.9g　塩分 1.9g

献立のポイント

主菜は、ボリュームのある豚肉のしょうが焼き。
ロース肉の脂身を除いて赤身の部分だけを使い、脂質をおさえています。
脂身をきれいに除くのがむずかしければ、端の白い脂の部分だけを除いて、
肉の量をやや少なめにするとよいでしょう。

主菜 豚肉のしょうが焼き

しっかり味のお肉でごはんがすすみます。

材料（1人分）

- 豚ロース肉（しょうが焼き用、脂身を除く）……100g
- サラダ油……小さじ1（4g）
- a しょうがのすりおろし……3g
- a しょうゆ……小さじ½（3g）
- a 砂糖……小さじ½（1.5g）
- a 酒……小さじ1（5g）
- スナップえんどう……20g

作り方

1. フライパンに油を熱し、豚肉を焼く。こんがりと焼き色がついて火が通ったら、aを混ぜ合わせて加え、全体にからめる。
2. スナップえんどうは色よくゆでる。
3. 1を器に盛り、2を添える。

1人分　エネルギー199kcal　脂質9.0g　塩分0.5g

副菜 じゃが芋の酢の物

シャキシャキした芋の食感がくせになる一品。

材料（1人分）

- じゃが芋……50g
- a 酢、だし……各小さじ1（5g）
- a しょうゆ……小さじ⅓（2g）
- 焼きのり……全型¼枚

作り方

1. じゃが芋はせん切りにし、よく水洗いして水けをきる。
2. 1を熱湯でさっとゆで、冷水にとってさまし、水けを絞る。
3. aを混ぜ合わせ、2をあえる。のりを細かくちぎって散らす。

1人分　エネルギー35kcal　脂質0g　塩分0.3g

汁物 かぶと白菜のみそ汁

かぶは葉もむだなく使って具だくさんに。

材料（1人分）

- かぶ、白菜……各50g
- かぶの葉……20g
- だし……⅗カップ（120mL）
- みそ……小さじ1⅓（8g）

作り方

1. かぶは7〜8mm厚さの半月切りにし、白菜は一口大に切る。かぶの葉は3cm長さに切る。
2. なべにだしを入れて火にかけ、かぶと白菜を煮る。やわらかくなったら、かぶの葉を加えてひと煮し、みそをとき入れる。

1人分　エネルギー37kcal　脂質0.5g　塩分1.1g

主食 ごはん

材料（1人分）

- ごはん……180g

1人分　エネルギー281kcal　脂質0.4g　塩分0g

昼食と夕食の献立

昼　ドライカレー献立（40ページ）
589kcal　脂質14.1g　塩分2.2g

夕　カレイの洋風煮献立（42ページ）
535kcal　脂質9.6g　塩分1.8g

一日の合計　エネルギー1676kcal　脂質33.6g　塩分5.9g

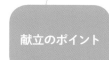

昼食

ドライカレー献立

STEP 3
脂質 30〜35g
1800kcal 以下

副菜
タラとじゃが芋のサラダ

その他
りんご

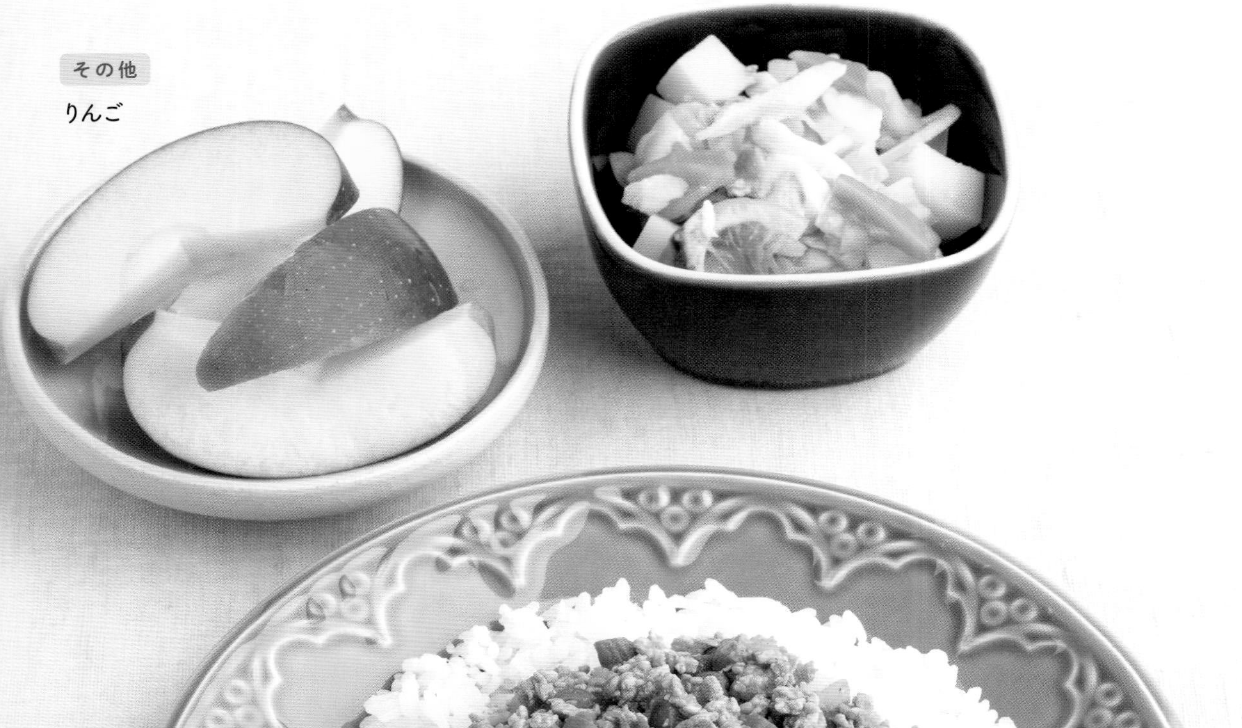

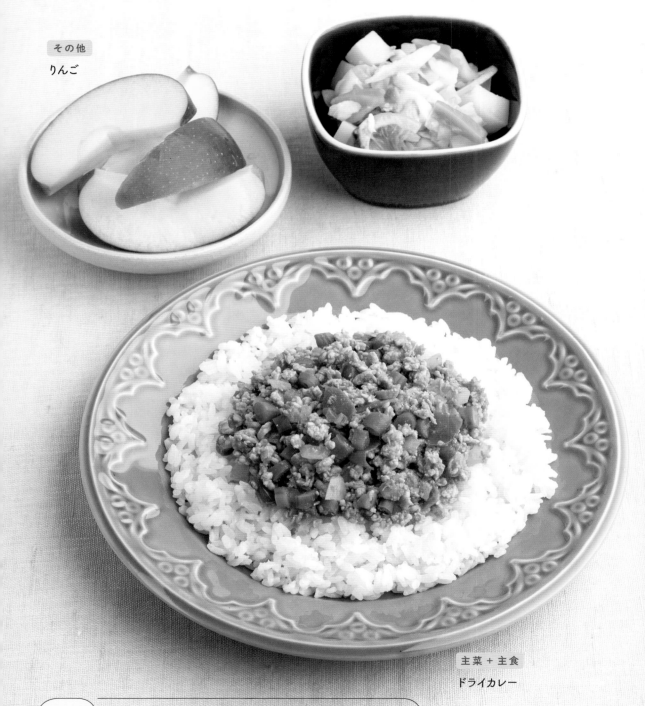

主菜＋主食
ドライカレー

1食分　エネルギー 589kcal　脂質 14.1g　塩分 2.2g

献立のポイント

主菜と主食を兼ねるドライカレーは、刺激控えめで低脂質。
カレーはスパイスが胃を刺激するうえに、脂質も多い料理ですが、
少量のカレー粉とトマトのうま味を効果的に使ったドライカレーなら
胆のうや膵臓への負担を気にせず食べられます。

副菜 タラとじゃが芋のサラダ

レモンがさわやか。たんぱく質もとれるサラダ。

材料（1人分）

- 生ダラ……50g
- じゃが芋、キャベツ……各50g
- レモン……5g
- 塩……ミニスプーン½（0.6g）
- こしょう……少量

作り方

1. なべに湯を煮立ててタラをゆで、ゆで汁ごと冷まして水けをきる。皮を除いて身を大きめにほぐす。
2. じゃが芋は1cm角、キャベツは2cm四方に切り、ゆでる。
3. レモンは薄いいちょう切りにする。
4. **1**、**2**、**3**を合わせ、塩とこしょうを加えてあえる。

1人分　エネルギー77kcal　脂質0.1g　塩分0.7g

CHECK! 市販のカレールーを使わずに、低脂質でおいしく！

市販のカレールーは、カレー粉などのスパイスに、調味料や油脂などを加えて作られています。そこで、カレールーを使わず、カレー粉だけで風味づけをすることで、大幅に脂質をダウンさせることができるのです。トマトと玉ねぎをいためてうま味と甘味をプラスし、トマトケチャップとしょうゆで味に深みを出しています。

朝食と夕食の献立

朝　豚肉のしょうが焼き献立（38ページ）

夕　カレイの洋風煮献立（42ページ）

主菜＋主食 ドライカレー

カレー粉はちょっぴりでもしっかりカレー味！

材料（1人分）

- ごはん……150g
- 鶏ももひき肉……100g
- ⓐ
  - トマトケチャップ……小さじ1（6g）
  - しょうゆ……小さじ⅓（2g）
  - カレー粉……ミニスプーン1強（0.5g）
  - ロリエ……少量
- トマト……50g
- 玉ねぎ……25g
- さやいんげん……20g
- 塩……ミニスプーン⅔（0.8g）

作り方

1. トマトは1cm角、玉ねぎはみじん切り、いんげんは3〜4mm幅の小口切りにする。
2. フライパンにひき肉とⓐを入れ、よく混ぜてから火にかける。混ぜながら火を通し、玉ねぎとトマトを加える。
3. トマトがくずれて汁けがなくなるまでよくいため、いんげんを加えて火を通す。塩で味をととのえる。
4. 器にごはんを盛り、**3**をかける。

1人分　エネルギー456kcal　脂質13.9g　塩分1.5g

その他 りんご

材料（1人分）

- りんご（皮つき）……100g

1人分　エネルギー56kcal　脂質0.1g　塩分0g

夕食

カレイの洋風煮献立

STEP 3
脂質 30〜35g
1800kcal 以下

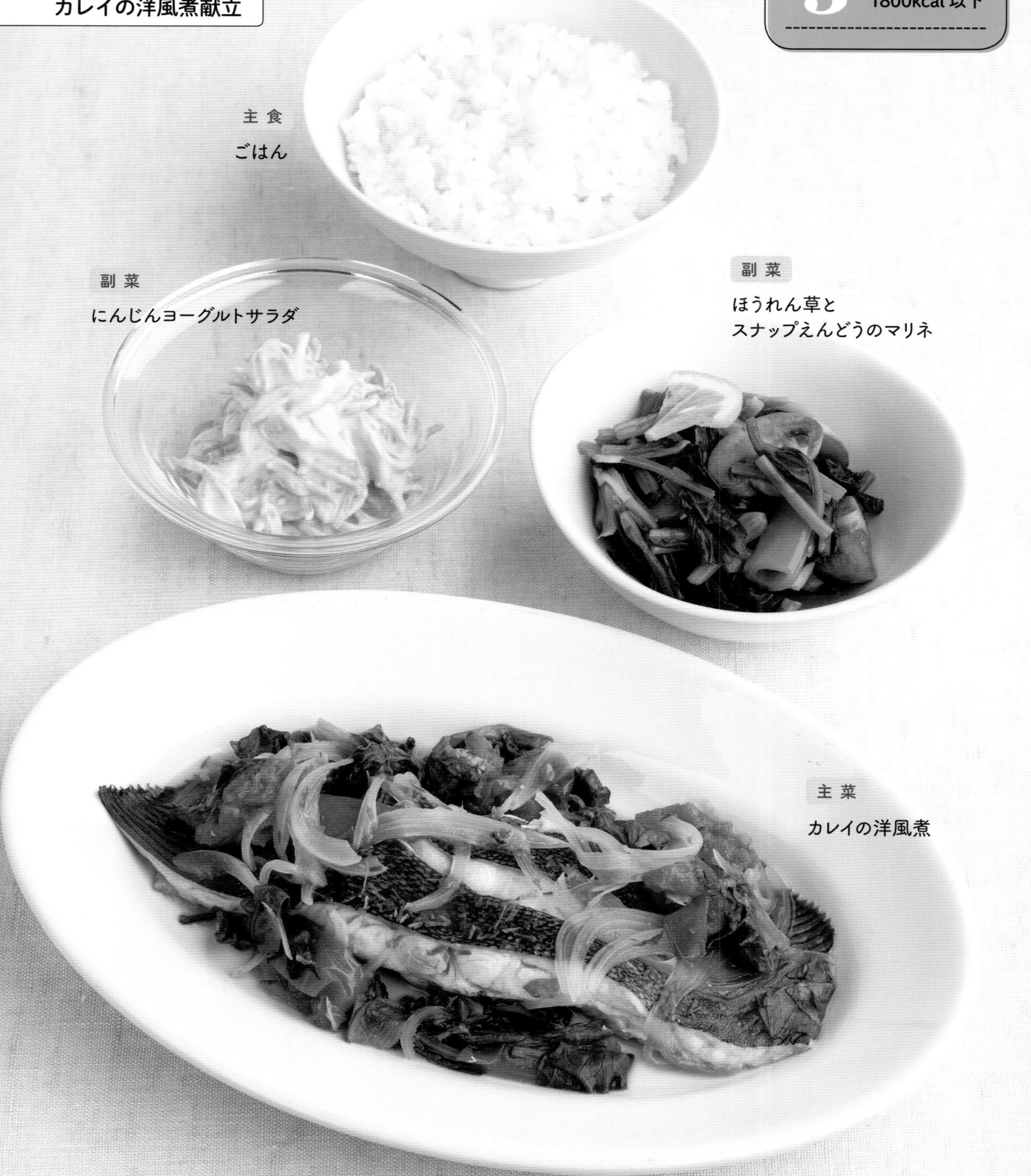

主食
ごはん

副菜
にんじんヨーグルトサラダ

副菜
ほうれん草とスナップえんどうのマリネ

主菜
カレイの洋風煮

1食分　エネルギー 535kcal　脂質 9.6g　塩分 1.8g

献立のポイント

マガレイは魚の中でも脂質の少ない優秀な食材です。
季節によっては、卵のある子持ちガレイも出まわりますが、
卵にコレステロールが多く含まれるので避けましょう。
主菜が低脂質なので、副菜2品は少しボリュームのあるものを合わせます。

副菜　ほうれん草とスナップえんどうのマリネ

多様な食感や風味が楽しめる副菜です。

材料（1人分）

ほうれん草……30g
スナップえんどう、マッシュルーム……各20g
オリーブ油……小さじ¾（3g）
レモン……10g
塩……ミニスプーン½（0.6g）

作り方

1 ほうれん草とスナップえんどうは色よくゆで、3cm長さに切る。
2 レモンは薄いいちょう切りにする。
3 マッシュルームは縦半分に切り、オリーブ油でソテーする。こんがりと火が通ったら**1**を加えて混ぜる。
4 火からおろし、レモンと塩を加えて混ぜる。

1人分　エネルギー47kcal　脂質3.1g　塩分0.6g

主食　ごはん

材料（1人分）

ごはん……180g

1人分　エネルギー281kcal　脂質0.4g　塩分0g

朝食と昼食の献立

朝　豚肉のしょうが焼き献立（38ページ）
昼　ドライカレー献立（40ページ）

主菜　カレイの洋風煮

ハーブと白ワインの香りで、目新しい煮魚。

材料（1人分）

マガレイ（切り身）……100g
トマト、リーフレタス……各50g
玉ねぎ……25g
ⓐ 白ワイン……大さじ1（15g）
ⓐ 塩……ミニスプーン⅓（0.4g）
ⓐ タイム（乾）、オレガノ（乾）……各少量
湯……¼カップ（50mL）

作り方

1 トマトはくし形切り、玉ねぎは薄切りにする。
2 フライパンにカレイを入れ、**1**を加え、ⓐをふる。分量の湯を注ぎ入れ、ふたをして火にかける。煮立ったら弱火にして10～12分煮る。
3 カレイに火が通ったら、ざく切りにしたリーフレタスを加えてひと煮する。

1人分　エネルギー125kcal　脂質1.1g　塩分0.7g

副菜　にんじんヨーグルトサラダ

ヨーグルトは水きりするとこくが増します。

材料（1人分）

にんじん……50g
オリーブ油……小さじ¾（3g）
プレーンヨーグルト……70g
ⓐ レモン汁……小さじ1（5g）
ⓐ 塩……ミニスプーン⅓（0.4g）

作り方

1 ざるに厚手のキッチンペーパーを敷いてヨーグルトを入れ、20分ほどおいて水きりする。
2 にんじんは細切りにし、オリーブ油でしんなりとなるまでいためる。**1**であえ、ⓐを加えて混ぜる。

1人分　エネルギー82kcal　脂質5.0g　塩分0.5g

朝食

豚ヒレ肉のポトフ献立

STEP **3** 脂質 30〜35g 1800kcal 以下

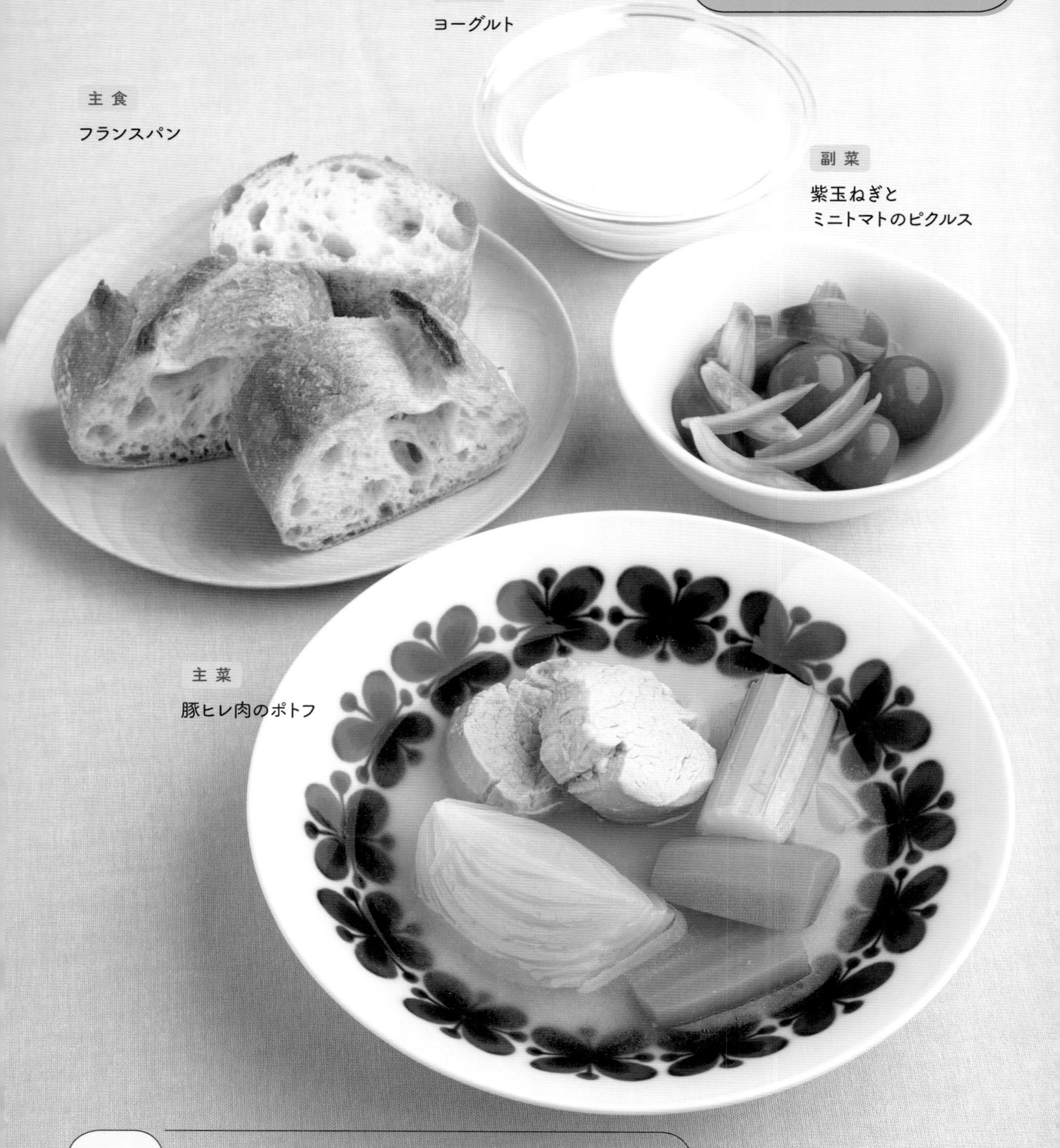

その他
ヨーグルト

主食
フランスパン

副菜
紫玉ねぎと
ミニトマトのピクルス

主菜
豚ヒレ肉のポトフ

1食分　エネルギー 484kcal　脂質 6.4g　塩分 2.5g

献立のポイント

主菜のポトフは、豚肉をごく弱火でゆっくりと煮るのがポイント。
火が強すぎると身がしまってかたくなってしまいます。
ポトフもピクルスも前日に作っておくと味がなじみ、朝の準備も楽です。
主食には、低脂質のフランスパンを合わせます。

副菜 紫玉ねぎとミニトマトのピクルス

脂質も塩分もゼロ。色鮮やかなピクルスです。

材料（1人分）

- 紫玉ねぎ……50g
- ミニトマト……20g
- ⓐ酢……大さじ1（15g）
- ⓐ砂糖……小さじ½（1.5g）
- ⓐロリエ……少量
- ⓐ水……大さじ2（30mL）

作り方

1. 紫玉ねぎは1cm幅に切る。ミニトマトはへたをとり、竹串で全体に穴をあける。
2. なべにⓐを合わせて煮立て、紫玉ねぎを加えてひと煮し、火を消す。あら熱がとれたらミニトマトを加える。

1人分　エネルギー36kcal　脂質0g　塩分0g

その他 ヨーグルト

材料（1人分）

- プレーンヨーグルト……70g

1人分　エネルギー39kcal　脂質2.0g　塩分0.1g

昼食と夕食の献立

昼　マーボー豆腐献立（46ページ）
608kcal　脂質17.0g　塩分0.9g

夕　貝柱のみそ焼き献立（48ページ）
612kcal　脂質6.8g　塩分2.2g

一日の合計　エネルギー1704kcal　脂質30.2g　塩分5.7g

主菜 豚ヒレ肉のポトフ

肉と野菜のうま味がしみ出したスープも美味。

材料（1人分）

- 豚ヒレ肉……100g
- 玉ねぎ……50g
- にんじん……30g
- セロリ……20g
- ⓐ固形ブイヨン……⅙個（1.2g）
- ⓐ湯……⅗カップ（120mL）
- ⓐロリエ……少量
- 塩……ミニスプーン⅓（0.4g）
- こしょう……少量

作り方

1. 豚肉、玉ねぎ、にんじん、セロリは、それぞれ大きめに切る。
2. なべにⓐを入れて火にかけ、玉ねぎ、にんじん、セロリを加える。ふたをして7〜8分煮る。
3. 豚肉を加え、静かに煮立つ程度の火加減で、アクを除きながら12〜13分煮込む。スープの量がもとの量よりも減らないように、適宜、湯を足す。
4. 豚肉と野菜がやわらかくなったら、塩とこしょうで味をととのえる。

1人分　エネルギー149kcal　脂質3.4g　塩分1.0g

主食 フランスパン

材料（1人分）

- フランスパン……90g

1人分　エネルギー260kcal　脂質1.0g　塩分1.4g

昼食

マーボー豆腐献立

STEP 3　脂質 30〜35g　1800kcal 以下

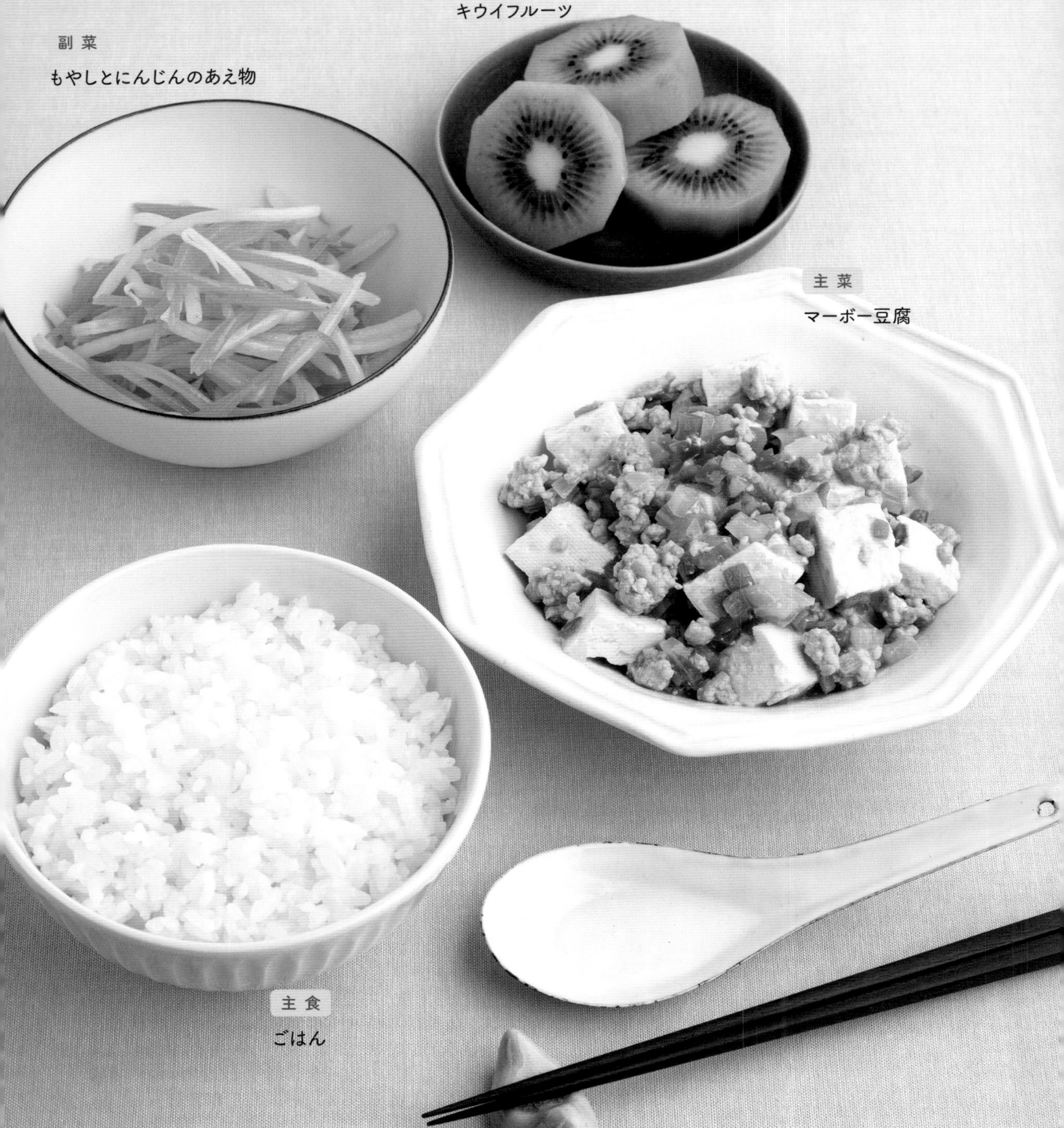

その他
キウイフルーツ

副菜
もやしとにんじんのあえ物

主菜
マーボー豆腐

主食
ごはん

1食分　エネルギー 608kcal　脂質 17.0g　塩分 0.9g

献立のポイント

脂質が多くなりがちなマーボー豆腐をヘルシーにアレンジした献立です。
辛味と脂質をおさえ、胆のうや膵臓にやさしい味つけにしました。
豆板醤は風味づけとして少量にとどめ、野菜の風味を生かします。
ひき肉は、脂身の少ないものを使って脂質をダウン。

副菜 もやしとにんじんのあえ物

ごま油の風味をきかせて、おいしく減塩。

材料（1人分）

- もやし……40g
- にんじん……20g
- ⓐ ごま油……小さじ¾（3g）
- ⓐ 塩……少量（0.2g）
- ⓐ こしょう……少量

作り方

1 もやしは根を除く。にんじんは細切りにする。
2 1をさっとゆでて湯をきり、熱いうちにⓐであえる。

1人分　エネルギー39kcal　脂質3.0g　塩分0.2g

その他 キウイフルーツ

材料（1人分）

- キウイフルーツ……100g

1人分　エネルギー51kcal　脂質0.2g　塩分0g

主菜 マーボー豆腐

セロリとピーマンの風味が味の決め手！

材料（1人分）

- 豚ももひき肉……50g
- 玉ねぎ、セロリ、ピーマン……各20g
- ごま油……小さじ1（4g）
- ⓐ しょうゆ……小さじ⅔（4g）
- ⓐ 砂糖……ミニスプーン1弱（0.5g）
- ⓐ 豆板醤……少量（0.3g）
- 湯……½カップ（100mL）
- もめん豆腐……150g
- かたくり粉……小さじ½（1.5g）
- 水……小さじ1（5mL）

作り方

1 玉ねぎ、セロリ、ピーマンは4～5mm角に刻む。
2 フライパンにごま油を熱して豚肉をいため、火が通ったら玉ねぎとセロリを加えてさらにいためる。
3 しんなりとなったらⓐを加え、いためて全体をなじませ、分量の湯を注ぐ。
4 豆腐をまるごと加え、へらで1cm角に切る。
5 2～3分煮て味をなじませ、ピーマンを加えてひと煮する。水どきかたくり粉を加えてとろみをつける。

1人分　エネルギー237kcal　脂質13.4g　塩分0.7g

主食 ごはん

材料（1人分）

- ごはん……180g

1人分　エネルギー281kcal　脂質0.4g　塩分0g

朝食と夕食の献立

朝　豚ヒレ肉のポトフ献立（44ページ）
夕　貝柱のみそ焼き献立（48ページ）

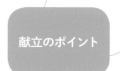

夕食

貝柱のみそ焼き献立

STEP 3 脂質 30〜35g 1800kcal 以下

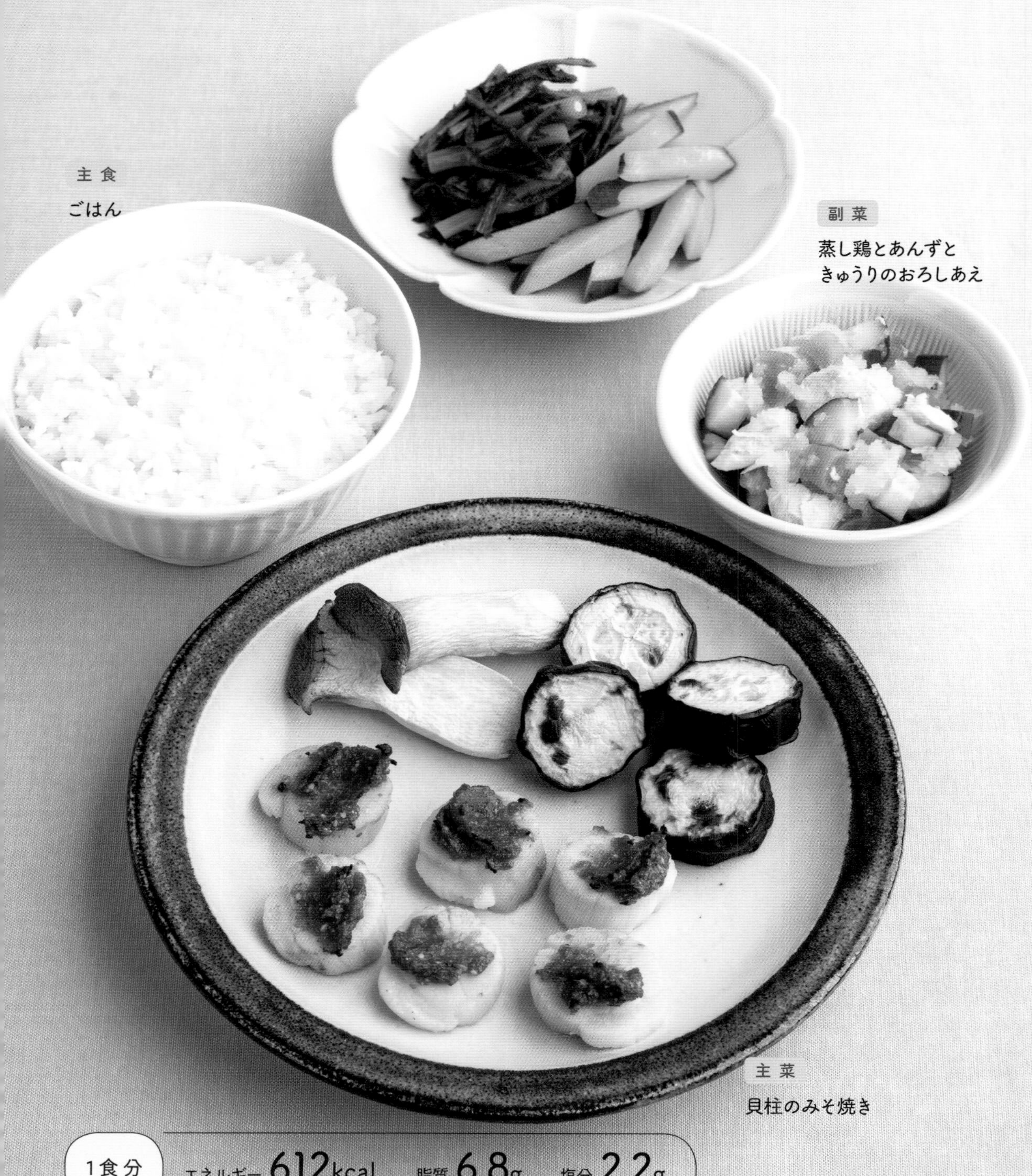

副菜
春菊とさつま芋の煮浸し

主食
ごはん

副菜
蒸し鶏とあんずときゅうりのおろしあえ

主菜
貝柱のみそ焼き

1食分　エネルギー 612kcal　脂質 6.8g　塩分 2.2g

献立のポイント

シンプルな主菜に、少しボリュームのある副菜２品を組み合わせた献立。
低脂質なホタテ貝柱には、ごまみそでこくとうま味を加えます。
香ばしい焼き目をつけるのもおいしさのポイントです。

副菜　蒸し鶏とあんずときゅうりのおろしあえ

あんずの甘味があるので砂糖は少なめに。

材料（1人分）

- 鶏むね肉……50g
- 干しあんず、きゅうり……各20g
- 大根……50g
- ⓐ 酢……小さじ1（5g）
- ⓐ 砂糖……ミニスプーン1弱（0.5g）
- ⓐ 塩……ミニスプーン⅓（0.4g）

作り方

1. 鶏肉は蒸しゆでにし、小さめに切る。干しあんずは7～8mm角、きゅうりは縦4つ割りにして7～8mm幅に切る。
2. 大根はすりおろして汁けをきる。
3. ⓐを混ぜ合わせて**2**のおろし大根に加え混ぜ、**1**をあえる。

1人分　エネルギー140kcal　脂質2.8g　塩分0.4g

主食　ごはん

材料（1人分）

- ごはん……180g

1人分　エネルギー281kcal　脂質0.4g　塩分0g

朝食と昼食の献立

朝　豚ヒレ肉のポトフ献立（44ページ）

昼　マーボー豆腐献立（46ページ）

主菜　貝柱のみそ焼き

ほんのり甘いごまみそがホタテとベストマッチ。

材料（1人分）

- ホタテ貝柱……80g
- ⓐ 赤みそ……小さじ1（6g）
- ⓐ 砂糖……小さじ½（1.5g）
- ⓐ すり白ごま……小さじ1（2g）
- ⓐ ごま油……小さじ½（2g）
- ズッキーニ……60g
- エリンギ……30g

作り方

1. 貝柱は水けをよくふきとる。ズッキーニは1cmの輪切りにし、エリンギは縦半分に切る。
2. 貝柱を魚焼きグリルで4～5分焼く。ⓐを混ぜ合わせて塗り、さらに1～2分、こんがりと焼く。ズッキーニとエリンギも焼いて火を通す。

1人分　エネルギー139kcal　脂質3.5g　塩分1.1g

副菜　春菊とさつま芋の煮浸し

うす味にすることで、食材の味を引き立てます。

材料（1人分）

- 春菊……50g
- さつま芋（皮つき）……30g
- ⓐ だし……¼カップ（50mL）
- ⓐ しょうゆ、みりん……各ミニスプーン1弱（1g）
- ⓐ 塩……ミニスプーン⅓（0.4g）

作り方

1. 春菊は3～4cm長さに切る。さつま芋は細切りにし、水洗いする。
2. なべにⓐを合わせ、さつま芋を加え、ふたをして5～6分煮る。やわらかくなったら春菊を加えてふたをする。
3. 春菊がくったりとしたら全体を混ぜる。

1人分　エネルギー52kcal　脂質0.1g　塩分0.7g

朝食

STEP **3** 脂質 30〜35g 1800kcal 以下

鶏ささ身のつけ焼き献立

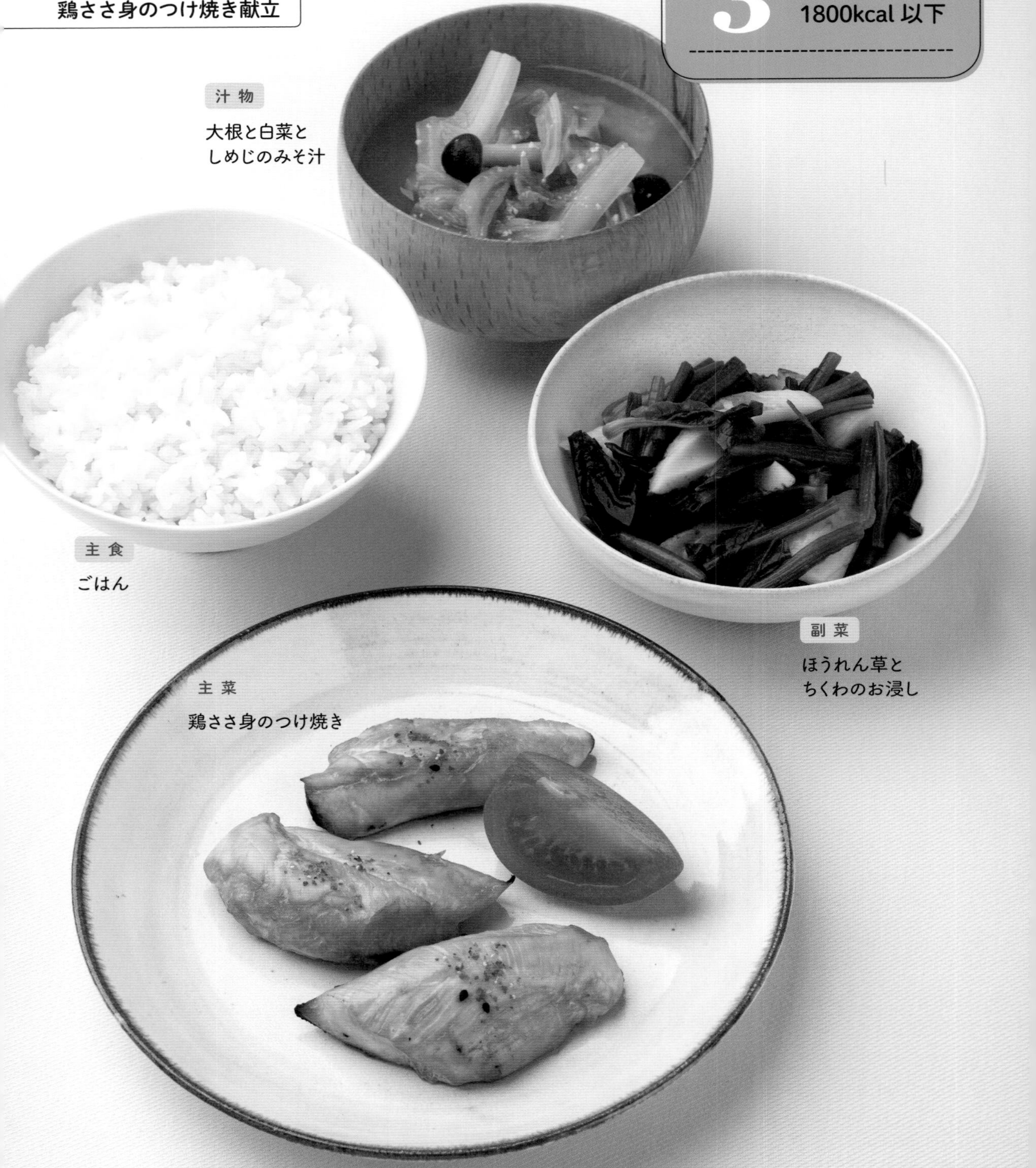

汁物

大根と白菜と
しめじのみそ汁

主食

ごはん

副菜

ほうれん草と
ちくわのお浸し

主菜

鶏ささ身のつけ焼き

1食分　エネルギー 495kcal　脂質 5.0g　塩分 2.4g

献立のポイント

下味をつけることで、鶏ささ身がごはんによく合う主菜に。
調味料といっしょに油もからめて焼くので、香ばしく仕上がります。
副菜と具だくさんのみそ汁で、野菜もたくさん食べられる献立です。
脂質がとても少ない献立なので、外食の予定がある日の朝食にも。

主菜

鶏ささ身のつけ焼き

仕上げの七味とうがらしは、香りづけに少量を。

材料（1人分）

- 鶏ささ身 …… 100g
- しょうゆ、みりん …… 各小さじ⅓（2g）
- ごま油 …… 小さじ¾（3g）
- 七味とうがらし …… 少量
- トマト …… 20g

作り方

1 ささ身は筋を除いて大きめに切り、しょうゆ、みりん、ごま油をからめて15分おく。
2 **1**を魚焼きグリルで7〜8分焼いて火を通し、七味とうがらしをふる。
3 器に盛り、トマトをくし形に切って添える。

1人分　エネルギー135kcal　脂質3.5g　塩分0.4g

副菜

ほうれん草とちくわのお浸し

ちくわの風味と塩分で、ごはんに合う副菜。

材料（1人分）

- ほうれん草 …… 50g
- ちくわ …… 小1本（30g）
- ⓐだし …… 小さじ2（10g）
- ⓐしょうゆ …… 小さじ⅓（2g）

作り方

1 ほうれん草は色よくゆでて2〜3cm長さに切る。ちくわは縦半分に切って斜め細切りにする。
2 ⓐを混ぜ合わせ、**1**をあえる。

1人分　エネルギー46kcal　脂質0.6g　塩分0.9g

主食

ごはん

材料（1人分）

- ごはん …… 180g

1人分　エネルギー281kcal　脂質0.4g　塩分0g

汁物

大根と白菜としめじのみそ汁

みそ汁の具材は季節に合わせてかえても。

材料（1人分）

- 大根 …… 30g
- 白菜 …… 50g
- しめじ …… 20g
- だし …… ⅗カップ（120mL）
- みそ …… 小さじ1⅓（8g）

作り方

1 大根は短冊切りにする。白菜も同じくらいの大きさに切る。しめじは石づきを除いてほぐす。
2 なべにだしを入れて火にかけ、**1**を加える。火が通ったらみそをとき入れる。

1人分　エネルギー33kcal　脂質0.5g　塩分1.1g

昼食と夕食の献立

昼　納豆あえそば献立（52ページ）
496kcal　脂質9.6g　塩分1.9g

夕　豚ヒレソテー献立（54ページ）
671kcal　脂質20.1g　塩分1.6g

一日の合計　エネルギー1662kcal　脂質34.7g　塩分5.9g

昼食

納豆あえそば献立

STEP
3
脂質 30〜35g
1800kcal 以下

副 菜

れんこんとにんじんの酢の物

副 菜

ゆで里芋

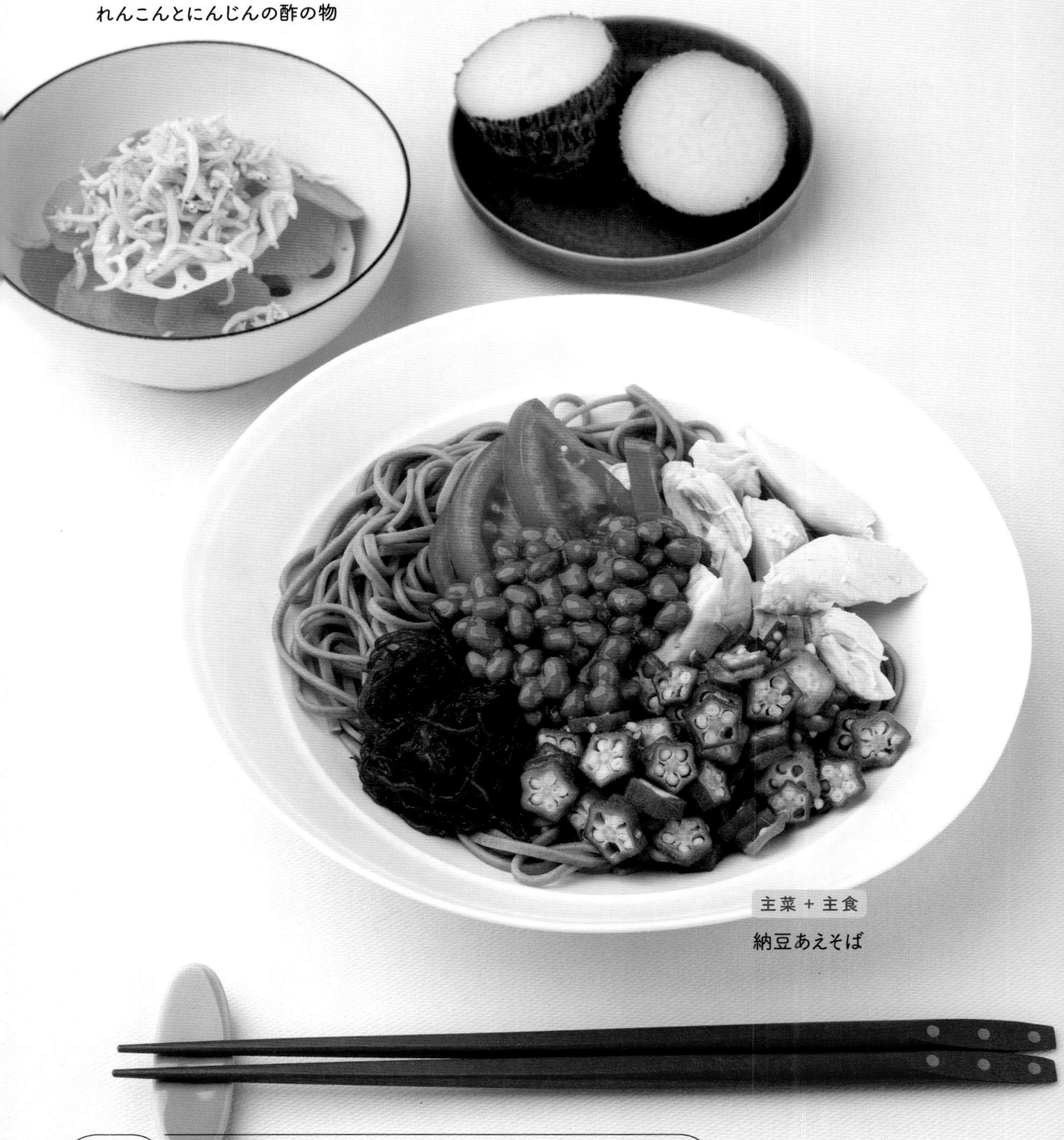

主菜 + 主食

納豆あえそば

1食分	エネルギー 496kcal	脂質 9.6g	塩分 1.9g

献立のポイント

一品でたんぱく質も野菜も充分にとれる納豆あえそばの献立。
オクラやもずくは食物繊維が豊富なヘルシー食材です。
納豆だれには、少量のごま油でコクをプラスしています。
シンプルなゆで里芋を副菜に加え、食べごたえもアップ。

副 菜

れんこんとにんじんの酢の物

シラスのうま味と塩味がアクセント。

材料（1人分）

れんこん……50g
にんじん……20g
シラス干し……10g
ⓐ 酢……小さじ1（5g）
ⓐ 砂糖……小さじ½（1.5g）
ⓐ 塩……少量（0.2g）

作り方

1 れんこんは2〜3mm厚さの輪切りにし、水洗いする。にんじんは薄い輪切りにする。
2 **1**をゆでて湯をきり、混ぜ合わせたⓐであえ、シラス干しを加える。

1人分　エネルギー58kcal　脂質0.1g　塩分0.7g

主菜＋主食

納豆あえそば

納豆だれを全体によくからめていただきます。

材料（1人分）

干しそば……75g
鶏むね肉……50g
オクラ……30g
トマト……50g
もずく……30g
ⓐ 納豆……½パック（25g）
ⓐ しょうゆ……小さじ1（6g）
ⓐ 砂糖……小さじ1（3g）
ⓐ ごま油……小さじ¾（3g）

作り方

1 そばは袋の表示に従ってゆでて冷水で洗い、水けをしっかりときる。
2 鶏肉は筋を除いて蒸しゆでにし、大きめに裂く。オクラはさっとゆでて小口切りにする。トマトは5mm角に切る。
3 ⓐをよく混ぜ合わせ、納豆だれを作る。
4 器にそばを盛り、**2**の具材、もずく、**3**の納豆だれをのせる。全体をよく混ぜて食べる。

1人分　エネルギー396kcal　脂質9.4g　塩分1.2g

CHECK!

そばとうどん、どっちがおすすめ？

そばもうどんも低脂質の食材ですが、比較すると、そばのほうがエネルギー、食物繊維、たんぱく質がやや多く、栄養豊富です。いっぽう、うどんは消化がよいので、おなかの痛みがあるときなどに、やわらかく煮込んで食べるとよいでしょう。

副 菜

ゆで里芋

材料（1人分）

里芋……80g

作り方

1 里芋は皮ごとよく洗い、やわらかくゆでる。半分に切って器に盛る。

1人分　エネルギー42kcal　脂質0.1g　塩分0g

朝食と夕食の献立

朝　鶏ささ身のつけ焼き献立（50ページ）
夕　豚ヒレソテー献立（54ページ）

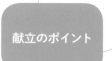

夕食

豚ヒレソテー献立

STEP 3
脂質 30〜35g
1800kcal 以下

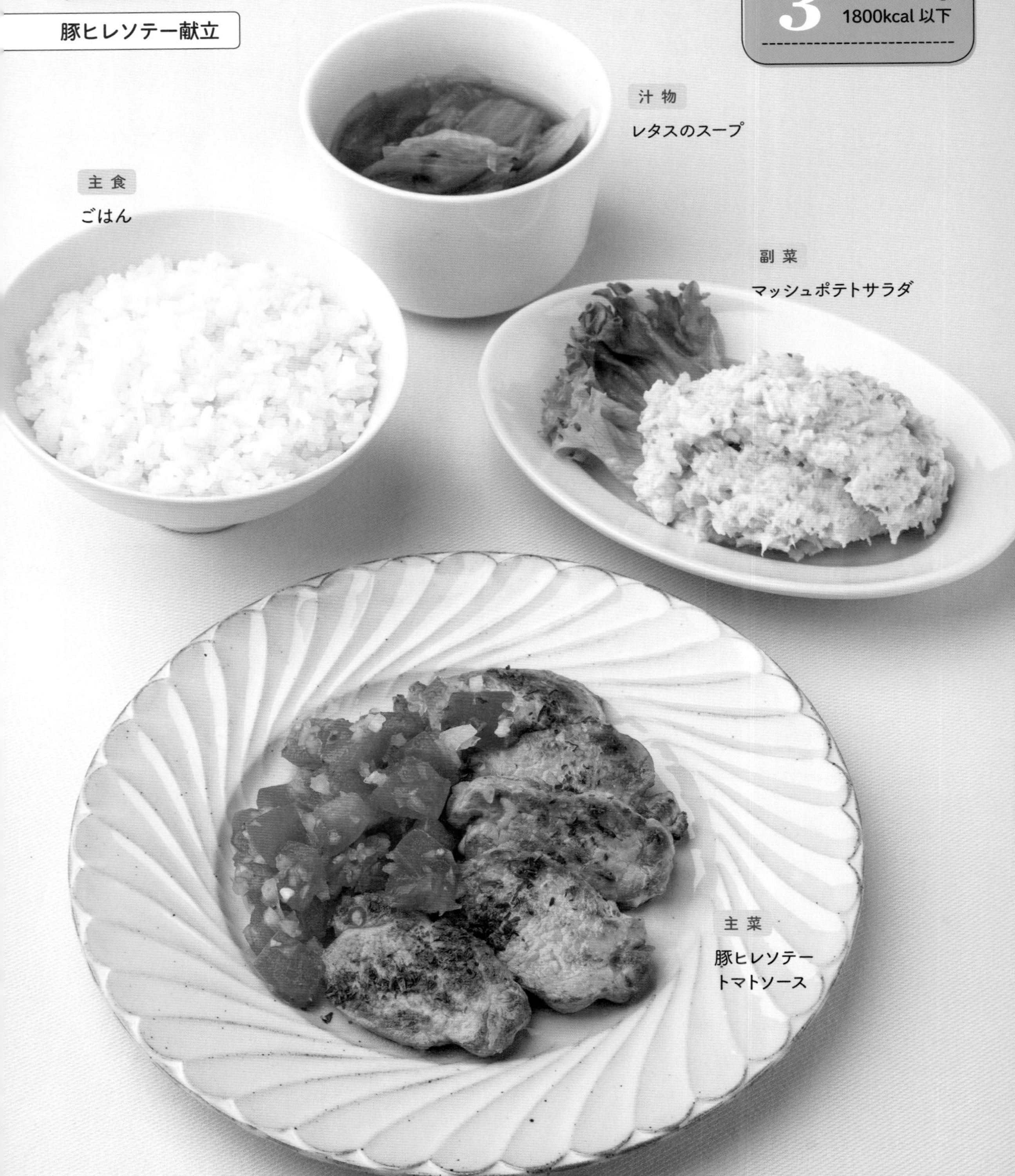

汁物
レタスのスープ

主食
ごはん

副菜
マッシュポテトサラダ

主菜
豚ヒレソテー
トマトソース

1食分　エネルギー 671kcal　脂質 20.1g　塩分 1.6g

献立のポイント

朝食と昼食が低脂質なので、夕食はボリュームのある洋食メニューを。マッシュポテトサラダは、クリームチーズを倍量の水きりヨーグルトにおきかえると、脂質を5gほど減らすことができます。

副菜　マッシュポテトサラダ

クリームチーズのこくで濃厚な一品に。

材料（1人分）

- じゃが芋……80g
- ツナ油漬け缶詰め……25g
- 紫玉ねぎ……15g
- クリームチーズ……20g
- オリーブ油……小さじ$\frac{1}{2}$(2g)
- こしょう……少量
- リーフレタス（あれば）……1枚

作り方

1. じゃが芋はやわらかくゆでて湯をきり、スプーンなどでつぶす。
2. ツナ缶は缶汁を軽くきる。紫玉ねぎはみじん切りにする。
3. **1**にクリームチーズと**2**、オリーブ油、こしょうを加えてよく混ぜる。
4. 器にリーフレタスを敷き、**3**を盛る。

1人分　エネルギー199kcal　脂質13.3g　塩分0.4g

主食　ごはん

材料（1人分）

- ごはん……180g

1人分　エネルギー281kcal　脂質0.4g　塩分0g

朝食と昼食の献立

朝　鶏ささ身のつけ焼き献立（50ページ）
昼　納豆あえそば献立（52ページ）

主菜　豚ヒレソテー　トマトソース

フレッシュなトマトソースにハーブをきかせて。

材料（1人分）

- 豚ヒレ肉……100g
- オリーブ油……小さじ$\frac{3}{4}$(3g)
- トマト……50g
- 玉ねぎ……25g
- ⓐ
  - 酢……小さじ1(5g)
  - 砂糖……小さじ1(3g)
  - 塩……少量(0.2g)
  - オレガノ（乾）……少量
- パセリ（乾）……少量

作り方

1. トマトは1cm角に切る。玉ねぎはみじん切りにし、流水で洗って水けを絞る。合わせてⓐを加え混ぜる。
2. 豚肉は7〜8mm幅に切る。フライパンにオリーブ油を熱し、こんがりとソテーする。
3. **2**の豚肉を器に盛り、**1**のトマトソースを添えてパセリを散らす。

1人分　エネルギー177kcal　脂質6.3g　塩分0.3g

汁物　レタスのスープ

レタスをたくさん食べられるシンプルなスープ。

材料（1人分）

- レタス……100g
- ⓐ
  - 固形ブイヨン……$\frac{1}{6}$個(1.2g)
  - 湯……$\frac{1}{2}$カップ(100mL)
- 塩……ミニスプーン$\frac{1}{3}$(0.4g)
- こしょう……少量

作り方

1. レタスは1cm幅に切る。
2. なべにⓐを入れて煮立て、レタスを加える。しんなりとなったら、塩とこしょうで味をととのえる。

1人分　エネルギー14kcal　脂質0.1g　塩分0.9g

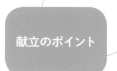

朝食

STEP 3 脂質 30〜35g 1800kcal 以下

はるさめスープ献立

副菜

さつま芋グリル ヨーグルト添え

主食

ごはん

副菜

たたききゅうりの香味あえ

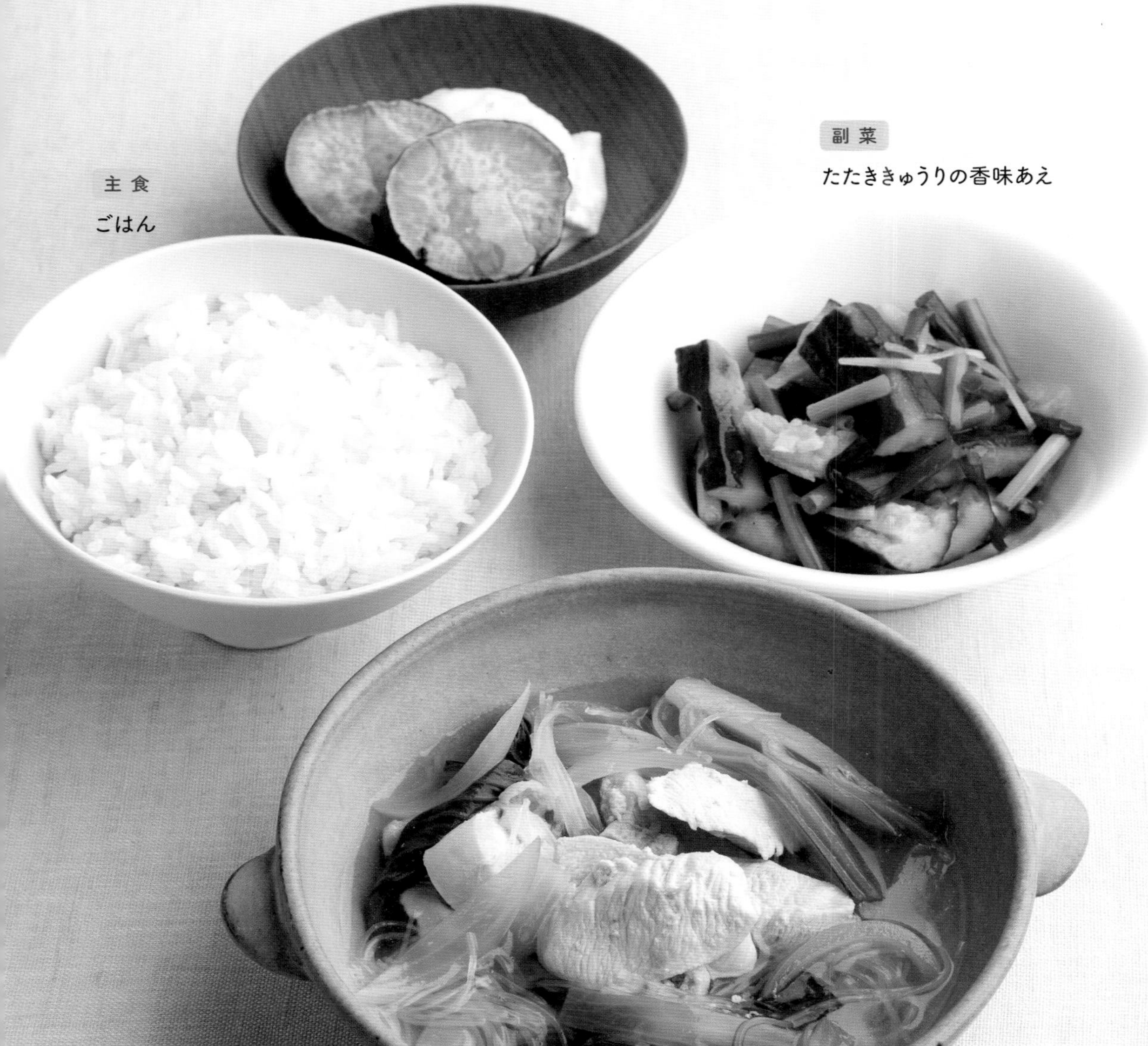

主菜＋汁物

鶏肉と青梗菜のはるさめスープ

1食分	エネルギー 668kcal	脂質 10.1g	塩分 2.0g

献立のポイント

具材がたくさん入った食べるスープが主役の献立です。
エネルギーが多くボリューム満点なので、
さつま芋グリルはおやつとして食べてもよいでしょう。

副菜

たたききゅうりの香味あえ

塩味もほどよく、ナムルのような味わい。

材料（1人分）

きゅうり……80g
小ねぎ……10g
しょうが……2g
ⓐ
- 酢……小さじ1（5g）
- ごま油……小さじ½（2g）
- 塩……ミニスプーン½（0.6g）
- こしょう……少量

作り方

1 きゅうりは皮をしま目にむいてすりこ木でたたき、割れ目を入れる。3〜4cm長さに切り、手で割る。
2 小ねぎは2cm長さに切り、しょうがはせん切りにする。
3 **1**と**2**を合わせて電子レンジで1分加熱する。
4 ⓐを混ぜ合わせ、**3**をあえる。

1人分　エネルギー34kcal　脂質2.0g　塩分0.6g

主食

ごはん

材料（1人分）

ごはん……180g

1人分　エネルギー281kcal　脂質0.4g　塩分0g

主菜＋汁物

鶏肉と青梗菜のはるさめスープ

ツルッとしたはるさめの食感を楽しんで。

材料（1人分）

鶏むね肉……100g
青梗菜……40g
玉ねぎ……25g
はるさめ……20g
ⓐ
- 固形ブイヨン……⅙個（1.2g）
- 湯……⅗カップ（120mL）

塩……ミニスプーン½（0.6g）
こしょう……少量

作り方

1 鶏肉はそぎ切りにする。青梗菜は3〜4cm長さに、玉ねぎは1cm幅に切る。はるさめは湯でもどし、水けをきって食べやすい長さに切る。
2 なべにⓐを入れて火にかけ、玉ねぎを加える。煮立ったら鶏肉を加えて火を通す。
3 青梗菜を加え、塩とこしょうで味をととのえる。はるさめを加えてひと煮する。

1人分　エネルギー217kcal　脂質5.7g　塩分1.3g

副菜

さつま芋グリル ヨーグルト添え

芋とはちみつの甘味でスイーツ感覚の副菜。

材料（1人分）

さつま芋（皮つき）……50g
プレーンヨーグルト……70g
はちみつ……10g

作り方

1 さつま芋は1〜1.5cmの輪切りにし、水洗いして水けをきる。アルミ箔で包み、魚焼きグリルで20分、やわらかくなるまで焼く。
2 **1**とヨーグルトを盛り合わせ、はちみつをかける。

1人分　エネルギー136kcal　脂質2.0g　塩分0.1g

昼食と夕食の献立

昼	豆乳リゾット献立（58ページ）	465kcal	脂質8.3g	塩分1.7g
夕	牛肉のサテー献立（60ページ）	549kcal	脂質12.3g	塩分1.9g
一日の合計		エネルギー1682kcal	脂質30.7g	塩分5.6g

昼食

豆乳リゾット献立

STEP
3
脂質 30～35g
1800kcal 以下

副菜
トマトサラダ

その他
グレープフルーツ

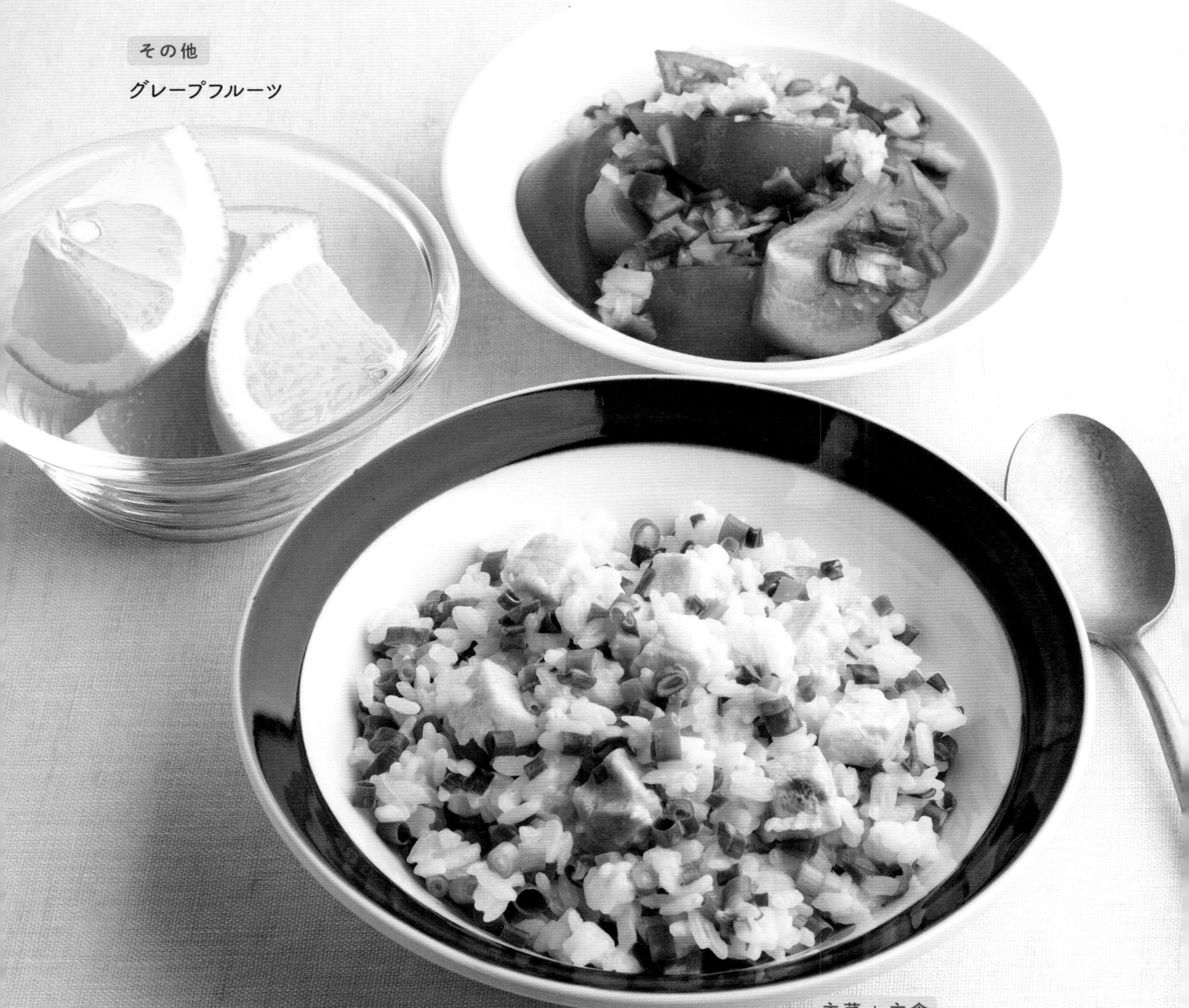

主菜＋主食
メカジキの豆乳リゾット

1食分　エネルギー 465kcal　脂質 8.3g　塩分 1.7g

献立のポイント

脂質もエネルギーもぐっとおさえた昼食献立。
リゾットにすると、ごはんが汁を吸ってふくらむので、
ごはんの量はやや少なめにしてあります。
胆のうや膵臓を特にいたわりたいときにおすすめの献立です。

副菜 トマトサラダ

味つけしたみじん切り野菜がドレッシングに。

材料（1人分）

- トマト……100g
- 玉ねぎ……25g
- ピーマン……20g
- a レモン汁……小さじ2（10g）
- a オリーブ油……小さじ$\frac{1}{2}$（2g）
- a 塩……ミニスプーン$\frac{2}{3}$（0.8g）

作り方

1. 玉ねぎはみじん切りにし、冷水で洗って水けを絞る。
2. ピーマンはあらめのみじん切りにする。
3. ⓐを混ぜ合わせ、**1**と**2**を合わせてあえる。
4. トマトをくし形切りにして器に盛り、**3**をかける。

1人分　エネルギー53kcal　脂質2.1g　塩分0.8g

CHECK! カジキは種類によって栄養価も味わいも違う

カジキにはいくつかの種類があります。食材として多く出まわっているのはメカジキです。脂質は100gあたり6.6gと中程度。マカジキは、「カジキマグロ」として刺し身で食べられることも多く、メカジキよりも脂質が少なめです（100gあたり1.4g）。もちろん、味わいや食感も大きく違うので、料理を作るときは材料表に従って食材をそろえてください。

朝食と夕食の献立

朝　はるさめスープ献立（56ページ）

夕　牛肉のサテー献立（60ページ）

主菜＋主食 メカジキの豆乳リゾット

メカジキは蒸し煮にしてふっくらと仕上げます。

材料（1人分）

- ごはん……150g
- メカジキ……60g
- 塩……ミニスプーン$\frac{2}{3}$（0.8g）
- 酒……10g
- 豆乳（成分無調整）……100g
- 小ねぎ……30g

作り方

1. 小ねぎは小口切りにする。
2. メカジキは1cm角に切り、なべに入れて塩と酒をふる。ふたをして4〜5分蒸し煮にし、火を通す。
3. **2**のなべにごはんと豆乳を加えて混ぜ、全体をなじませる。
4. 煮立ったらねぎを加えてひと煮する。

1人分　エネルギー380kcal　脂質6.1g　塩分0.9g

その他 グレープフルーツ

材料（1人分）

- グレープフルーツ……80g

1人分　エネルギー32kcal　脂質0.1g　塩分0g

夕食

牛肉のサテー献立

STEP 3
脂質 30～35g
1800kcal 以下

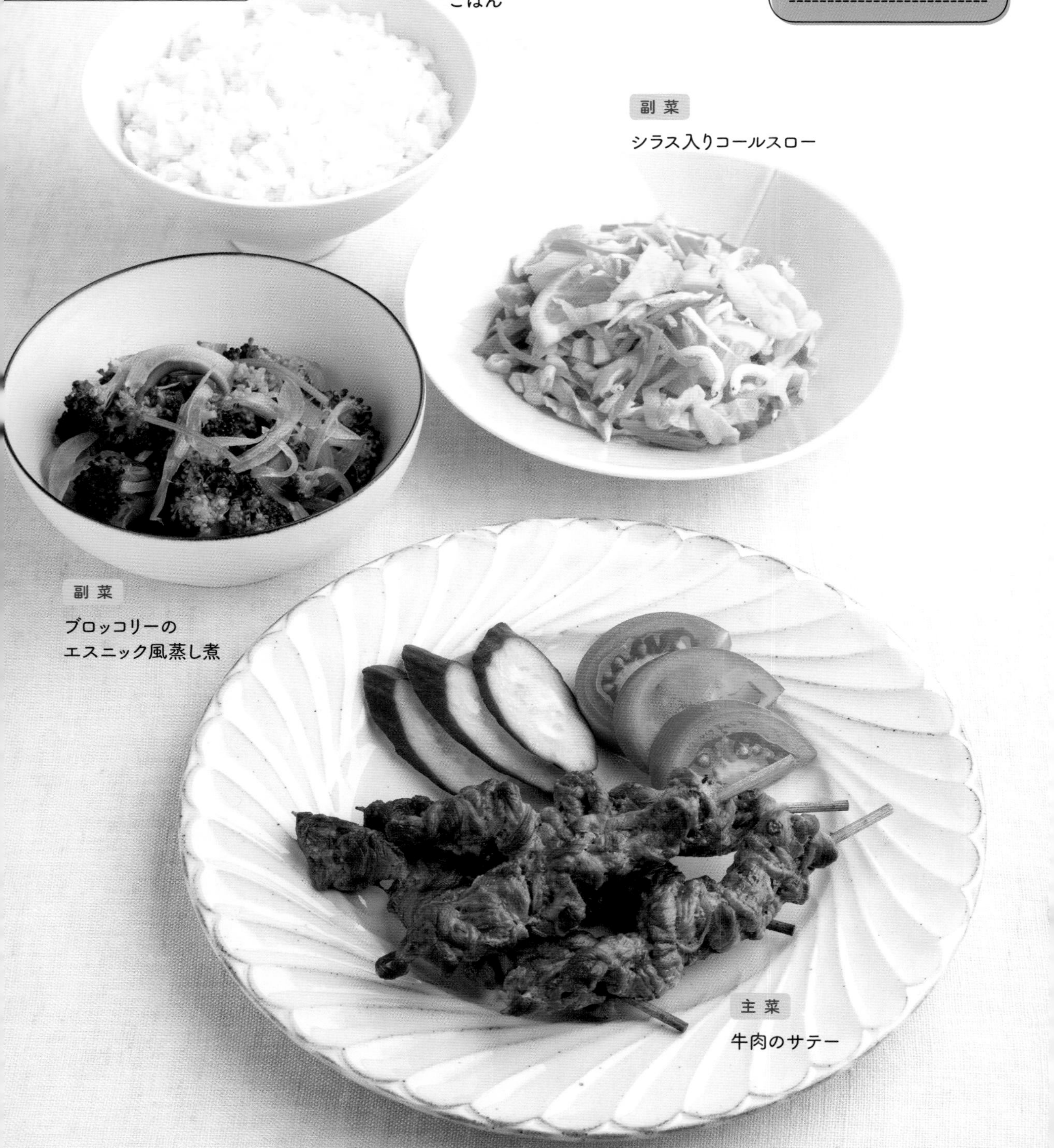

主食
ごはん

副菜
シラス入りコールスロー

副菜
ブロッコリーの
エスニック風蒸し煮

主菜
牛肉のサテー

1食分　エネルギー 549kcal　脂質 12.3g　塩分 1.9g

献立のポイント

「サテー」とは、インドネシアの串焼きのこと。
牛肉のサテーを中心に、エスニック風のメニューでまとめました。
串に刺すのがおっくうだったら、そのまま焼いてもOKです。

副菜　ブロッコリーのエスニック風蒸し煮

パクチーの風味がきいています。

材料（1人分）

ブロッコリー……50g
玉ねぎ……25g
パクチー……5g
オリーブ油……小さじ$\frac{3}{4}$（3g）
塩……ミニスプーン$\frac{1}{2}$（0.6g）
湯……大さじ2（30mL）

作り方

1 ブロッコリーは小さめに切り分け、色よくゆでる。玉ねぎは薄切り、パクチーは4〜5cm長さに切る。
2 フライパンにオリーブ油を熱して玉ねぎとパクチーをいため、香りが立ったらブロッコリーを加える。
3 全体がくったりとなるまでいため、塩と湯を加えてふたをし、4〜5分蒸し煮にする。

1人分　エネルギー54kcal　脂質3.1g　塩分0.6g

主菜　牛肉のサテー

ほんのりスパイシーな牛肉がおいしい！

材料（1人分）

牛もも薄切り肉……100g
ⓐ プレーンヨーグルト……30g
ⓐ トマトケチャップ……小さじ$\frac{1}{2}$（3g）
ⓐ しょうゆ……小さじ$\frac{1}{3}$（2g）
ⓐ カレー粉……ミニスプーン$\frac{1}{2}$（0.2g）
トマト（半月切り）……30g
きゅうり（斜め薄切り）……20g

作り方

1 ざるに厚手のキッチンペーパーを敷いてヨーグルトを入れ、20分ほどおいて水きりする。
2 牛肉は3〜4cm幅に切り、ⓐをもみ込む。5等分して竹串に刺し、魚焼きグリルで7〜8分、こんがりと焼く。
3 2を器に盛り、トマトときゅうりを添える。

1人分　エネルギー164kcal　脂質6.6g　塩分0.5g

主食　ごはん

材料（1人分）

ごはん……180g

1人分　エネルギー281kcal　脂質0.4g　塩分0g

副菜　シラス入りコールスロー

レモンの酸味とシラスの塩味が味の決め手。

材料（1人分）

キャベツ……50g
にんじん……20g
レモン……10g
シラス干し……10g
ⓐ オリーブ油……小さじ$\frac{1}{2}$（2g）
ⓐ 塩……ミニスプーン$\frac{1}{3}$（0.4g）
ⓐ こしょう……少量

作り方

1 キャベツとにんじんは細切りにし、電子レンジで1分加熱する。
2 レモンは薄いいちょう切りにする。
3 1をⓐであえ、レモンとシラス干しを混ぜる。

1人分　エネルギー50kcal　脂質2.2g　塩分0.8g

朝食と昼食の献立

朝　はるさめスープ献立（56ページ）
昼　豆乳リゾット献立（58ページ）

朝食

バゲットサンド献立

STEP **3** 脂質 30〜35g
1800kcal 以下

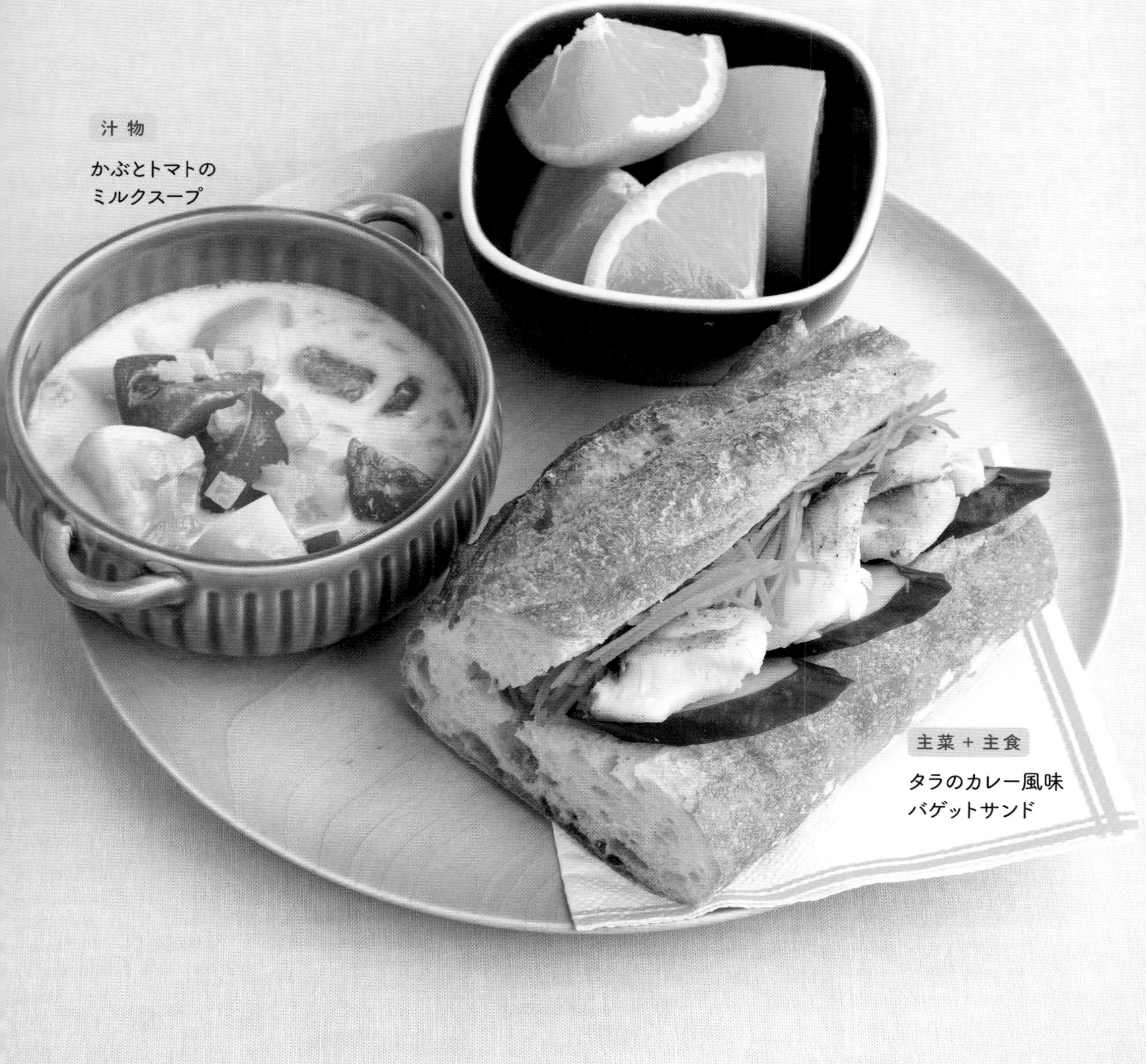

その他
オレンジ

汁物
かぶとトマトのミルクスープ

主菜＋主食
タラのカレー風味バゲットサンド

1食分	エネルギー 497kcal	脂質 9.4g	塩分 2.4g

献立のポイント

タラは、低脂質で高たんぱく質の優秀食材。
淡白でくせのない白身魚なので、カレー風味のグリルにして
味にアクセントをつけ、生野菜とともにバゲットサンドに。
バゲットサンドは、昼食のお弁当にしてもよいでしょう。

汁物

かぶとトマトのミルクスープ

野菜のうま味と牛乳のこくがやさしい味わい。

材料（1人分）

かぶ	40g
トマト	30g
玉ねぎ	25g
セロリ	20g
オリーブ油	小さじ$\frac{3}{4}$（3g）
ⓐ 固形ブイヨン	$\frac{1}{12}$個（0.6g）
ⓐ 湯	$\frac{1}{4}$カップ（50mL）
牛乳	60g
塩	少量（0.2g）
こしょう	少量

作り方

1 かぶ、トマトは一口大に、玉ねぎ、セロリは7〜8mm角に切る。
2 なべにオリーブ油を熱し、玉ねぎ、セロリ、かぶをいためる。玉ねぎとセロリがしんなりとなったら、ⓐを加えてふたをし、5〜6分煮る。
3 かぶがやわらかくなったら、トマトを加えてひと煮する。
4 牛乳を加え、塩とこしょうで味をととのえる。

1人分　エネルギー89kcal　脂質5.2g　塩分0.5g

主菜＋主食

タラのカレー風味バゲットサンド

あっさりしたタラは、パンとも好相性。

材料（1人分）

フランスパン	90g
生ダラ	100g
カレー粉	ミニスプーン1強（0.5g）
塩	少量（0.2g）
きゅうり	20g
にんじん	10g
オリーブ油	小さじ$\frac{3}{4}$（3g）

作り方

1 タラは水けをよくふいて、カレー粉と塩をふり、魚焼きグリルで7〜8分、こんがりと焼く。
2 きゅうりは斜め薄切り、にんじんはせん切りにする。
3 パンに切り込みを入れ、きゅうりを敷いて、タラを大きめにほぐしてのせる。にんじんをのせ、オリーブ油をかけてはさむ。

1人分　エネルギー366kcal　脂質4.1g　塩分1.9g

その他

オレンジ

材料（1人分）

オレンジ	100g

1人分　エネルギー42kcal　脂質0.1g　塩分0g

昼食と夕食の献立

昼　カツオのたたきサラダ献立（64ページ）
492kcal　脂質6.1g　塩分1.7g

夕　鶏肉団子とかぶのトマト煮献立（66ページ）
667kcal　脂質19.2g　塩分1.6g

一日の合計　エネルギー1656kcal　脂質34.7g　塩分5.7g

昼食

STEP 3 脂質 30〜35g 1800kcal 以下

カツオのたたきサラダ献立

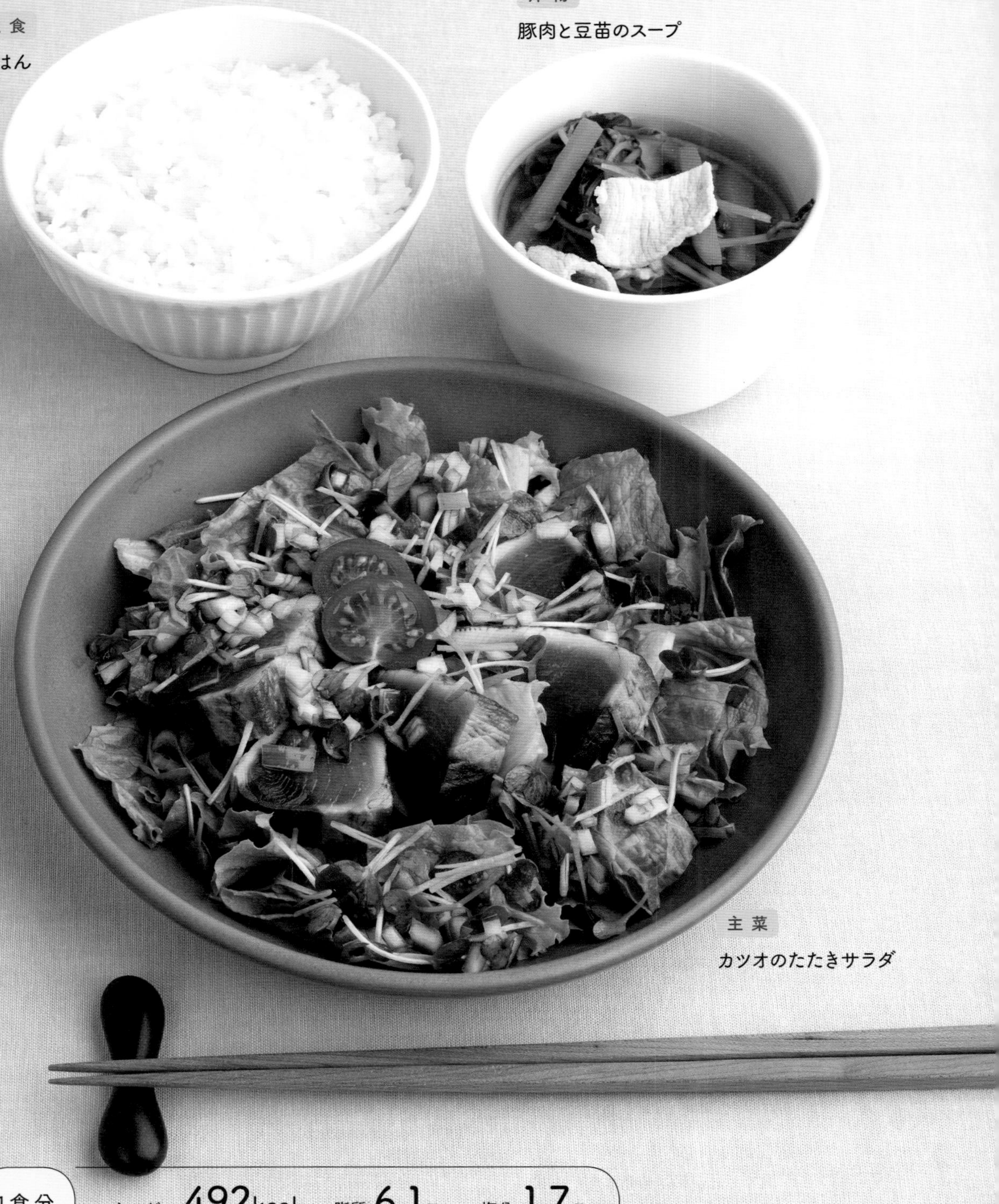

主食

ごはん

汁物

豚肉と豆苗のスープ

主菜

カツオのたたきサラダ

1食分 エネルギー 492kcal 脂質 6.1g 塩分 1.7g

献立のポイント

カツオのたたきをサラダ仕立てにして、ボリュームアップ！
カツオは、表面全体を焼きつけることで、風味が増します。
豚肉と豆苗のスープは、副菜を兼ねた汁物。
しょうがの風味がきいていて、さっぱりといただけます。

汁物　豚肉と豆苗のスープ

肉も野菜も食べられる具だくさんスープ。

材料（1人分）

豚もも薄切り肉……40g
豆苗……40g
にんじん……30g
しょうが……2g
ⓐ 固形ブイヨン……1/6個（1.2g）
ⓐ 湯……1/2カップ（100mL）
塩……ミニスプーン1/3（0.4g）
こしょう……少量

作り方

1. 豚肉は一口大に切る。豆苗は根を切り落とす。にんじんは細切り、しょうがはせん切りにする。
2. なべにⓐを入れ、にんじんとしょうがを加えて火にかける。煮立ったら豚肉を入れ、アクを除きながら火を通す。
3. 豆苗を加え、火が通ったら塩とこしょうで味をととのえる。

1人分　エネルギー 79kcal　脂質 2.4g　塩分 1.0g

CHECK!　カツオは春どりのほうが低脂質

カツオは、とれる季節によって脂質量が大きく違います。秋にとれるカツオは「戻りガツオ」と呼ばれ、餌をたっぷり食べたあとなので脂質が豊富（100g あたり 4.9g）。春にとれるカツオは、餌を求めて移動中なので、脂質が少なく（100g あたり 0.4g）さっぱりとした赤身です。

朝食と夕食の献立

朝　バゲットサンド献立（62 ページ）
夕　鶏肉団子とかぶのトマト煮献立（66 ページ）

主菜　カツオのたたきサラダ

刻んだ野菜と調味料を合わせたたれをかけて。

材料（1人分）

カツオ（春どり・刺し身用さく）……80g
グリーンカール……20g
ミニトマト……8g
紫玉ねぎ……20g
貝割れ菜……10g
ⓐ 酢……小さじ2（10g）
ⓐ ごま油……小さじ3/4（3g）
ⓐ 塩……ミニスプーン1/2（0.6g）

作り方

1. フライパンを熱し、油をひかずにカツオの表面だけを1〜2分、全面焼きつける。食べやすい大きさに切る。
2. グリーンカールは一口大に切る。ミニトマトはへたを除いて半分に切る。
3. 紫玉ねぎはあらみじん切りにし、貝割れ菜は根を切り落として1〜2cm長さに刻む。合わせてⓐであえる。
4. カツオとグリーンカールを器に盛り、**3**をかける。ミニトマトを添える。

1人分　エネルギー 132kcal　脂質 3.3g　塩分 0.7g

主食　ごはん

材料（1人分）

ごはん……180g

1人分　エネルギー 281kcal　脂質 0.4g　塩分 0g

夕食

STEP
3 脂質 30〜35g
1800kcal 以下

鶏肉団子とかぶのトマト煮献立

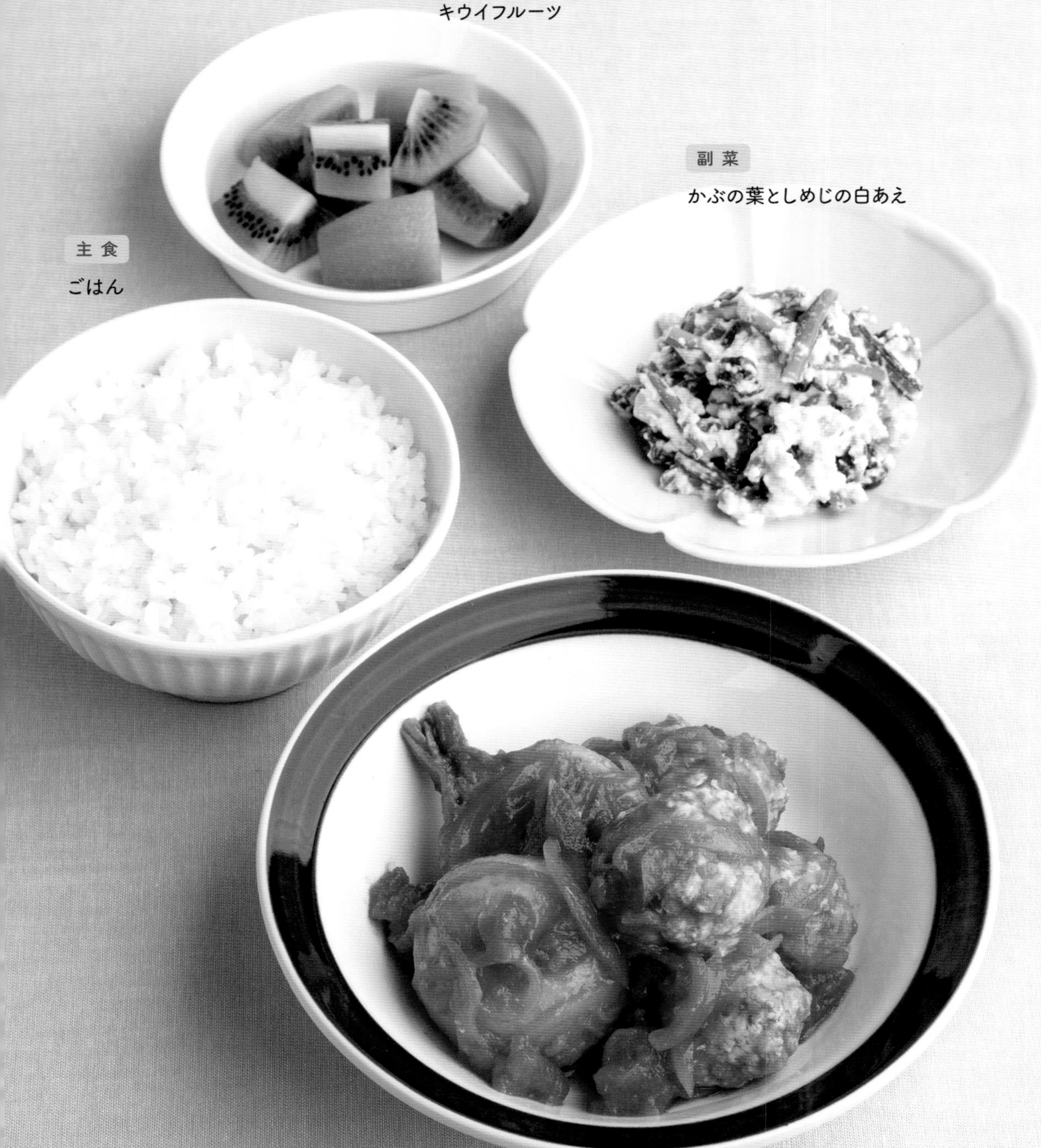

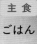

その他
キウイフルーツ

副菜
かぶの葉としめじの白あえ

主食
ごはん

主菜
鶏肉団子とかぶのトマト煮

1食分　エネルギー 667kcal　脂質 19.2g　塩分 1.6g

献立のポイント

トマト煮にした鶏肉団子はボリューム満点！
ひき肉料理は、鶏ひき肉を使って脂質をおさえます。
副菜の白あえには、主菜で使ったかぶの葉の部分をむだなくおいしく活用。
野菜もたくさん食べられる、満足度の高い献立です。

副菜 かぶの葉としめじの白あえ

ピーナッツのこくが味の決め手です。

材料（1人分）

かぶの葉……40g
しめじ……20g
もめん豆腐……50g
ピーナッツ……5g
ⓐ 酢……大さじ½（7.5g）
ⓐ 砂糖……小さじ1（3g）
ⓐ 塩……ミニスプーン½（0.6g）

作り方

1 かぶの葉は色よくゆでて3cm長さに切る。
2 しめじは石づきを除いてほぐし、アルミ箔に包んで魚焼きグリルで5分焼く。
3 ピーナッツはあらく刻んですり鉢ですりつぶし、豆腐を加えてさらにすりつぶす。ⓐを加えてすり混ぜ、**1**、**2**をあえる。

1人分　エネルギー96kcal　脂質4.9g　塩分0.6g

その他 キウイフルーツ

材料（1人分）

キウイフルーツ……100g

1人分　エネルギー51kcal　脂質0.2g　塩分0g

朝食と昼食の献立

朝　バゲットサンド献立（62ページ）
昼　カツオのたたきサラダ献立（64ページ）

主菜 鶏肉団子とかぶのトマト煮

仕上げにしょうゆを使って、ごはんに合う味に。

材料（1人分）

ⓐ 鶏ももひき肉……100g
ⓐ 玉ねぎ……25g
ⓐ 塩……ミニスプーン½（0.6g）
ⓐ タイム（乾）……少量
かぶ……100g
玉ねぎ……15g
湯……¼カップ（50mL）
カットトマト缶詰め……75g
しょうゆ……小さじ¼（1.5g）

作り方

1 ⓐの玉ねぎはみじん切りにする。かぶは縦半分に切り、玉ねぎは薄切りにする。
2 ⓐをボールに入れてよく混ぜ合わせる。
3 なべにかぶと分量の湯を入れて火にかけ、ふたをして7〜8分煮る。
4 かぶがやわらかくなったらカットトマトを加え、**2**の肉だねを一口大に丸めて加える。玉ねぎの薄切りを加え、ふたをして7〜8分煮る。
5 火が通ったら、しょうゆを加えてひと煮する。

1人分　エネルギー239kcal　脂質13.7g　塩分1.0g

主食 ごはん

材料（1人分）

ごはん……180g

1人分　エネルギー281kcal　脂質0.4g　塩分0g

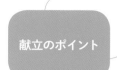

朝食

具だくさんみそ汁献立

STEP 4
脂質 40〜60g
1800kcal 以下

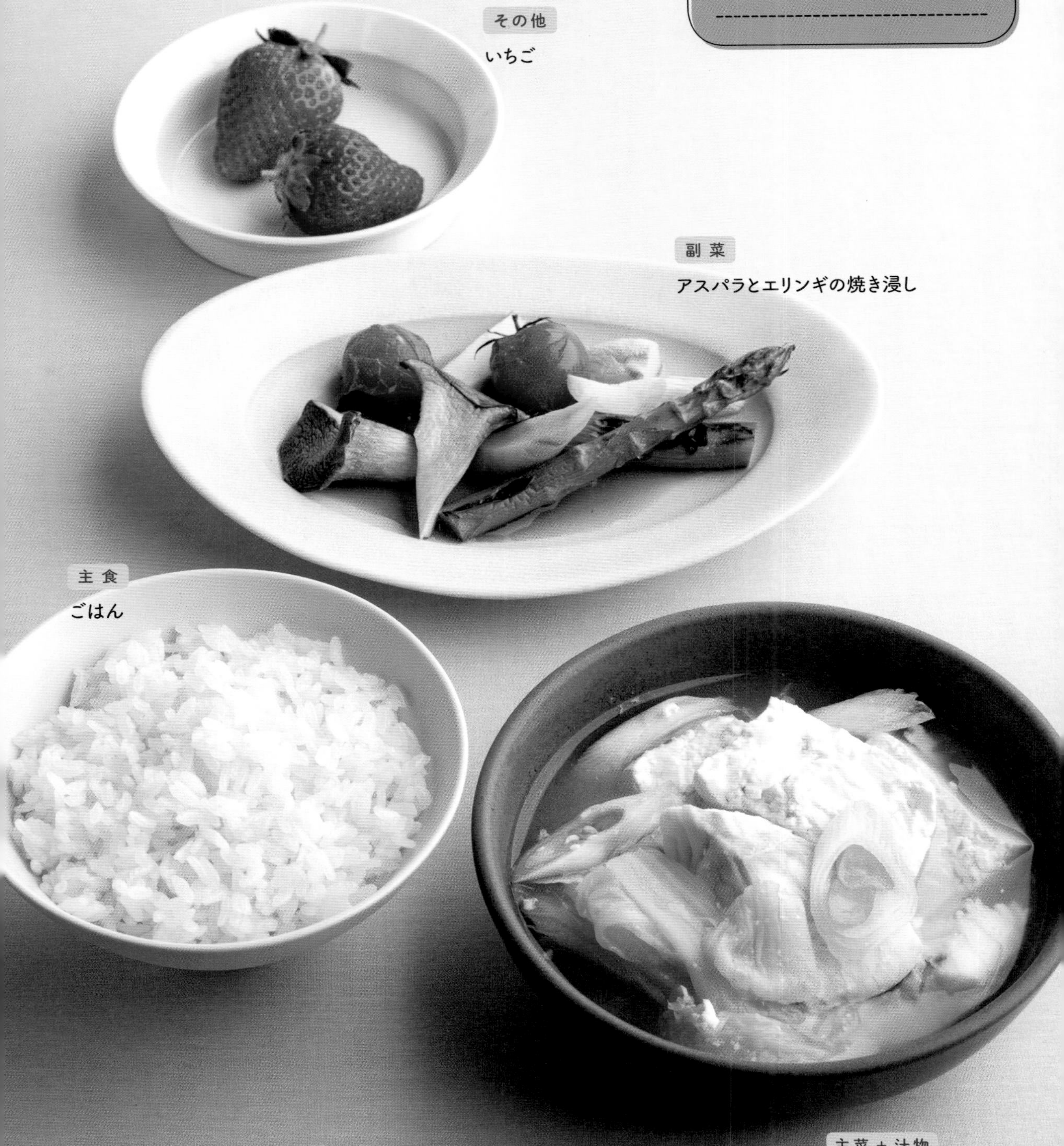

その他
いちご

副菜
アスパラとエリンギの焼き浸し

主食
ごはん

主菜＋汁物
タイと豆腐の具だくさんみそ汁

1食分　エネルギー 536kcal　脂質 9.3g　塩分 1.5g

献立のポイント

魚と野菜がたっぷり入った具だくさんのみそ汁は、
いわば和風のスープ煮。汁ごと全部いただきましょう。
だしの量が少なめですが、野菜や豆腐の水分でちょうどよくなります。
副菜には、シンプルな野菜の焼き浸しを合わせます。

副菜

アスパラとエリンギの焼き浸し

しょうゆを酢とだしで割って塩分を控えめに。

材料（1人分）

アスパラ、エリンギ……各30g
ミニトマト……20g
ⓐ 酢、だし……各小さじ2（10g）
ⓐ しょうゆ……小さじ$\frac{1}{3}$（2g）

作り方

1 アスパラは長いまま、エリンギは縦半分に切り、魚焼きグリルの強火で4～5分焼く。ミニトマトもグリルで2～3分焼く。
2 アスパラは長さを半分に、エリンギは乱切りにする。
3 ⓐを混ぜ合わせ、**2**とミニトマトをあえる。

1人分　エネルギー28kcal　脂質0.1g　塩分0.3g

その他

いちご

材料（1人分）

いちご……50g

1人分　エネルギー16kcal　脂質0.1g　塩分0g

主菜＋汁物

タイと豆腐の具だくさんみそ汁

具材のうま味がとけ出した汁もおいしい。

材料（1人分）

タイ……80g
もめん豆腐……100g
白菜……80g
ねぎ……20g
だし……$\frac{3}{5}$カップ（120mL）
みそ……小さじ1$\frac{1}{3}$（8g）

作り方

1 タイと豆腐は大きめに切る。白菜は一口大に切り、ねぎは斜め切りにする。
2 なべにだしを入れて火にかけ、白菜を加えてふたをして5～6分煮る。
3 白菜がくったりとなったら、タイ、豆腐、ねぎを加え、ふたをしてさらに4～5分煮て火を通す。
4 みそをとき入れて火を消す。

1人分　エネルギー211kcal　脂質8.7g　塩分1.2g

主食

ごはん

材料（1人分）

ごはん……180g

1人分　エネルギー281kcal　脂質0.4g　塩分0g

昼食と夕食の献立

昼　サーモンとトマトのパスタ献立（70ページ）
556kcal　脂質15.2g　塩分1.9g

夕　タンドリーチキン献立（72ページ）
642kcal　脂質19.6g　塩分2.1g

一日の合計　エネルギー1734kcal　脂質44.1g　塩分5.5g

昼食

サーモンとトマトのパスタ献立

STEP
4 脂質 40〜60g
1800kcal 以下

副菜

じゃが芋とタコのサラダ

汁物

豚肉とサニーレタスの
ハーブスープ

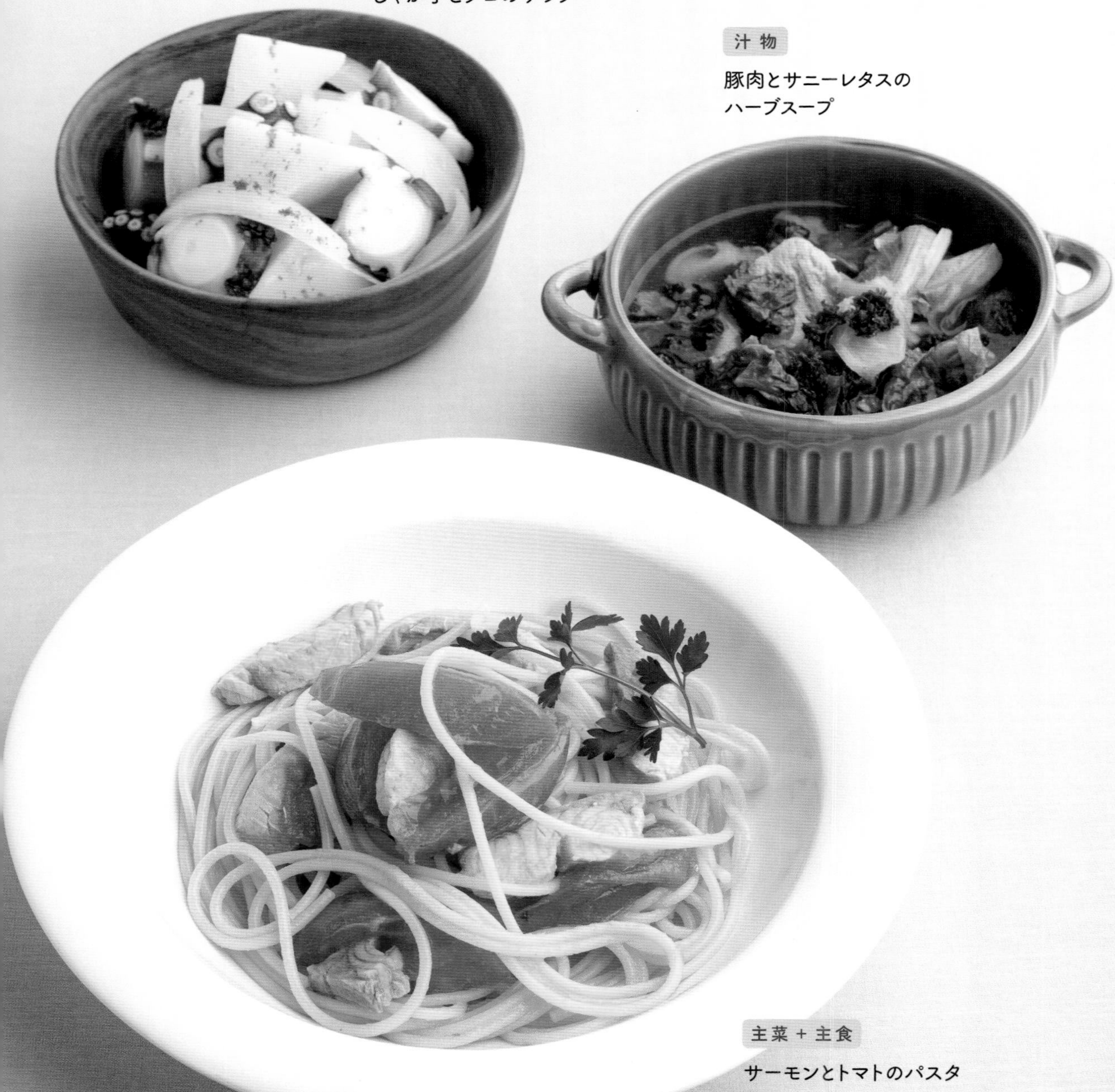

主菜＋主食

サーモンとトマトのパスタ

1食分	エネルギー 556kcal	脂質 15.2g	塩分 1.9g

献立のポイント

シンプルな味つけのパスタを中心に組み合わせたイタリアン風献立。
副菜が2品ともたんぱく質を含む料理なので、
メインのパスタに入れるサーモンは少なめにしてあります。

副菜

じゃが芋とタコのサラダ

食材の味を生かしたシンプルな一品です。

材料（1人分）

- じゃが芋、玉ねぎ……各50g
- ゆでダコ……40g
- ⓐ
  - レモン汁……小さじ2（10g）
  - オリーブ油……小さじ3/4（3g）
  - 塩……少量（0.2g）
  - こしょう……少量
- パプリカパウダー……少量

作り方

1 じゃが芋は小さめの一口大に、玉ねぎは1cm幅に切る。タコは7～8mm幅に切る。
2 なべにじゃが芋とかぶるくらいの水を入れて火にかけ、やわらかくなったら玉ねぎを加えて火を通し、いっしょにざるにあげて湯をきる。
3 **2**にタコを加え、ⓐであえる。器に盛り、パプリカパウダーをふる

1人分 エネルギー 112kcal 脂質 3.1g 塩分 0.4g

主菜＋主食

サーモンとトマトのパスタ

サッといため合わせるだけの手軽なパスタ。

材料（1人分）

- スパゲティ……70g
- サーモン（刺し身用さく）……40g
- トマト……80g
- にんにく……2g
- オリーブ油……小さじ3/4（3g）
- 白ワイン……大さじ1（15g）
- 塩……ミニスプーン1/2（0.6g）
- イタリアンパセリ（あれば）……適量

作り方

1 サーモンは5～6mm幅に切る。にんにくは薄切り、トマトはくし形切りにする。
2 スパゲティは袋の表示に従ってゆでて湯をきる。
3 フライパンにオリーブ油を熱し、にんにくとサーモンを加えていためる。サーモンの色がかわったらトマトを入れ、白ワインを加えて煮立てる。
4 スパゲティを加えて全体をあえ、塩で調味する。器に盛り、イタリアンパセリを飾る。

1人分 エネルギー 389kcal 脂質 10.4g 塩分 0.6g

汁物

豚肉とサニーレタスのハーブスープ

パセリの香りとほのかな苦味がアクセント。

材料（1人分）

- 豚もも薄切り肉……30g
- サニーレタス……40g
- パセリ……2g
- タイム（乾）……少量
- ⓐ
  - 固形ブイヨン……1/6個（1.2g）
  - 湯……3/5カップ（120mL）
- 白ワイン……小さじ1（5g）
- 塩……ミニスプーン1/3（0.4g）

作り方

1 豚肉は5～6cm長さに切る。サニーレタスは一口大に切り、パセリはあらく刻む。
2 なべにⓐを入れて煮立て、**1**とタイムを加えて火を通す。白ワインと塩を加えて味をととのえる。

1人分 エネルギー 55kcal 脂質 1.7g 塩分 0.9g

朝食と夕食の献立

朝 具だくさんみそ汁献立（68ページ）

夕 タンドリーチキン献立（72ページ）

夕食

タンドリーチキン献立

STEP 4
脂質 40〜60g
1800kcal 以下

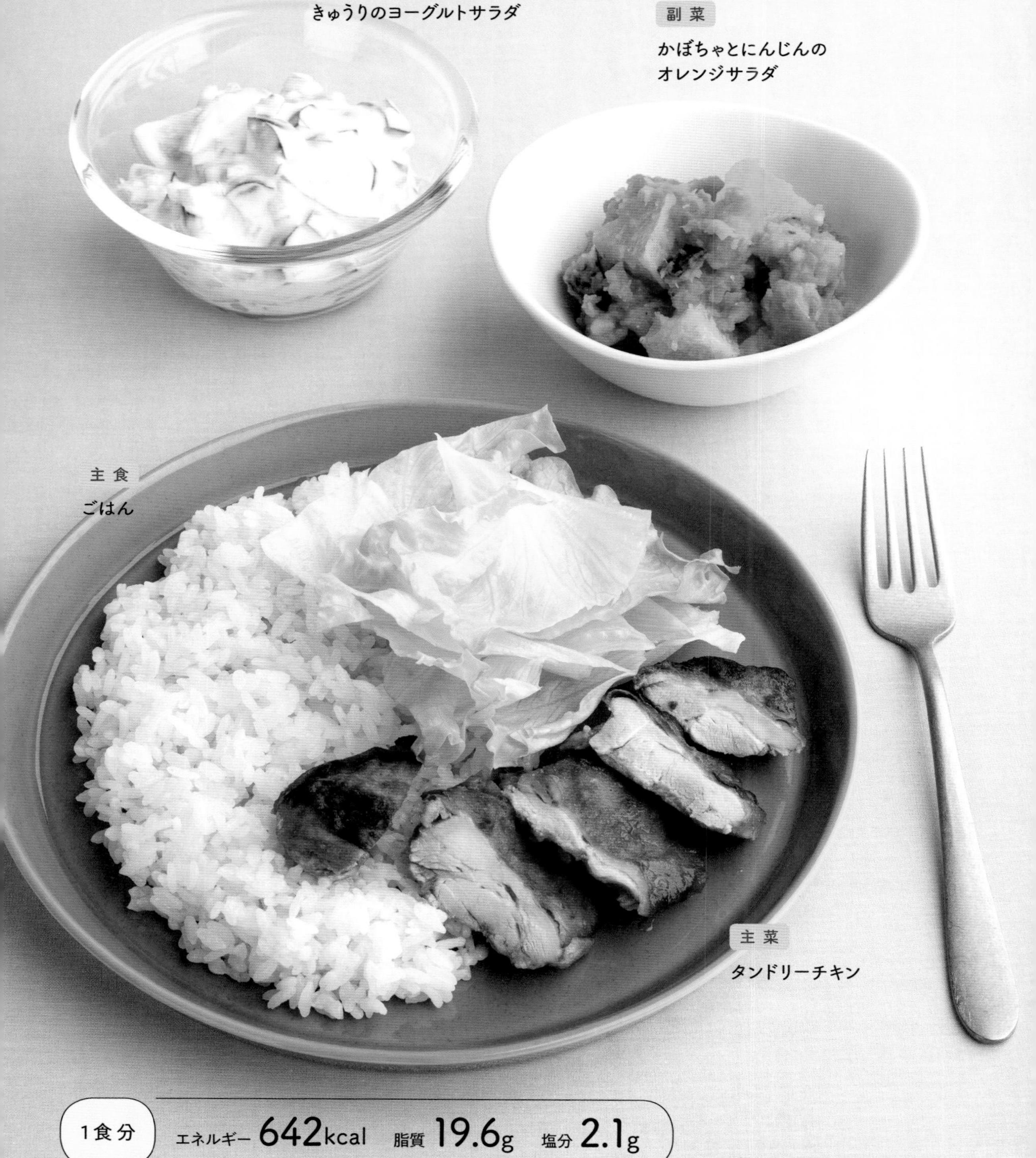

副菜
きゅうりのヨーグルトサラダ

副菜
かぼちゃとにんじんのオレンジサラダ

主食
ごはん

主菜
タンドリーチキン

1食分　エネルギー 642kcal　脂質 19.6g　塩分 2.1g

献立のポイント

ごはんとタンドリーチキンをワンプレートに盛りつけてカフェ風に。チキンは、ヨーグルトとトマトケチャップでこくとうま味を、カレー粉で風味をつけて、オーブンでこんがりと焼き上げます。それぞれ味に特徴のあるサラダ2品で、献立が華やかに。

副菜 かぼちゃとにんじんのオレンジサラダ

野菜の甘味とオレンジの風味がマッチ。

材料（1人分）

- かぼちゃ（皮つき）……50g
- にんじん……20g
- オレンジ……50g
- ⓐ
  - レモン汁……小さじ1（5g）
  - オリーブ油……小さじ¾（3g）
  - 塩……ミニスプーン½（0.6g）
  - こしょう……少量

作り方

1. かぼちゃとにんじんは小さめの一口大に切り、やわらかくゆでてフォークであらくつぶす。
2. オレンジは皮をむいて一口大に切る。
3. **1**がさめたら**2**を加え、ⓐであえる。

1人分　エネルギー94kcal　脂質3.1g　塩分0.6g

主食 ごはん

材料（1人分）

- ごはん……180g

1人分　エネルギー281kcal　脂質0.4g　塩分0g

朝食と昼食の献立

朝　具だくさんみそ汁献立（68ページ）

昼　サーモンとトマトのパスタ献立（70ページ）

主菜 タンドリーチキン

下味によく漬け込んで、濃厚な味わいに。

材料（1人分）

- 鶏もも肉……100g
- ⓐ
  - プレーンヨーグルト……20g
  - トマトケチャップ……小さじ1（6g）
  - カレー粉……ミニスプーン1強（0.5g）
  - 塩……ミニスプーン⅓（0.4g）
- レタス……20g

作り方

1. ⓐを合わせて鶏肉を漬け込み、30分ほどおく。
2. **1**の鶏肉を180℃のオーブンで20分、こんがりとなるまで焼く。
3. **2**を食べやすい大きさに切り、ざく切りにしたレタスを添える。

1人分　エネルギー211kcal　脂質14.1g　塩分0.8g

副菜 きゅうりのヨーグルトサラダ

タンドリーチキンといっしょに食べても◎

材料（1人分）

- きゅうり……40g
- 紫玉ねぎ……25g
- レモン……10g
- プレーンヨーグルト……70g
- 塩……ミニスプーン½（0.6g）

作り方

1. きゅうりは縦4つ割りにして7〜8mm幅に切る。紫玉ねぎはあらみじん切り、レモンは薄い半月切りにする。
2. **1**を塩とヨーグルトであえる。

1人分　エネルギー56kcal　脂質2.0g　塩分0.7g

朝食

ツナトースト献立

STEP 4
脂質 40〜60g
1800kcal 以下

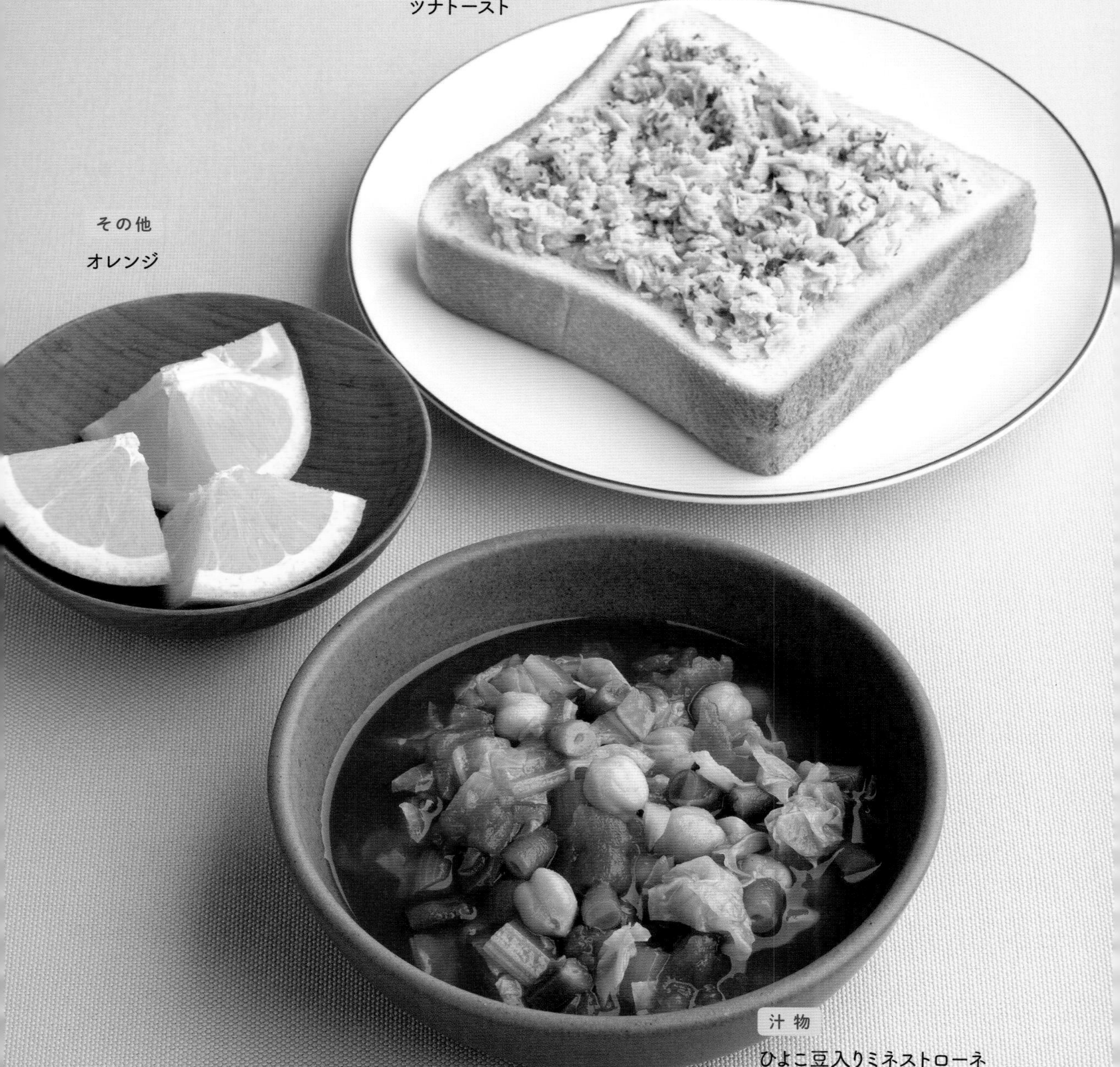

主菜＋主食
ツナトースト

その他
オレンジ

汁物
ひよこ豆入りミネストローネ

1食分　エネルギー 509kcal　脂質 16.9g　塩分 2.5g

献立のポイント

4枚切りの厚めのトーストにツナをのせたオープンサンドの献立。
ツナ缶のオイルを少し残すと、具材全体がしっとりとまとまります。
水煮缶詰めに少量のオリーブ油を加えて使ってもよいでしょう。
ミネストローネは、汁物と副菜を兼ねた一品です。

汁物 ひよこ豆入りミネストローネ

トマト缶を使うので、煮込み時間短めでOK。

材料（1人分）

キャベツ……50g
カットトマト缶詰め……50g
ひよこ豆（水煮）……25g
玉ねぎ……25g
セロリ、さやいんげん……各20g
ⓐ 固形ブイヨン……1/6個（1.2g）
ⓐ 湯……3/5カップ（120mL）
ロリエ、タイム（乾）……各少量
塩……ミニスプーン1/3（0.4g）

作り方

1 キャベツ、玉ねぎ、セロリは1cm角に、いんげんは1cm長さに切る。
2 なべにⓐ、1、トマト缶、ひよこ豆、ロリエ、タイムを入れ、火にかける。ふたをして野菜がくったりとなるまで7〜8分煮て、塩で味をととのえる。

1人分 エネルギー76kcal 脂質0.7g 塩分0.9g

主菜＋主食 ツナトースト

ツナ缶の塩分があるので、塩は加えません。

材料（1人分）

食パン（4枚切り）……1枚（90g）
ⓐ ツナ油漬け缶詰め……60g
ⓐ 玉ねぎ……25g
ⓐ オレガノ（乾）、タイム（乾）、こしょう……各少量

作り方

1 ツナは缶汁を軽くきって細かくほぐし、玉ねぎはみじん切りにする。ⓐの材料をよく混ぜ合わせる。
2 食パンを軽く焼き、1をのせる。

1人分 エネルギー391kcal 脂質16.1g 塩分1.6g

その他 オレンジ

材料（1人分）

オレンジ……100g

1人分 エネルギー42kcal 脂質0.1g 脂質0g

昼食と夕食の献立

昼 イカとセロリのしょうがいため献立（76ページ）
534kcal 脂質13.5g 塩分2.0g

夕 牛肉のストロガノフ風献立（78ページ）
665kcal 脂質14.2g 塩分1.5g

一日の合計 エネルギー1708kcal 脂質44.6g 塩分6.0g

昼食

イカとセロリのしょうがいため献立

STEP 4
脂質 40〜60g
1800kcal 以下

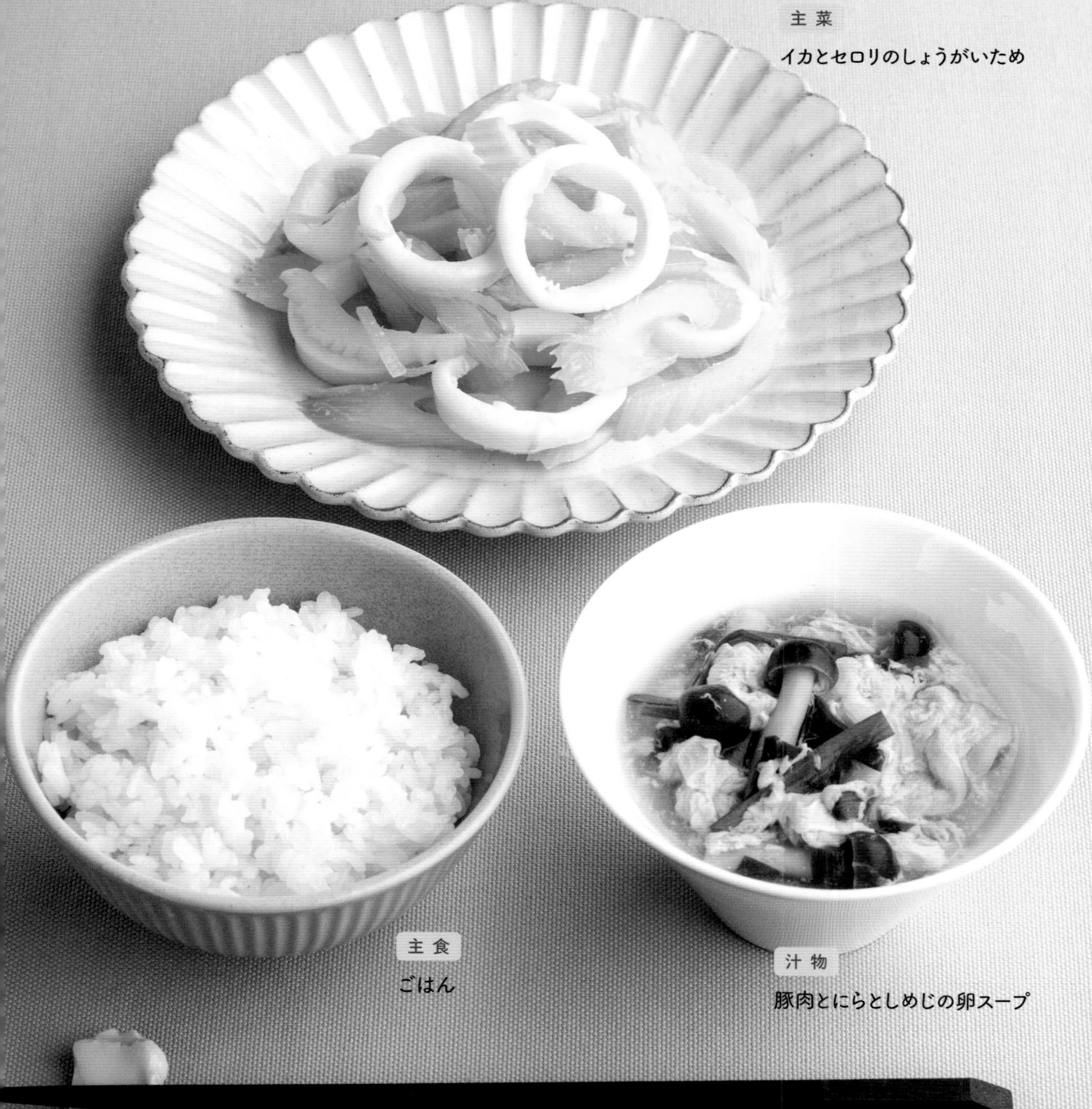

主菜
イカとセロリのしょうがいため

主食
ごはん

汁物
豚肉とにらとしめじの卵スープ

1食分　エネルギー 534kcal　脂質 13.5g　塩分 2.0g

献立のポイント

シンプルないため物と、具だくさんのおかずスープを組み合わせました。
イカは低脂質で高たんぱく質ですが、コレステロールが多めなので、
あまり続けて食べないようにしましょう。
いため油は好みでごま油にかえてもおいしいですよ。

汁物

豚肉とにらとしめじの卵スープ

肉と卵が入った、食べごたえのあるスープ。

材料（1人分）

豚ロース肉……40g
にら……40g
しめじ……20g
卵……25g
ⓐ 固形ブイヨン……$\frac{1}{6}$個（1.2g）
ⓐ 湯……$\frac{3}{5}$カップ（120mL）
塩……ミニスプーン$\frac{1}{2}$（0.6g）
こしょう……少量

作り方

1 豚肉は一口大に切る。にらは4cm長さに切る。しめじは石づきを除いてほぐす。
2 なべにⓐを入れて煮立て、豚肉を入れて火を通す。アクを除き、にらとしめじを加えてひと煮して、塩とこしょうで味をととのえる。
3 煮立ったところに卵をといて流し入れ、ふんわりとかたまったら火を消す。

1人分　エネルギー151kcal　脂質9.8g　塩分0.9g

主菜

イカとセロリのしょうがいため

セロリとしょうがの風味がきいておいしい。

材料（1人分）

イカ（胴）……80g
セロリ……80g
しょうが……5g
オリーブ油……小さじ$\frac{3}{4}$（3g）
塩……ミニスプーン$\frac{1}{2}$（0.6g）

作り方

1 イカは皮をむいて7～8mm幅の輪切りにする。セロリは5～6mm幅の斜め切り、しょうがはせん切りにする。
2 フライパンにオリーブ油を熱し、しょうがをいためる。
3 香りが立ったらイカとセロリを加えていため、塩で味をととのえる。

1人分　エネルギー102kcal　脂質3.3g　塩分1.1g

主食

ごはん

材料（1人分）

ごはん……180g

1人分　エネルギー281kcal　脂質0.4g　塩分0g

朝食と夕食の献立
朝　ツナトースト献立（74ページ）
夕　牛肉のストロガノフ風献立（78ページ）

夕食

牛肉のストロガノフ風献立

STEP 4
脂質 40〜60g
1800kcal 以下

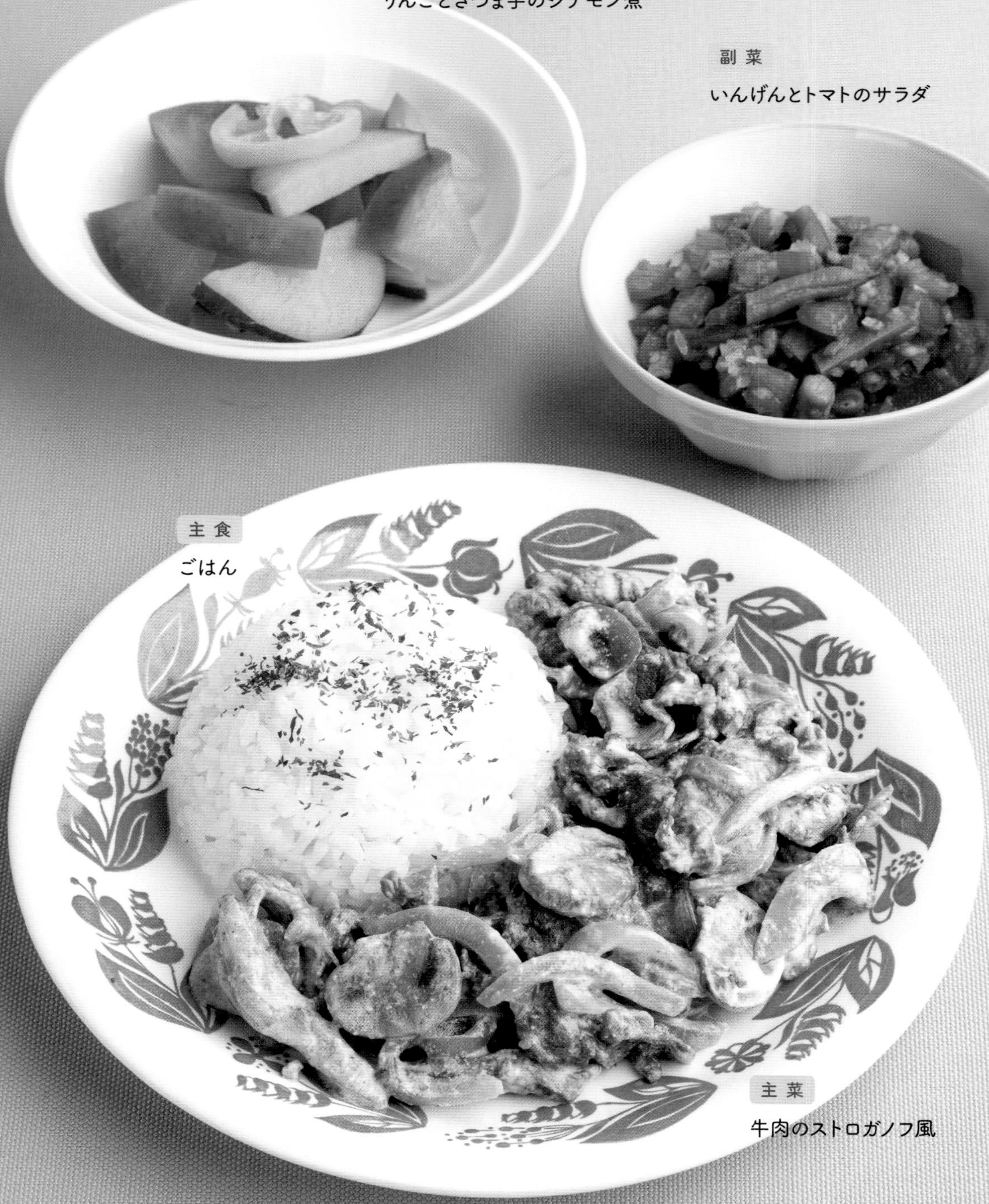

副菜
りんごとさつま芋のシナモン煮

副菜
いんげんとトマトのサラダ

主食
ごはん

主菜
牛肉のストロガノフ風

1食分　エネルギー 665kcal　脂質 14.2g　塩分 1.5g

献立のポイント

主菜は、ロシア料理のビーフストロガノフをイメージした一品。
ビーフストロガノフではサワークリームを使いますが、
ここでは水きりしたヨーグルトを使って脂質を控えています。
副菜には、レモンの酸味がきいたサラダと、甘味のある煮物を合わせました。

副菜

いんげんとトマトのサラダ

いんげんは、ややかためにゆでてもおいしい。

材料（1人分）

さやいんげん……40g
トマト……50g
玉ねぎ……25g
ⓐ
- レモン汁……小さじ1（5g）
- オリーブ油……小さじ¾（3g）
- 塩……ミニスプーン½（0.6g）

作り方

1 いんげんは3cm長さに切り、やわらかくゆでる。
2 トマトは7〜8mm角に切り、玉ねぎはみじん切りにする。
3 **1**に**2**とⓐを加えてあえる。

1人分　エネルギー55kcal　脂質3.1g　塩分0.6g

副菜

りんごとさつま芋のシナモン煮

多めに作りおきして、ヘルシーなおやつにも。

材料（1人分）

りんご（皮つき）、さつま芋（皮つき）……各50g
レモン……10g
ⓐ
- 砂糖……小さじ½（1.5g）
- シナモンスティック……適量
- 水……大さじ2（30mL）

作り方

1 りんごとさつま芋は7〜8mm厚さの一口大に切る。レモンは半月切りにする。
2 なべに**1**とⓐを入れ、ふたをしてやわらかくなるまで7〜8分煮る。

1人分　エネルギー100kcal　脂質0.1g　塩分0.1g

主菜

牛肉のストロガノフ風

煮込むと酸味が減り、こくとうま味が増します。

材料（1人分）

牛もも薄切り肉……100g
玉ねぎ……50g
マッシュルーム……20g
オリーブ油……小さじ¾（3g）
ⓐ
- 酒……小さじ2（10g）
- 塩……ミニスプーン½（0.6g）
- ロリエ、こしょう……各少量

プレーンヨーグルト……70g

作り方

1 ざるに厚手のキッチンペーパーを敷いてヨーグルトを入れ、20分ほどおいて水きりする。
2 牛肉は一口大に切る。玉ねぎは5mm幅の細切り、マッシュルームは薄切りにする。
3 フライパンにオリーブ油を熱し、玉ねぎとマッシュルームをいためる。玉ねぎが透き通ってきたら、牛肉を加えていため、ⓐを加えてふたをして4〜5分蒸し煮にする。
4 玉ねぎがくったりとなったら、**1**のヨーグルトを加えて混ぜ合わせる。

1人分　エネルギー229kcal　脂質10.6g　塩分0.8g

主食

ごはん

材料（1人分）

ごはん……180g

1人分　エネルギー281kcal　脂質0.4g　塩分0g

朝食と昼食の献立

朝　ツナトースト献立（74 ページ）
昼　イカとセロリのしょうがいため献立（76 ページ）

朝食

クラムチャウダー献立

STEP
4
脂質 40〜60g
1800kcal 以下

副菜

グレープフルーツサラダ

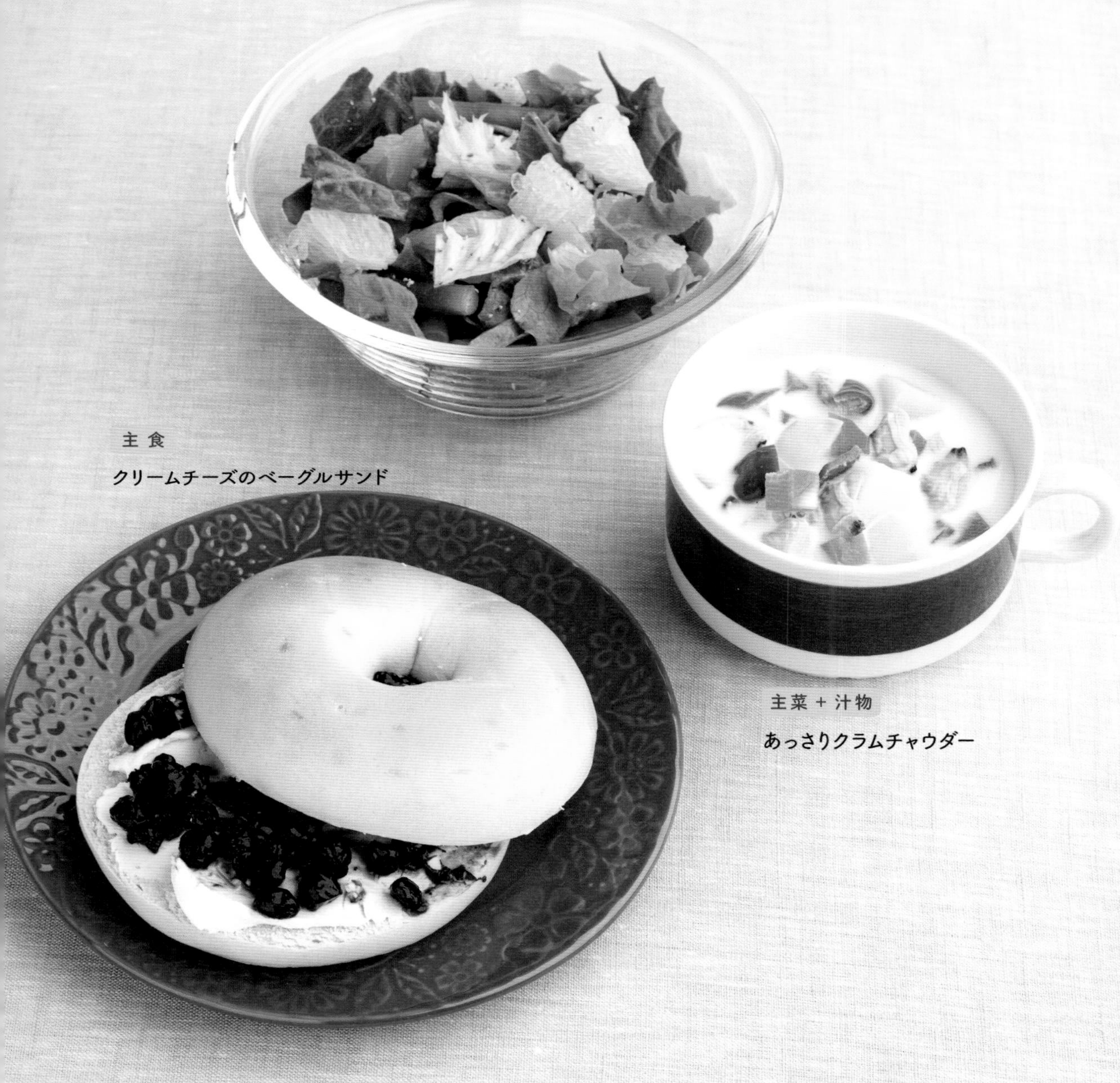

主食

クリームチーズのベーグルサンド

主菜 + 汁物

あっさりクラムチャウダー

1食分　エネルギー 569kcal　脂質 15.0g　塩分 2.4g

献立のポイント

具だくさんのクラムチャウダーが主菜と汁物を兼ねる献立です。主菜が軽めなので、ベーグルにチーズをはさんでたんぱく質をプラス。もっと脂質をおさえたい場合は、クリームチーズをカテージチーズにかえてもよいでしょう。

副菜　グレープフルーツサラダ

グレープフルーツの酸味がさわやかなサラダ。

材料（1人分）

グレープフルーツ……50g
リーフレタス……30g
さやいんげん……20g
ⓐ オリーブ油……小さじ3/4（3g）
ⓐ 塩……ミニスプーン1/3（0.4g）
ⓐ こしょう……少量

作り方

1 グレープフルーツは薄皮をむいて一口大に割る。リーフレタスは一口大に切る。いんげんは4〜5cm長さに切り、色よくゆでる。
2 1を合わせ、ⓐであえる。

1人分　エネルギー 56kcal　脂質 3.1g　塩分 0.4g

主菜＋汁物　あっさりクラムチャウダー

生クリームは使わず牛乳であっさり仕立てに。

材料（1人分）

アサリ水煮……35g
じゃが芋……50g
玉ねぎ……25g
にんじん、ピーマン……各20g
ⓐ 固形ブイヨン……1/12個（0.6g）
ⓐ 湯……1/4カップ（50mL）
ロリエ、タイム（乾）……各少量
牛乳……100g

作り方

1 じゃが芋と野菜はすべて1cm角に切る。
2 なべにⓐ、アサリ、じゃが芋、ピーマン以外の野菜、ロリエ、タイムを入れて火にかけ、ふたをして野菜がやわらかくなるまで7〜8分煮る。
3 ピーマンを加えて火が通るまで煮て、牛乳を加えてさらにひと煮する。

1人分　エネルギー 146kcal　脂質 3.9g　塩分 0.7g

主食　クリームチーズのベーグルサンド

クリームチーズとジャムの定番の組み合わせ。

材料（1人分）

ベーグル……1個（100g）
クリームチーズ、ブルーベリージャム……各20g

作り方

1 ベーグルは横半分に切り、軽くトーストして、クリームチーズとジャムをはさむ。

1人分　エネルギー 367kcal　脂質 8.0g　塩分 1.3g

昼食と夕食の献立

昼　鶏肉とほうれん草の卵とじ献立（82ページ）
556kcal　脂質 8.4g　塩分 1.7g

夕　豆腐の薬味煮献立（84ページ）
609kcal　脂質 19.7g　塩分 1.6g

一日の合計　エネルギー 1734kcal　脂質 43.1g　塩分 5.7g

昼食

鶏肉とほうれん草の卵とじ献立

STEP 4
脂質 40〜60g
1800kcal 以下

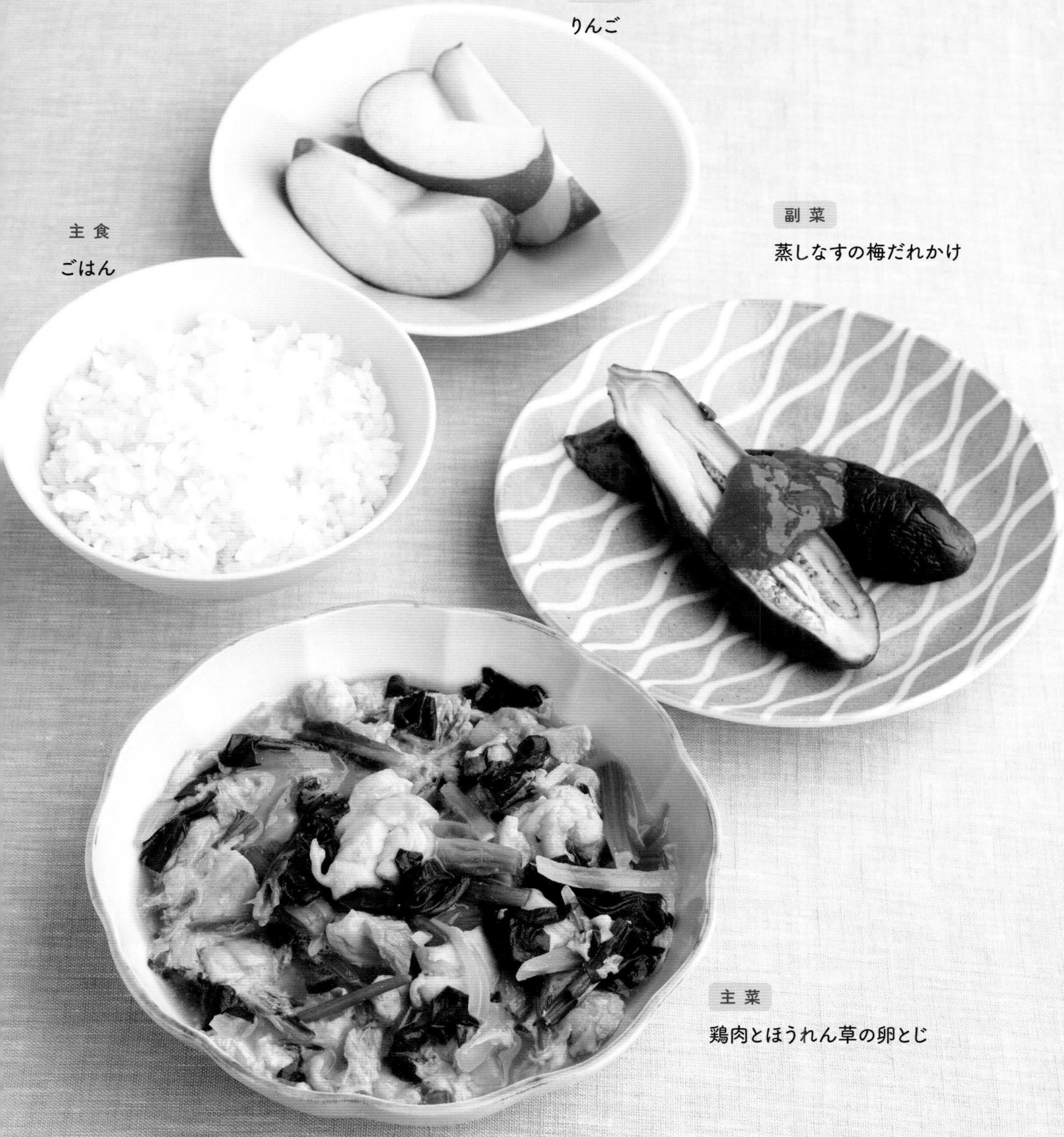

その他
りんご

主食
ごはん

副菜
蒸しなすの梅だれかけ

主菜
鶏肉とほうれん草の卵とじ

1食分	エネルギー 556kcal	脂質 8.4g	塩分 1.7g

献立のポイント

野菜でボリュームアップした卵とじの献立。
しょうゆとみりんの甘辛い味つけは、なじみのあるおいしさです。
脂質は少し増えますが、鶏むね肉を豚もも肉にかえて作っても。
副菜の梅だれは、蒸しなすのほかに、あえ物などにも使えます。

副菜 蒸しなすの梅だれかけ

蒸しなすは、レンジ加熱で手軽に作れます。

材料（1人分）

なす……80g
梅干し（塩分7％）……7g
ごま油……小さじ½（2g）
砂糖……小さじ½（1.5g）

作り方

1 なすは全体に竹串で穴をあけ、まるごとラップに包んで電子レンジで2分加熱する。縦半分に切って器に盛る。
2 梅干しは果肉を包丁でたたいてペースト状にし、ごま油と砂糖を混ぜ合わせて**1**にかける。

1人分　エネルギー 44kcal　脂質 2.0g　塩分 0.5g

主菜 鶏肉とほうれん草の卵とじ

ごはんにのせて丼にしてもよいでしょう。

材料（1人分）

鶏むね肉……70g
ほうれん草……50g
玉ねぎ……25g
ⓐ だし……⅖カップ（80mL）
ⓐ しょうゆ……小さじ1（6g）
ⓐ みりん……小さじ½（3g）
卵……小1個（50g）

作り方

1 鶏肉は1.5cm角に切る。ほうれん草はゆでて2～3cm長さに切る。玉ねぎは5mm幅に切る。
2 なべにⓐを合わせて火にかけ、玉ねぎを加えて煮る。煮立ったら鶏肉を加えて火を通す。
3 ほうれん草を加えて2～3分煮て味をなじませ、煮汁が煮立ったところに卵をといて流し入れ、好みのかたさに火を通す。

1人分　エネルギー 175kcal　脂質 5.9g　塩分 1.2g

CHECK!

卵は、脂質やコレステロールが多め。一日1個までを目安に

卵1個（正味55g）には、脂質5.1g、コレステロール204mgが含まれます。食べる量は一日1個までを目安にするとよいでしょう。脂質やコレステロールを含んでいるのは卵黄の部分です。卵白に脂質やコレステロールはほとんどなく、たんぱく質と水分が多くを占めます。

主食 ごはん

材料（1人分）

ごはん……180g

1人分　エネルギー 281kcal　脂質 0.4g　塩分 0g

その他 りんご

材料（1人分）

りんご（皮つき）……100g

1人分　エネルギー 56kcal　脂質 0.1g　塩分 0g

朝食と夕食の献立

朝　クラムチャウダー献立（80ページ）
夕　豆腐の薬味煮献立（84ページ）

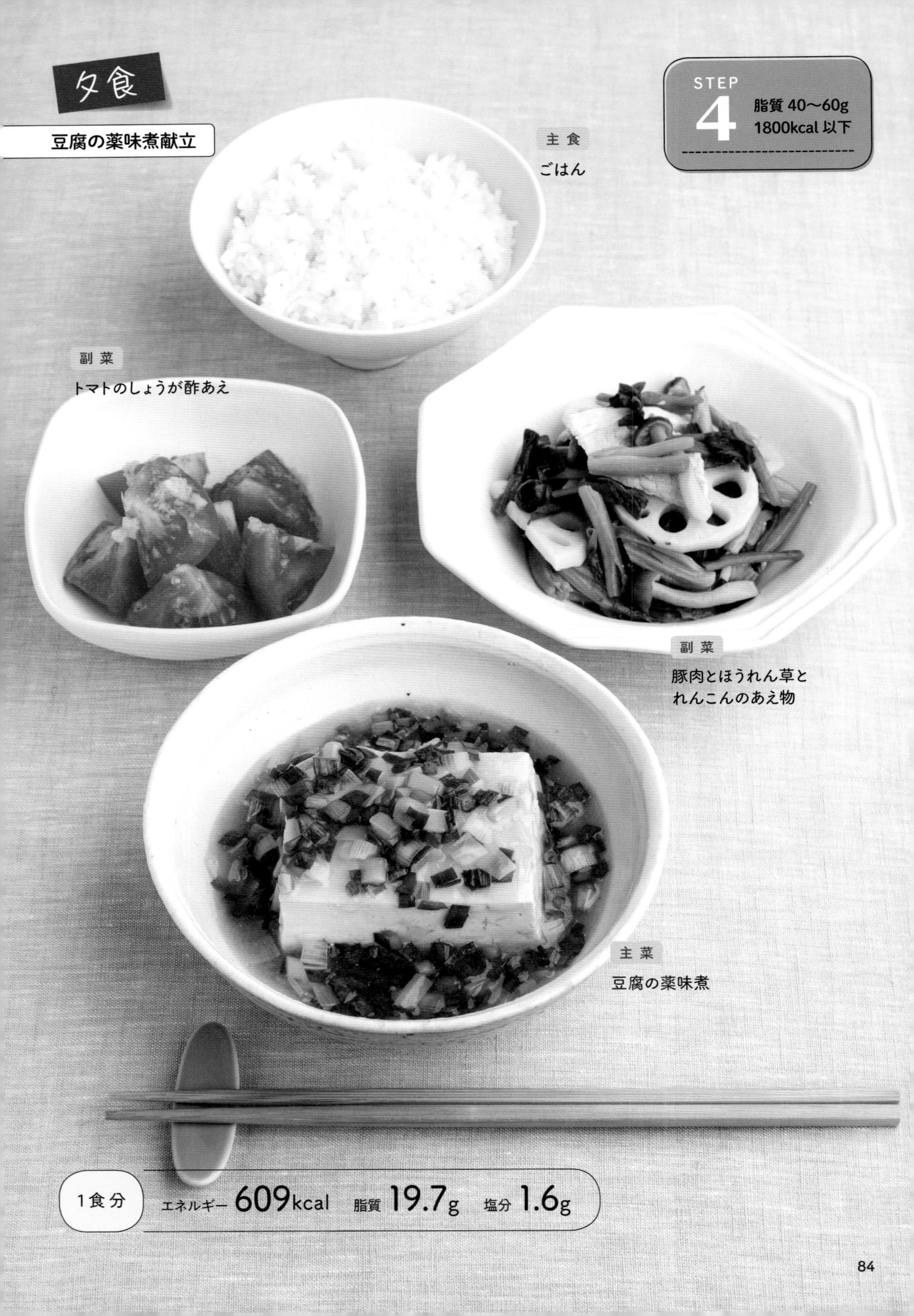

夕食

豆腐の薬味煮献立

STEP 4
脂質 40〜60g
1800kcal 以下

主食
ごはん

副菜
トマトのしょうが酢あえ

副菜
豚肉とほうれん草とれんこんのあえ物

主菜
豆腐の薬味煮

1食分　エネルギー 609kcal　脂質 19.7g　塩分 1.6g

献立のポイント

主菜のメイン食材はもめん豆腐。
副菜に豚肉を使うことで、献立全体のバランスをとっています。
脂質をおさえたい場合は、副菜のあえ物に入れる豚肉を
脂身なしのものや、鶏ささ身にかえるとよいでしょう。

副菜 豚肉とほうれん草とれんこんのあえ物

少量の油を使うと、いため物のような味わいに。

材料（1人分）

豚ロース薄切り肉……40g
ほうれん草……40g
れんこん……30g
しめじ……20g
ⓐ ごま油……小さじ½（2g）
ⓐ 塩……ミニスプーン½（0.6g）
ⓐ こしょう……少量

作り方

1 豚肉はゆでて一口大に切る。ほうれん草は色よくゆでて3～4cm長さに切る。れんこんは半月切りにしてゆでる。しめじは石づきを除いてほぐし、アルミ箔に包んで魚焼きグリルで5分焼く。
2 1を合わせてⓐであえる。

1人分　エネルギー149kcal　脂質9.5g　塩分0.7g

主食 ごはん

材料（1人分）

ごはん……180g

1人分　エネルギー281kcal　脂質0.4g　塩分0g

朝食と昼食の献立

朝　クラムチャウダー献立（80ページ）
昼　鶏肉とほうれん草の卵とじ献立（82ページ）

主菜 豆腐の薬味煮

にらの風味がきいていて、食べごたえばっちり！

材料（1人分）

もめん豆腐……150g
ねぎ、にら……各20g
ごま油……小さじ¾（3g）
ⓐ だし……⅖カップ（80mL）
ⓐ しょうゆ……小さじ½（3g）
ⓐ みりん……小さじ⅓（2g）
かたくり粉……小さじ⅓（1g）
水……小さじ½（2.5g）

作り方

1 ねぎは縦4つ割りにして5mm幅に切る。にらは5mm幅の小口切りにする。
2 なべにごま油を熱し、ねぎをいためる。香りが立ったらⓐを加え、豆腐を入れてふたをして5～6分、豆腐が温まるまで煮る。
3 豆腐をとり出して器に盛る。煮汁ににらを加えてひと煮し、水どきかたくり粉でとろみをつけて、豆腐にかける。

1人分　エネルギー159kcal　脂質9.7g　塩分0.5g

副菜 トマトのしょうが酢あえ

おろししょうがの風味がアクセント。

材料（1人分）

トマト……75g
しょうが……2g
酢……小さじ2（10g）
塩……ミニスプーン⅓（0.4g）

作り方

1 トマトは一口大に切る。
2 しょうがをすりおろして酢、塩と合わせ、1をあえる。

1人分　エネルギー20kcal　脂質0.1g　塩分0.4g

朝食

焼き豆腐のわさびじょうゆ焼き献立

STEP 4
脂質 40〜60g
1800kcal 以下

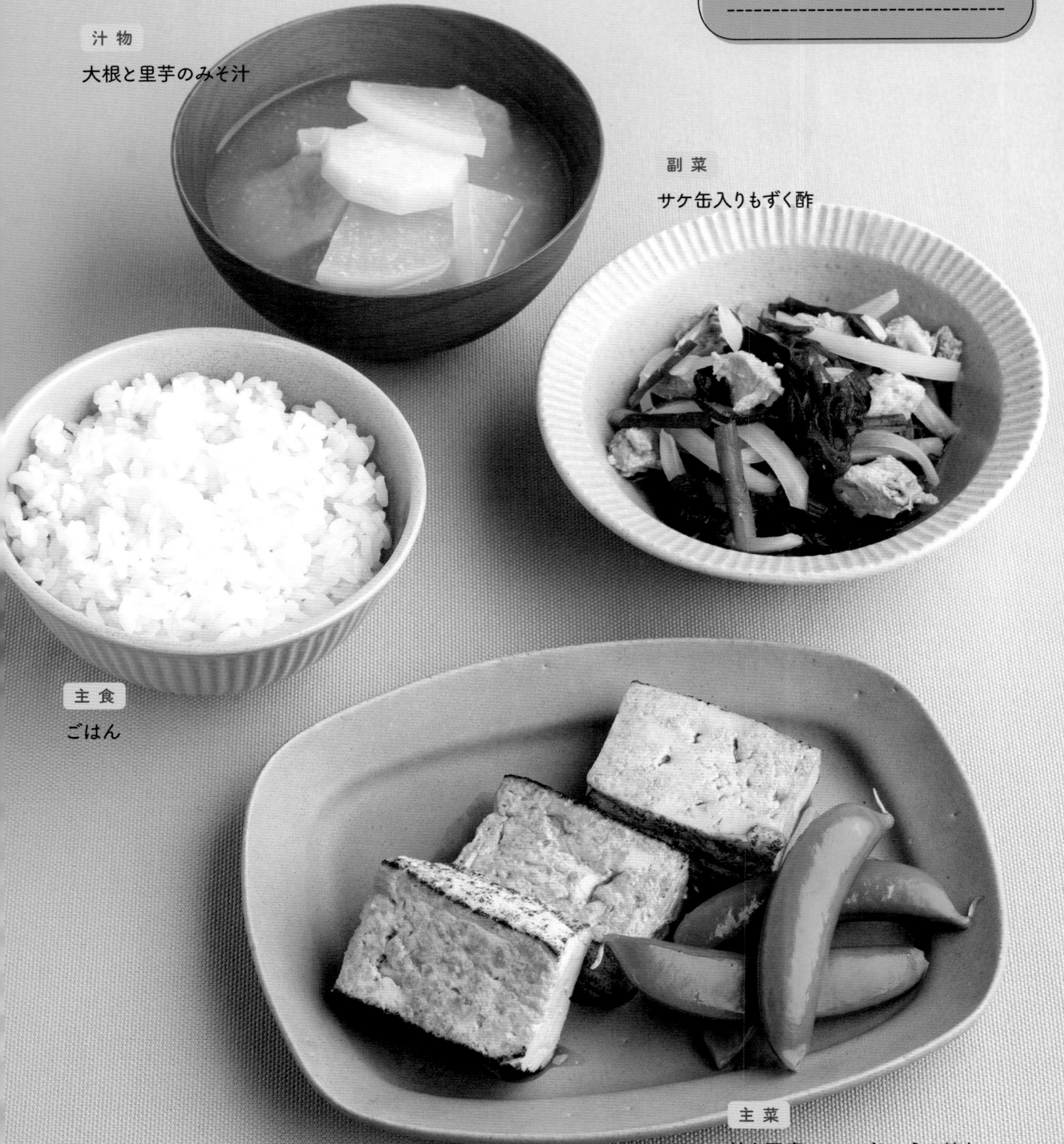

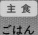

汁物
大根と里芋のみそ汁

副菜
サケ缶入りもずく酢

主食
ごはん

主菜
焼き豆腐のわさびじょうゆ焼き

1食分　エネルギー 570kcal　脂質 13.6g　塩分 1.6g

献立のポイント

焼き豆腐は、普通の豆腐よりもかたくてくずれにくく、
味がしみ込みやすいのが特徴。
合わせ調味料をさっとからめるだけでしっかりと味がつきます。
副菜にはサケ缶を使って動物性たんぱく質も補います。

副菜　サケ缶入りもずく酢

たんぱく質も野菜もとれる栄養満点の酢の物。

材料（1人分）

もずく	40g
サケ水煮缶詰め	25g
玉ねぎ	30g
にら	20g
ⓐ酢、だし	各小さじ2（10g）
ⓐ砂糖	小さじ¼（0.75g）

作り方

1 サケ缶は缶汁をきってほぐす。玉ねぎは7～8mm幅に切り、ゆでる。にらは色よくゆでて3～4cm長さに切る。

2 ⓐを合わせてもずくをあえ、**1**も加えてあえる。

1人分　エネルギー 62kcal　脂質 1.9g　塩分 0.2g

主菜　焼き豆腐のわさびじょうゆ焼き

シンプルな甘辛味に、ほんのりわさび風味。

材料（1人分）

焼き豆腐	150g
ⓐしょうゆ、みりん	各小さじ⅓（2g）
ⓐ酒	小さじ1（5g）
ⓐわさび	適量
ごま油	小さじ¾（3g）
スナップえんどう	30g

作り方

1 豆腐は一口大に切る。ⓐは混ぜ合わせる。スナップえんどうは筋を除いて色よくゆでる。

2 フライパンにごま油を熱し、豆腐を焼く。こんがりしたらⓐを加え、豆腐にからめる。

3 **2**を器に盛り、スナップえんどうを添える。

1人分　エネルギー 176kcal　脂質 10.8g　塩分 0.3g

主食　ごはん

材料（1人分）

ごはん	180g

1人分　エネルギー 281kcal　脂質 0.4g　塩分 0g

汁物　大根と里芋のみそ汁

具材は薄めに切って、火の通りをよくします。

材料（1人分）

大根、里芋	各50g
だし	⅗カップ（120mL）
みそ	小さじ1⅓（8g）

作り方

1 大根と里芋は7～8mm厚さの一口大に切る。

2 なべにだしと**1**を入れて火にかけ、やわらかくなるまで煮る。

3 みそをとき入れて火を消す。

1人分　エネルギー 51kcal　脂質 0.5g　塩分 1.1g

昼食と夕食の献立

昼　きじ焼き風丼献立（88ページ）
586kcal　脂質 11.6g　塩分 1.4g

夕　メカジキのグリル献立（90ページ）
562kcal　脂質 17.3g　塩分 3.2g

一日の合計　エネルギー 1718kcal　脂質 42.5g　塩分 6.2g

昼食

きじ焼き風丼献立

STEP
4
脂質 40〜60g
1800kcal 以下

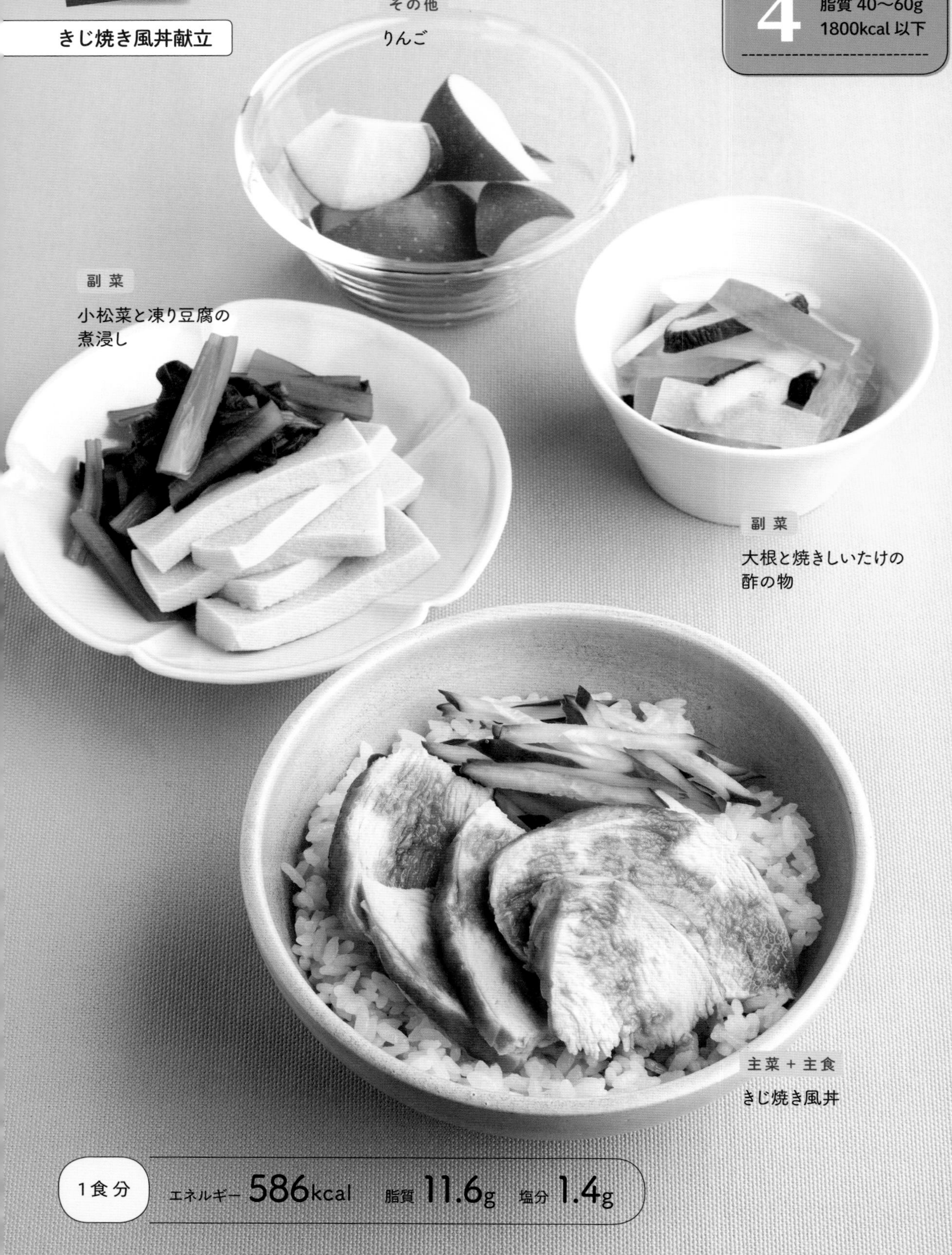

その他
りんご

副菜
小松菜と凍り豆腐の
煮浸し

副菜
大根と焼きしいたけの
酢の物

主菜＋主食
きじ焼き風丼

1食分　エネルギー 586kcal　脂質 11.6g　塩分 1.4g

献立のポイント

パサつきやすい鶏むね肉は、切らずに大きいままじっくり焼くことで、
しっとりとやわらかく仕上げます。
副菜には、栄養豊富な凍り豆腐を使った煮浸しと、
さっぱりとした酢の物を組み合わせました。

副菜　小松菜と凍り豆腐の煮浸し

不足しがちなカルシウムが補える一品。

材料（1人分）

小松菜 …… 50g
凍り豆腐 …… 8g
ⓐ だし …… 80g
ⓐ みりん …… 小さじ⅓（2g）
ⓐ しょうゆ …… ミニスプーン1弱（1g）
ⓐ 塩 …… ミニスプーン⅓（0.4g）

作り方

1 凍り豆腐はもどして水けを絞り、3〜4mm幅に切る。小松菜は4cm長さに切る。
2 なべにⓐを合わせて火にかけ、凍り豆腐を加える。ふたをして5〜6分煮て、味をふくませる。
3 小松菜を加えてふたをし、小松菜がしんなりとなるまで煮る。

1人分　エネルギー53kcal　脂質2.6g　塩分0.7g

その他　りんご

材料（1人分）

りんご（皮つき） …… 100g

1人分　エネルギー56kcal　脂質0.1g　塩分0g

朝食と夕食の献立

朝　焼き豆腐のわさびじょうゆ焼き献立（86ページ）
夕　メカジキのグリル献立（90ページ）

主菜＋主食　きじ焼き風丼

淡白な鶏むね肉に、甘辛いたれをからめて。

材料（1人分）

ごはん …… 180g
鶏むね肉 …… 100g
ごま油 …… 小さじ¾（3g）
しょうゆ、みりん …… 各小さじ½（3g）
きゅうり（細切り） …… 30g

作り方

1 フライパンにごま油を熱し、鶏肉を焼く。表面がこんがりとしたら、ふたをして弱火にし、7〜8分焼いて火を通す。
2 しょうゆとみりんを合わせ、**1**のフライパンに加えて鶏肉にからめる。あら熱がとれたら食べやすい大きさに切る。
3 器にごはんを盛り、鶏肉ときゅうりをのせる。

1人分　エネルギー454kcal　脂質8.8g　塩分0.5g

副菜　大根と焼きしいたけの酢の物

焼きしいたけの香ばしさが味つけのポイント。

材料（1人分）

大根 …… 50g
生しいたけ …… 20g
にんじん …… 10g
ⓐ 酢 …… 小さじ2（10g）
ⓐ 砂糖 …… 小さじ¼（0.75g）
ⓐ 塩 …… 少量（0.2g）

作り方

1 大根とにんじんは短冊切りにし、電子レンジで50秒加熱する。しいたけは魚焼きグリルで3〜4分焼いて、薄切りにする。
2 ⓐを合わせて**1**をあえる。

1人分　エネルギー23kcal　脂質0.1g　塩分0.2g

夕食

メカジキのグリル献立

STEP
4 脂質 40～60g
1800kcal 以下

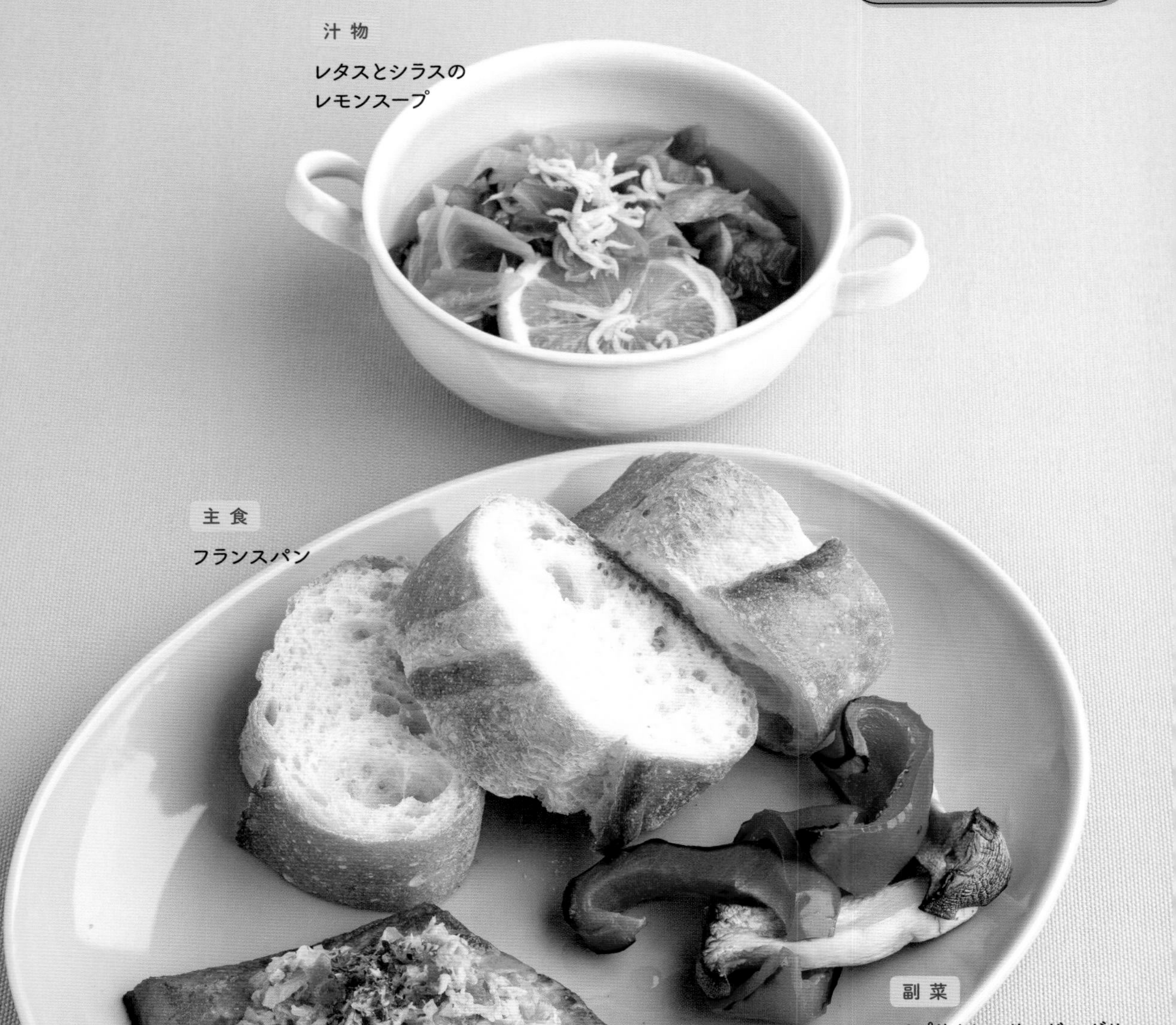
汁物
レタスとシラスの
レモンスープ
主食
フランスパン
副菜
パプリカとエリンギのグリル
主菜
メカジキのグリル ツナソース

1食分 エネルギー **562**kcal　脂質 **17.3**g　塩分 **3.2**g

献立のポイント

グリルで焼いた魚料理がメインのヘルシーな洋風献立。
主菜は、塩分を加えず、油のこくやハーブの香りで仕上げます。
副菜のパプリカとエリンギのグリルは、メカジキといっしょに焼いて
先にとり出すようにすれば、効率よく調理できます。

汁物　レタスとシラスのレモンスープ

レモンの酸味とシラスの風味がきいています。

材料（1人分）

- レタス……100g
- シラス干し……8g
- ⓐ 固形ブイヨン……⅙個（1.2g）
- ⓐ 湯……⅗カップ（120mL）
- レモン……20g
- 塩……ミニスプーン⅓（0.4g）
- こしょう……少量

作り方

1. レタスは一口大に切る。レモンは厚めの輪切りにする。
2. なべにⓐを入れて煮立て、レタスとシラス干しを入れて2〜3分煮る。
3. レタスがくったりとなったら、塩とこしょうで味をととのえ、レモンを加えて火を消す。

1人分　エネルギー32kcal　脂質0.2g　塩分1.3g

主食　フランスパン

材料（1人分）

- フランスパン……90g

1人分　エネルギー260kcal　脂質1.0g　塩分1.4g

朝食と昼食の献立

朝　焼き豆腐のわさびじょうゆ焼き献立（86ページ）

昼　きじ焼き風丼献立（88ページ）

主菜　メカジキのグリル ツナソース

魚に魚のソース？ それが意外に合うのです！

材料（1人分）

- メカジキ……100g
- ⓐ ツナ油漬け缶詰め……30g
- ⓐ トマト……20g
- ⓐ 玉ねぎ……10g
- ⓐ オリーブ油……小さじ¾（3g）
- タイム（乾）……少量

作り方

1. ツナは細かくほぐす。トマトはあらめのみじん切り、玉ねぎはみじん切りにする。
2. ⓐをよく混ぜ合わせる。
3. カジキは魚焼きグリルで8〜10分、こんがりと焼いて火を通す。器に盛り、**2**をのせてタイムをふる。

1人分　エネルギー253kcal　脂質16.0g　塩分0.5g

副菜　パプリカとエリンギのグリル

焼き目の香ばしさがおいしいシンプルな副菜。

材料（1人分）

- 赤パプリカ……40g
- エリンギ……20g

作り方

1. パプリカは2cm幅に切る。エリンギは縦半分に切る。
2. **1**を魚焼きグリルで7〜8分焼く。

1人分　エネルギー17kcal　脂質0.1g　塩分0g

朝食

にんじんオムレツサンド献立

STEP
4
脂質 40〜60g
1800kcal 以下

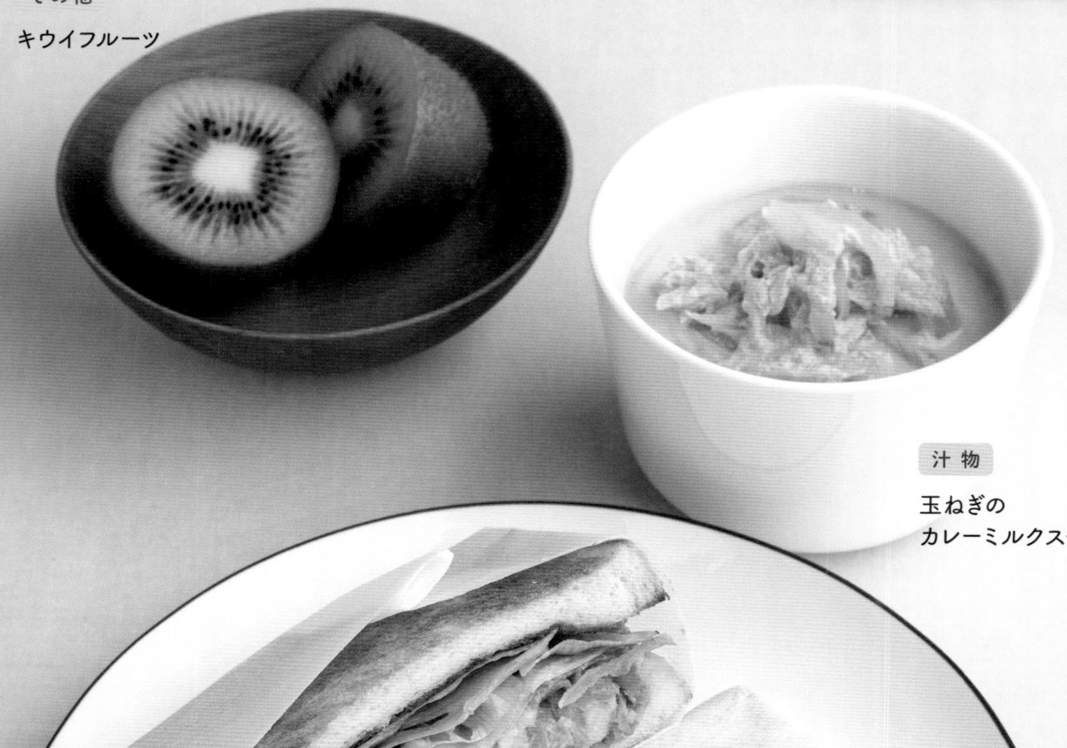

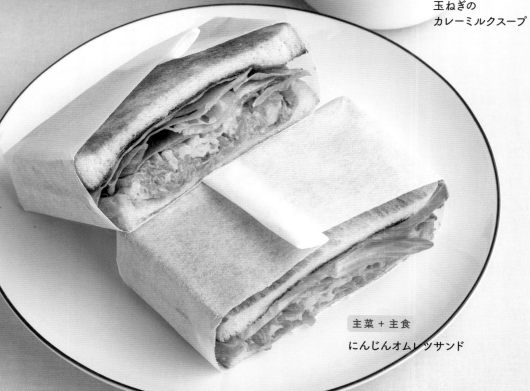

その他
キウイフルーツ

汁物
玉ねぎの
カレーミルクスープ

主菜＋主食
にんじんオムレツサンド

1食分　エネルギー 527kcal　脂質 17.6g　塩分 2.3g

献立のポイント

彩りのよいサンドイッチが主菜と主食を兼ねる朝食献立。
サンドイッチの具材には塩分のある調味料を使っていませんが、
パンに塩分があるので、はさんで食べるとちょうどよい味になります。
スープは、牛乳を加えることで、まろやかでやさしい味わいに。

汁物

玉ねぎのカレーミルクスープ

よくいためて、玉ねぎの甘味を引き出して。

材料（1人分）

玉ねぎ……80g
オリーブ油……小さじ$\frac{3}{4}$（3g）
ツナ水煮缶詰め……50g
カレー粉……ミニスプーン1強（0.5g）
ⓐ 固形ブイヨン……$\frac{1}{6}$個（1.2g）
ⓐ 湯……$\frac{2}{5}$カップ（80mL）
牛乳……60g
塩……少量（0.2g）

作り方

1. 玉ねぎは薄切りにする。
2. なべにオリーブ油を熱し、玉ねぎをいためる。しんなりとなったらツナとカレー粉を加えてよくいため合わせる。
3. ⓐを加えて1〜2分煮る。牛乳を加え、塩で味をととのえる。

1人分　エネルギー129kcal　脂質5.4g　塩分1.0g

主菜＋主食

にんじんオムレツサンド

野菜もたくさん入ってボリューム満点！

材料（1人分）

食パン（8枚切り）……2枚（90g）
にんじん……50g
卵……小1個（50g）
オリーブ油……小さじ1（4g）
レタス……20g

作り方

1. にんじんは短い細切りにする。食パンは軽く焼く。
2. フライパンにオリーブ油を熱し、にんじんをいためる。しんなりとなったら卵をといて流し入れ、ふんわりといためてひとまとめにし、パン1枚にのせる。
3. 2の上にレタスをのせ、もう1枚のパンを重ねてはさむ。

1人分　エネルギー347kcal　脂質12.0g　塩分1.3g

その他

キウイフルーツ

材料（1人分）

キウイフルーツ……100g

1人分　エネルギー51kcal　脂質0.2g　塩分0g

昼食と夕食の献立

昼　海鮮混ぜずし献立（94ページ）
540kcal　脂質10.9g　塩分1.7g

夕　鶏つくね焼き献立（96ページ）
654kcal　脂質18.0g　塩分2.0g

一日の合計　エネルギー1721kcal　脂質46.5g　塩分6.0g

昼食

海鮮混ぜずし献立

STEP 4
脂質 40～60g
1800kcal 以下

副菜
ほうれん草となすの煮浸し

副菜
さつま芋とひじきの白あえ

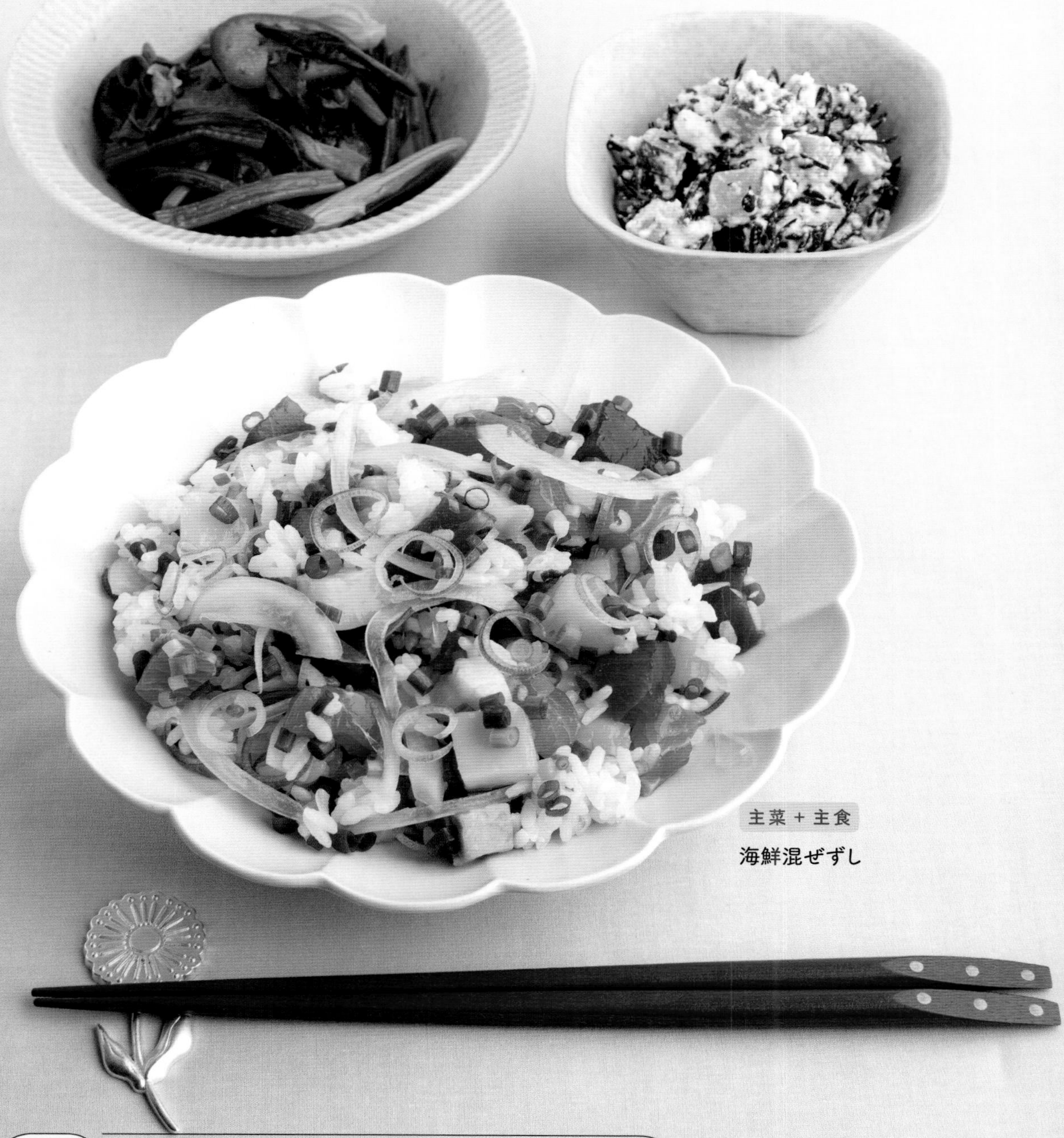

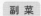

主菜＋主食
海鮮混ぜずし

1食分　エネルギー 540kcal　脂質 10.9g　塩分 1.7g

献立のポイント

3種類の魚介を使った豪華な海鮮混ぜずしの献立です。
刺し身にしょうゆをからめておくと、少ない塩分でもおいしく食べられます。
具材がたくさん入るので、ごはんの量はやや少なめにしてあります。
野菜、芋、海藻、豆腐など、いろいろな食材がとれる副菜を組み合わせて。

副菜　ほうれん草となすの煮浸し

煮浸しは、うす味でも味がよくしみておいしい。

材料（1人分）

ほうれん草、なす……各40g
ⓐ だし……¼カップ（50mL）
ⓐ しょうゆ、みりん……各ミニスプーン1弱（1g）
ⓐ 塩……ミニスプーン⅓（0.4g）

作り方

1 ほうれん草は色よくゆでて3〜4cm長さに切る。なすは薄い輪切りにする。
2 なべにⓐを合わせて火にかけ、なすを加えてふたをして、しんなりとなるまで5〜6分煮る。
3 ほうれん草を加えてひと煮する。

1人分	エネルギー	脂質	塩分
	19kcal	0.1g	0.6g

副菜　さつま芋とひじきの白あえ

練りごまを加えて、こくのあるあえ衣に。

材料（1人分）

さつま芋（皮つき）……30g
ひじき（乾）……2g
もめん豆腐……50g
ⓐ 練り白ごま……小さじ⅓（2g）
ⓐ 砂糖……小さじ½（1.5g）
ⓐ 塩……ミニスプーン⅓強（0.5g）

作り方

1 さつま芋は1cm角に切ってゆでる。ひじきはもどしてさっとゆで、湯をきる。
2 豆腐をすりつぶし、ⓐを加えてすり混ぜ、**1**をあえる。

1人分	エネルギー	脂質	塩分
	97kcal	3.5g	0.6g

主菜＋主食　海鮮混ぜずし

みょうがやねぎの風味も味のポイントです。

材料（1人分）

ごはん……150g
酢……小さじ2（10g）
ホタテ貝柱（刺し身用）……40g
サーモン（刺し身用さく）……40g
メバチマグロ（刺し身用さく）……40g
しょうゆ……小さじ⅓（2g）
小ねぎ、みょうが……各20g
玉ねぎ……25g

作り方

1 温かいごはんに酢を混ぜ合わせる。
2 ホタテ、サーモン、マグロは1cm角に切って合わせ、しょうゆをからめる。
3 小ねぎは小口切りにする。
4 みょうがは薄い小口切り、玉ねぎは薄切りにし、合わせて冷水に5分さらし、水けをよくきる。
5 **1**に**2**、**3**、**4**を加えて混ぜる。

1人分	エネルギー	脂質	塩分
	424kcal	7.3g	0.5g

朝食と夕食の献立

朝　にんじんオムレツサンド献立（92ページ）
夕　鶏つくね焼き献立（96ページ）

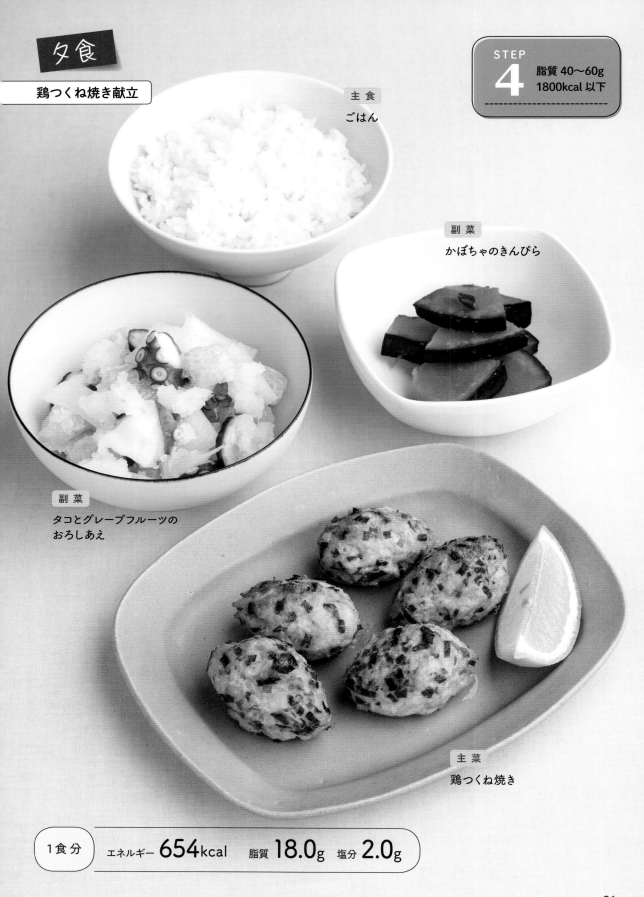

夕食

STEP 4 脂質 40〜60g 1800kcal 以下

鶏つくね焼き献立

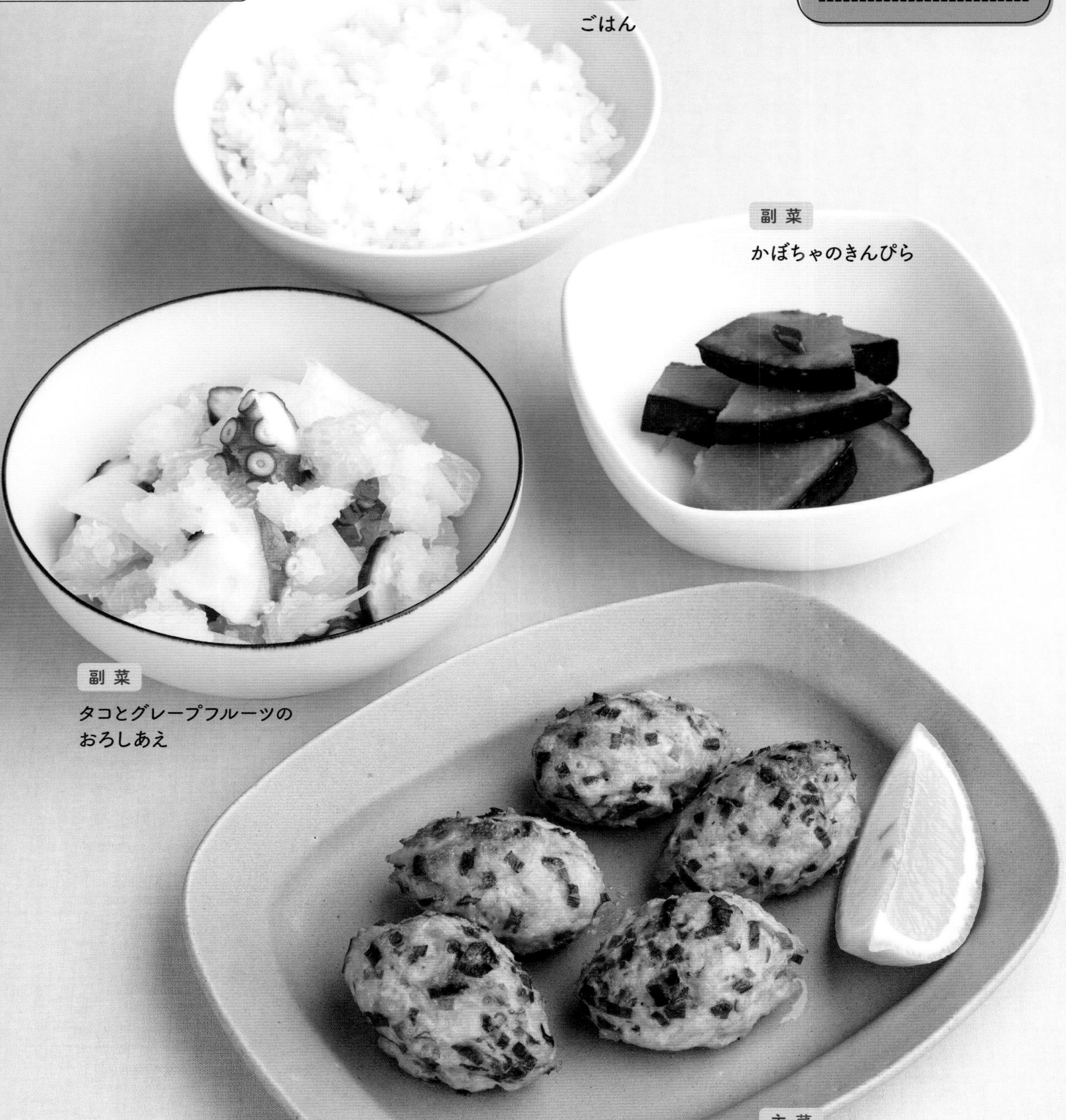

主食
ごはん

副菜
かぼちゃのきんぴら

副菜
タコとグレープフルーツの
おろしあえ

主菜
鶏つくね焼き

1食分　エネルギー 654kcal　脂質 18.0g　塩分 2.0g

献立のポイント

野菜を混ぜ込んだ鶏つくねをグリルでこんがりと焼いた主菜は、れんこんの食感も楽しめて、食べごたえ充分！ 大満足の献立です。副菜には、果物を使ったあえ物と、甘辛いきんぴらを組み合わせ、味のバリエーションも豊かに。

副菜 タコとグレープフルーツのおろしあえ

食材の味のバランスがよく、さわやかなあえ物。

材料（1人分）

- ゆでダコ……40g
- グレープフルーツ……50g
- 玉ねぎ……50g
- きゅうり……20g
- 大根……50g
- 酢……小さじ2（10g）
- 塩……ミニスプーン½（0.6g）

作り方

1. タコは5mm厚さに切る。グレープフルーツは薄皮をむいて一口大に割る。玉ねぎは1.5cm角に切ってゆでる。きゅうりは小口切りにする。
2. 大根はすりおろして汁けをきり、酢と塩を混ぜる。
3. **1**を合わせて**2**であえる。

1人分　エネルギー88kcal　脂質0.1g　塩分0.8g

主食 ごはん

材料（1人分）

- ごはん……180g

1人分　エネルギー281kcal　脂質0.4g　塩分0g

朝食と昼食の献立

朝　にんじんオムレツサンド献立（92ページ）
昼　海鮮混ぜずし献立（94ページ）

主菜 鶏つくね焼き

れんこんの食感とにらの風味がアクセント。

材料（1人分）

- 鶏ももひき肉……100g
- にら……20g
- れんこん……20g
- 塩……ミニスプーン½（0.6g）
- レモン（くし形切り）……10g

作り方

1. にらは細かい小口切り、れんこんはあらみじん切りにする。
2. ひき肉に**1**と塩を加えてよく練り混ぜる。
3. **2**を一口大に丸めてアルミ箔の上に並べ、魚焼きグリルで5～6分、こんがりと焼く。
4. 器に盛り、レモンを添える。

1人分　エネルギー208kcal　脂質13.5g　塩分0.8g

副菜 かぼちゃのきんぴら

ごま油でいため、こくと香ばしさを出します。

材料（1人分）

- かぼちゃ（皮つき）……50g
- ごま油……小さじ1（4g）
- ⓐ しょうゆ……小さじ½（3g）
- ⓐ 水……小さじ4（20mL）
- ⓐ 赤とうがらし（輪切り）……少量

作り方

1. かぼちゃは5～6mm厚さの一口大に切る。
2. フライパンにごま油を熱し、かぼちゃをいためる。こんがりとしたらⓐを加え、汁けがなくなるまでいためる。

1人分　エネルギー77kcal　脂質4.0g　塩分0.4g

COLUMN

飲酒の習慣はストップ！
飲酒が原因で膵炎《すいえん》になった人は断酒が必要です

胆のうや膵臓の病気になって、医師にお酒をやめるようにいわれても飲酒を続けている人は、アルコール依存症になっている場合があります。依存症の方が「ちょっとだけなら」と飲み始めてしまうと、大量飲酒につながることが多いのです。病気の再発や悪化を防ぐためにも、思いきって断酒することをおすすめします。

アルコールが原因で膵炎を起こした人は、急性であっても慢性であっても断酒が必要です。一度急性膵炎になった人が次に膵炎になれば、命にかかわることもあります。慢性膵炎も、飲酒によって痛みが誘発されることが多く、飲酒が膵臓の機能をさらに荒廃させるので、断酒しましょう。

断酒を決心したら、まずは断酒することをまわりに宣言し、周囲の人の援助を求めてください。大量の飲酒の習慣がある人、特にアルコール依存症になっている人は、自分一人だけの意志や努力でなんとかしようと考えないことです。周囲の人の協力を得てお酒を遠ざけることが大切です。

胆のうや膵臓の病気について内科医に診てもらうだけではなく、アルコール依存症を多く診ている精神科医にも相談するとよいでしょう。断酒をするための患者の集まりに参加するのも効果的です。アルコホーリクス・アノニマス（AA）や断酒会と呼ばれる集会が全国各地にあります。その集会に参加するだけで、飲みたいと思わなくなったり、飲まなくてもすむようになったりする人もいるのです。

【断酒のための活動を支援する団体】

AA日本ゼネラルサービス

アルコホーリクス・アノニマス（AA）について、広く情報提供サービスを行うとともに、断酒のための自助活動を支援する団体。当事者が経験を語り合うミーティングには、事前の予約や登録なく、フルネームを名乗らずに参加できます。ホームページに各地のAAサービスオフィスへのリンクがあり、リンク先でミーティングの詳細を確認できます。

https://aajapan.org/

公益社団法人 全日本断酒連盟

お酒で悩んでいる本人とその家族をはじめ、周囲の人たちからの相談に応じ、本人が飲酒の害から回復し、酒のない新しい生活を始めることで、社会の信頼を回復できるよう支援する団体。酒害体験を話したり聴いたりする「例会」には、家族も参加できます。ホームページでは、各地の相談窓口を案内しています。

https://www.dansyu-renmei.or.jp/

PART 3

胆のう・膵臓《すいぞう》をいたわる 単品おかず

献立にとり入れやすい、脂質を控えた単品おかずを紹介します。朝・昼・夕、それぞれの食事にぴったりの主菜のほか、副菜、汁物、作りおきなど、バラエティに富んだ料理が盛りだくさん！毎日の食事に活用してください。

朝食向きの手軽な主菜

忙しい朝は、なるべく簡単な料理ですませたいもの。
低脂質なメイン食材を使いつつ食べごたえがあり、手軽に作れる主菜を紹介します。
野菜もたくさん入っているので、ごはんとみそ汁をプラスすれば献立が完成！

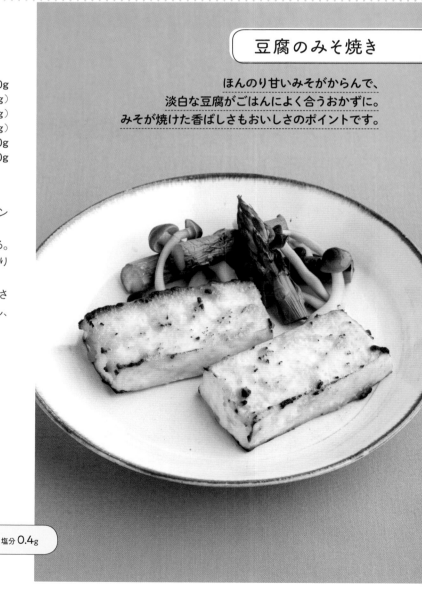

豆腐のみそ焼き

ほんのり甘いみそがからんで、
淡白な豆腐がごはんによく合うおかずに。
みそが焼けた香ばしさもおいしさのポイントです。

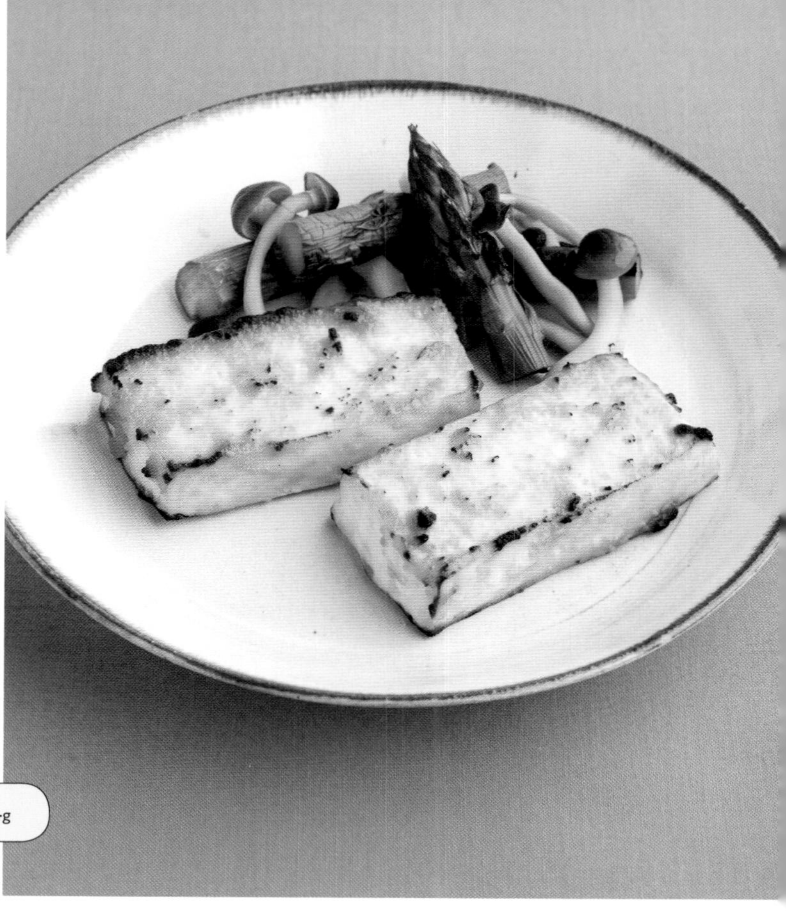

材料（1人分）

もめん豆腐……100g
ⓐ
- みそ……小さじ½（3g）
- 砂糖……小さじ¼（0.75g）
- 酒……小さじ1（5g）

グリーンアスパラガス……30g
しめじ……20g

作り方

1 豆腐は1.5〜2cm厚さに切り、キッチンペーパーにはさんで水けをふきとる。
2 ⓐを混ぜ合わせて**1**の豆腐にからめる。魚焼きグリルで弱火で7〜8分、こんがりと焼く。
3 アスパラはグリルで焼いて3〜4cm長さに切る。しめじは石づきを除いてほぐし、アルミ箔に包んでグリルで焼く。
4 **2**と**3**を器に盛り合わせる。

1人分　エネルギー93kcal　脂質4.8g　塩分0.4g

タラとトマトの卵いため

あっさりしたタラにトマトのうま味を加え、卵でボリュームアップ！

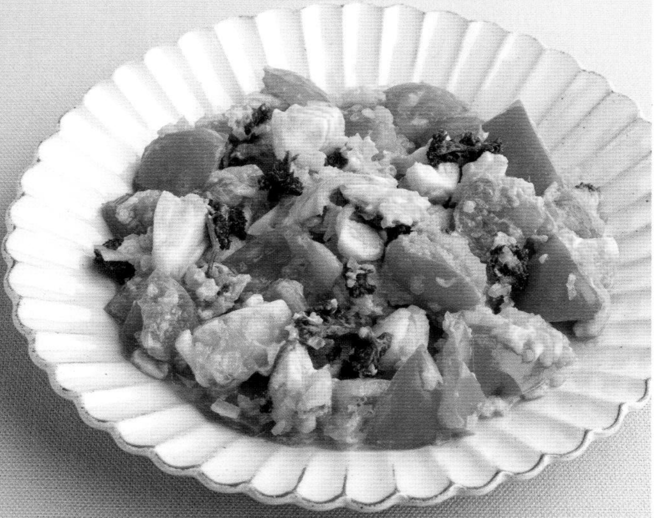

材料（1人分）

生ダラ	50g
卵	1個（50g）
トマト	100g
玉ねぎ	25g
パセリ	3g
オリーブ油	小さじ¾（3g）
トマトケチャップ	小さじ1（6g）
塩	ミニスプーン⅓（0.4g）

作り方

1 タラは一口大に切る。トマトは1.5cm角に、玉ねぎはあらみじん切りにする。パセリはちぎる。
2 フライパンにオリーブ油を熱し、タラと玉ねぎをいためる。火が通ったらタラを大きくほぐし、トマトケチャップと塩を加えていためる。
3 トマトとパセリを加えて軽くいため、卵をといて流し入れ、ふんわりといためる。

1人分　エネルギー169kcal　脂質7.8g　塩分0.9g

鶏ささ身と大根の梅煮

味つけは梅干しだけと、忙しい朝にうれしい手軽さ。シンプルでやさしい味わいです。

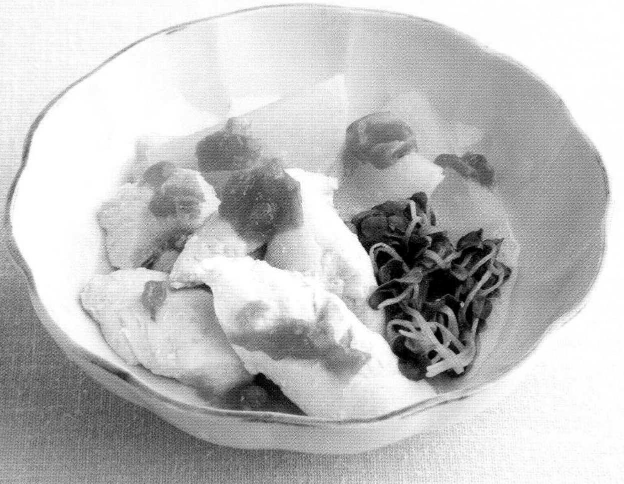

材料（1人分）

鶏ささ身	80g
大根	50g
だし	¼カップ（50mL）
梅干し（塩分7%）	7g
貝割れ菜	10g

作り方

1 ささ身は筋を除いて一口大のそぎ切り、大根は薄い輪切りにする。梅干しは種を除いて果肉をちぎる。
2 なべにだしを入れて火にかけ、ささ身と大根を入れ、梅干しを加える。ふたをして7〜8分蒸し煮にし、火を通す。
3 貝割れ菜を加えてひと煮する。

1人分　エネルギー95kcal　脂質0.4g　塩分0.7g

豚肉の豆乳煮

汁けを軽く煮つめて肉と野菜にからめ、
豆乳のうま味と栄養もまるごといただきます。

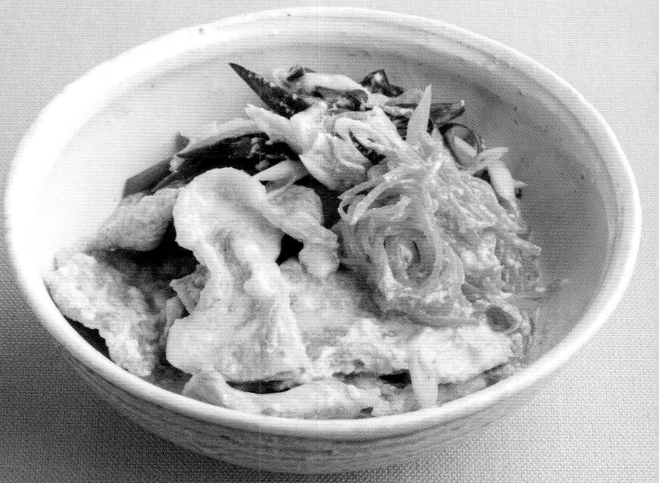

材料（1人分）

- 豚もも薄切り肉 ······ 100g
- 酒 ······ 小さじ2（10g）

にんじん ······ 20g
青ねぎ ······ 20g
豆乳（成分無調整）······ 100g
しょうゆ ······ ミニスプーン1弱（1g）
こしょう ······ 少量

作り方

1. 豚肉は7～8cm長さに切る。にんじんはせん切り、青ねぎは斜め薄切りにする。
2. なべに豚肉を入れて酒をふる。ふたをして火にかけ、4～5分蒸し煮にして火を通す。
3. にんじんと青ねぎを入れて豆乳を加え、ふたをして2～3分煮る。煮立ち始めたら、しょうゆとこしょうで味をととのえる。

1人分	エネルギー205kcal	脂質7.2g	塩分0.3g

エビとレタスの卵とじ

レタスは火を通すとたくさん食べられます。
エビのうま味がしみ出したスープもおいしい。

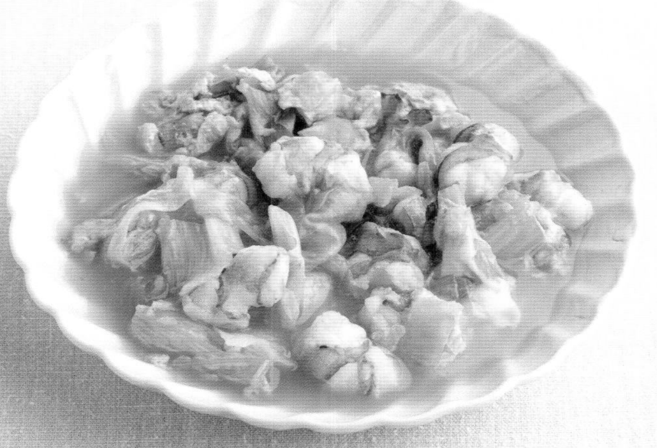

材料（1人分）

無頭エビ ······ 100g
レタス ······ 100g
卵 ······ 1個（50g）

ⓐ
- 固形ブイヨン ······ ⅙個（1.2g）
- 湯 ······ ⅖カップ（80mL）

塩 ······ 少量（0.2g）
こしょう ······ 少量

作り方

1. エビは背わたを除き、殻をむいて尾をとり、2cm幅に切る。レタスは一口大のざく切りにする。
2. なべにⓐを入れて火にかける。塩、こしょう、エビを加えて煮る。
3. エビに火が通ったらレタスを加え、しんなりとなったら卵をといて流し入れ、好みのかたさになるまで火を通す。

1人分	エネルギー162kcal	脂質4.8g	塩分1.3g

カツオの薬味煮

カツオは脂質の少ない春どりのものを使います。
刺し身用なのでサッと火を通せばOK！

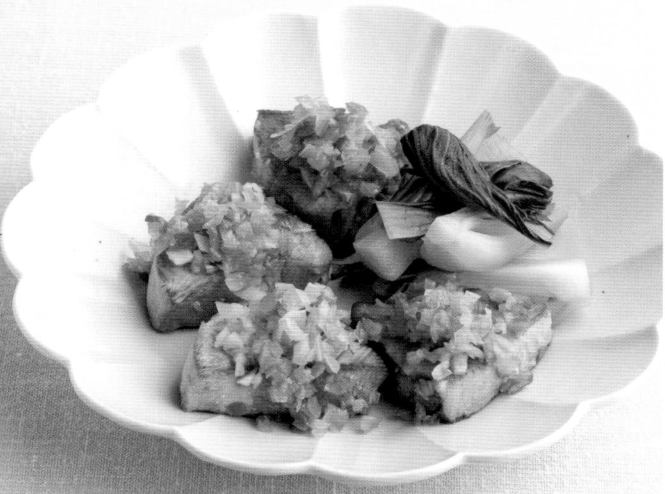

材料（1人分）

カツオ（春どり・刺し身用さく）…… 100g
青梗菜…… 40g
ねぎ…… 20g
しょうが…… 2g
ごま油…… 小さじ½（2g）
ⓐ 酒…… 小さじ2（10g）
ⓐ しょうゆ…… 小さじ⅓（2g）
ⓐ 砂糖…… ミニスプーン1弱（0.5g）

作り方

1 カツオは1〜1.5cm幅に切る。青梗菜はゆでて食べやすい大きさに切る。
2 ねぎはあらみじん切り、しょうがはみじん切りにする。
3 フライパンにごま油を熱し、カツオの表面を焼く。こんがりと焼き色がついたら、**2**を入れてⓐを加え、ふたをして3〜4分蒸し煮にする。
4 器に**3**と青梗菜を盛り合わせる。

1人分　エネルギー150kcal　脂質2.4g　塩分0.4g

豆腐とサケ缶とにらのいため物

豆腐にしっかりと焼き目をつけて香ばしく。
にらの香りが食欲をそそります。

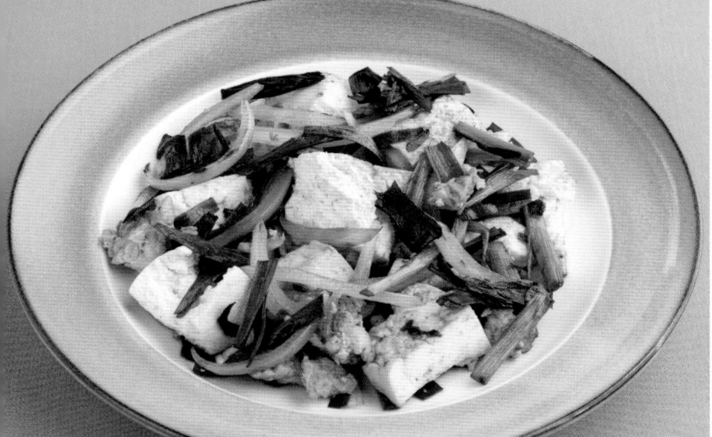

材料（1人分）

もめん豆腐…… 150g
にら…… 30g
玉ねぎ…… 25g
サケ水煮缶詰め…… 25g
サラダ油…… 小さじ¾（3g）
ⓐ オイスターソース…… 小さじ½（3g）
ⓐ しょうゆ…… ミニスプーン1弱（1g）

作り方

1 豆腐は手で一口大にくずす。にらは3cm長さに切る。玉ねぎは細切りにする。サケ缶は缶汁をきって軽くほぐす。
2 フライパンに油を熱し、玉ねぎをいためる。しんなりとなったら、にらを加え、豆腐とサケ缶も加えていためる。
3 にらがしんなりとなったら、ⓐを加えていため合わせる。

1人分　エネルギー193kcal　脂質11.6g　塩分0.6g

昼食向きの主菜+主食

脂質控えめで、炭水化物もたんぱく質も野菜もとれる一品料理なら、
簡単な副菜を合わせるだけで、栄養バランスばっちりの昼食になります。
脂質をおさえ、ボリュームを出すくふうもいっぱいです。

豆腐のトマトカレー煮ごはん

もめん豆腐は、煮込む前に
小麦粉をまぶしてこんがりといためるのがポイント。
カレー粉の風味とトマトのこくでボリュームアップ。

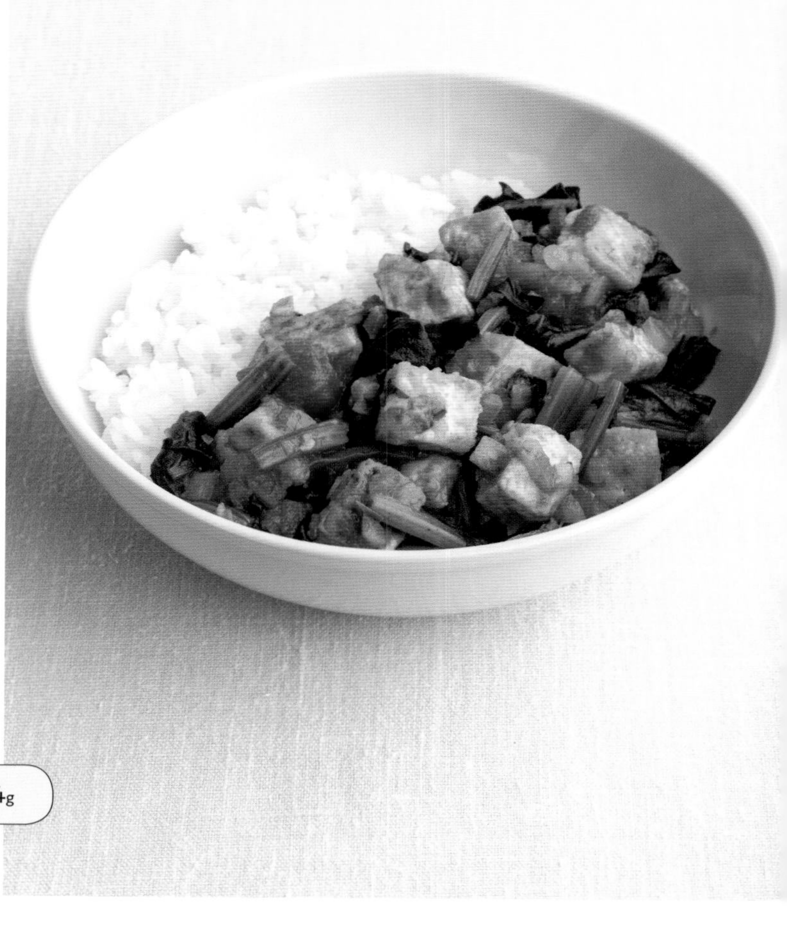

材料（1人分）

- ごはん……180g
- もめん豆腐……150g
- 小麦粉……小さじ1（3g）
- 玉ねぎ、ほうれん草……各50g
- サラダ油……小さじ¾（3g）
- カットトマト缶詰め……50g
- 湯……¼カップ（50mL）
- カレー粉……ミニスプーン½強（0.3g）
- 塩……ミニスプーン⅓（0.4g）
- 砂糖……小さじ¼（0.75g）

作り方

1. 玉ねぎはあらみじん切りにする。ほうれん草は色よくゆでて2cm長さに切る。
2. 豆腐は1.5～2cm角に切り、キッチンペーパーにはさんで水けをきり、小麦粉をまぶす。フライパンに油を熱し、こんがりとなるまでいためる。
3. **2**のフライパンに玉ねぎを加えていためる。カレー粉を加えていため、カットトマトと湯を加えて4～5分煮てなじませる。塩、砂糖、ほうれん草を加えてひと煮する。
4. 器にごはんを盛り、**3**をかける。

1人分　エネルギー467kcal　脂質10.2g　塩分0.4g

エビにらチャーハン

エビがごろっと入って食べごたえ満点のチャーハン。
にらとごま油の香りもきいています。

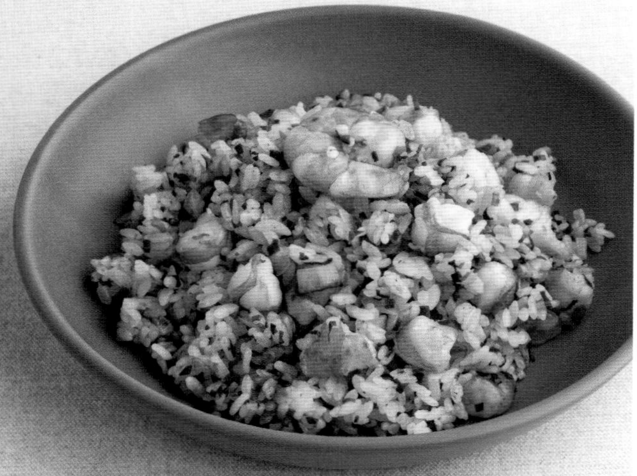

1人分	エネルギー389kcal	脂質3.4g	塩分1.2g

材料（1人分）

- ごはん……180g
- 無頭エビ……80g
- ねぎ……40g
- にら……20g
- ごま油……小さじ$\frac{3}{4}$(3g)
- 塩……ミニスプーン$\frac{1}{3}$(0.4g)
- こしょう……少量
- しょうゆ……小さじ$\frac{1}{2}$(3g)

作り方

1. エビは背わたを除き、殻をむいて尾をとり、1.5cm幅に切る。ねぎは縦4つ割りにして5mm幅に切る。にらは細かい小口切りにする。
2. フライパンにごま油を熱し、エビをいためる。色がかわったらねぎを加え、塩とこしょうをふっていため、ごはんを加えてさらにいためる。
3. 全体がなじんだらにらを加えていため合わせ、しょうゆを加えてさっといためる。

ピーマン入り牛丼

野菜もたっぷり食べられてヘルシー！
薄切り肉に煮汁がしみて、ごはんが進む味です。

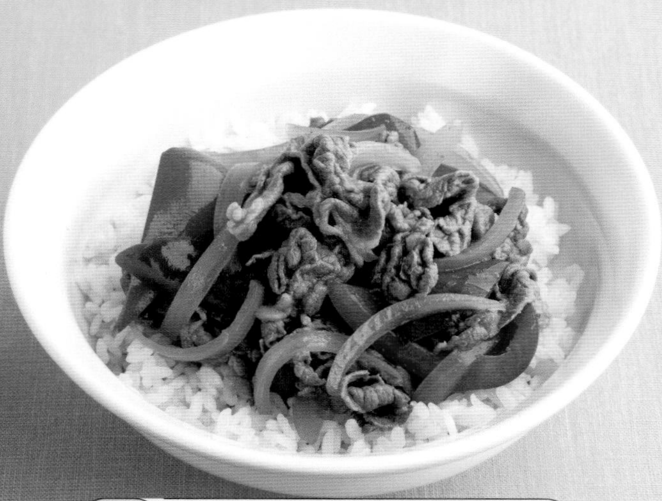

1人分	エネルギー431kcal	脂質5.0g	塩分1.0g

材料（1人分）

- ごはん……180g
- 牛もも薄切り肉……80g
- 玉ねぎ……50g
- 赤パプリカ……40g
- ピーマン……20g
- ⓐ だし……$\frac{2}{5}$カップ(80mL)
- ⓐ 砂糖……小さじ$\frac{1}{2}$(1.5g)
- ⓐ しょうゆ……小さじ1(6g)

作り方

1. 牛肉は3～4cm幅に切る。玉ねぎは7～8mm幅に切る。パプリカとピーマンは乱切りにする。
2. なべにⓐを合わせて煮立て、牛肉と玉ねぎを加えて火を通す。アクを除き、ふたをして3～4分煮て、パプリカとピーマンを加えて火を通す。
3. 器にごはんを盛り、**2**をかける。

生トマトのナポリタン

**いため油をごく少量にするのが低脂質にするポイント。
あっさり味のナポリタンです。**

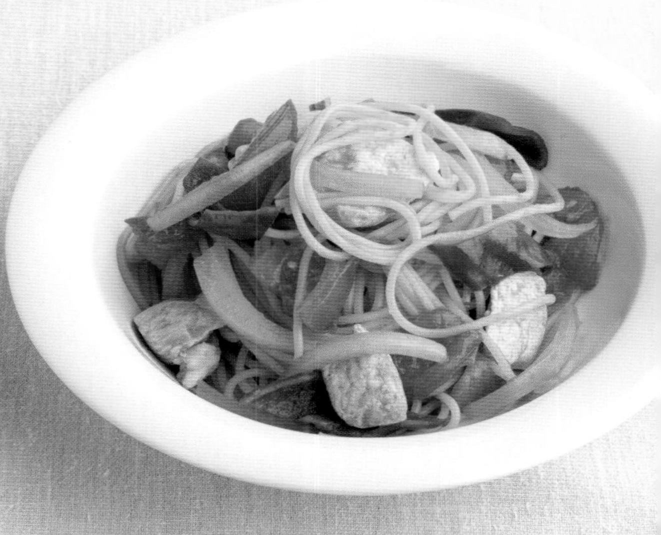

1人分　エネルギー456kcal　脂質8.7g　塩分0.9g

材料（1人分）

スパゲティ（乾）	70g
鶏むね肉	100g
トマト	100g
玉ねぎ	50g
ピーマン	20g
オリーブ油	小さじ1/2（2g）
酒	小さじ2（10g）
ⓐ トマトケチャップ	小さじ2（12g）
ⓐ 塩	ミニスプーン1/3（0.4g）
ⓐ こしょう	少量

作り方

1 スパゲティは袋の表示に従ってゆでて湯をきる。
2 鶏肉は一口大のそぎ切り、トマトは1.5cm角、玉ねぎは細切りにする。ピーマンは一口大に切る。
3 フライパンにオリーブ油を熱し、鶏肉と玉ねぎをいためる。鶏肉の色がかわったらトマトを加え、酒をふり入れていためる。
4 トマトがくずれ始めたらⓐを加えて軽くいため、ピーマン、スパゲティを加えていため合わせる。

鶏肉とねぎの和風スパゲティ

**焼いたねぎの甘味がおいしい、シンプルな和風パスタ。
同じ具材で焼きそばもおいしい。**

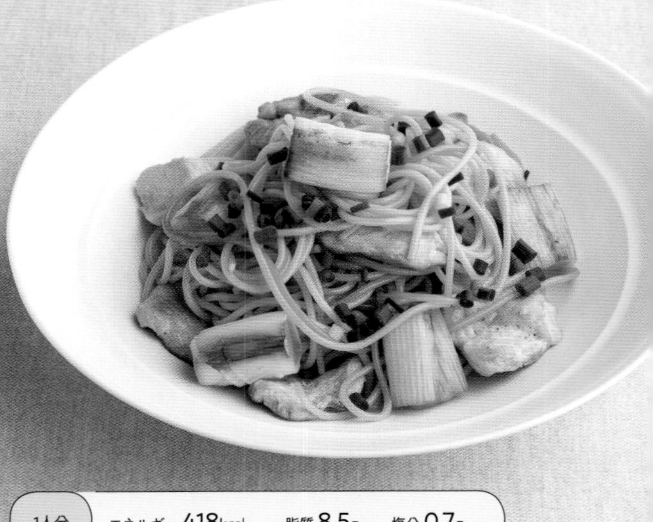

1人分　エネルギー418kcal　脂質8.5g　塩分0.7g

材料（1人分）

スパゲティ（乾）	70g
鶏むね肉	100g
ねぎ	40g
ごま油	小さじ1/2（2g）
みりん	小さじ1/2（3g）
しょうゆ	小さじ2/3（4g）
小ねぎの小口切り（あれば）	適量

作り方

1 スパゲティは袋の表示に従ってゆでて湯をきる。
2 鶏肉は一口大のそぎ切りにし、ねぎは2cm長さに切る。
3 フライパンにごま油を熱し、鶏肉とねぎをいためる。こんがりと焼き色がついて火が通ったら、みりんとしょうゆを加え、スパゲティも加えていため合わせる。
4 器に盛り、小ねぎを散らす。

のりとアサリのチヂミ

アサリも低脂質・高たんぱく質の食材。
好みで酢じょうゆをつけて食べてもよいでしょう。

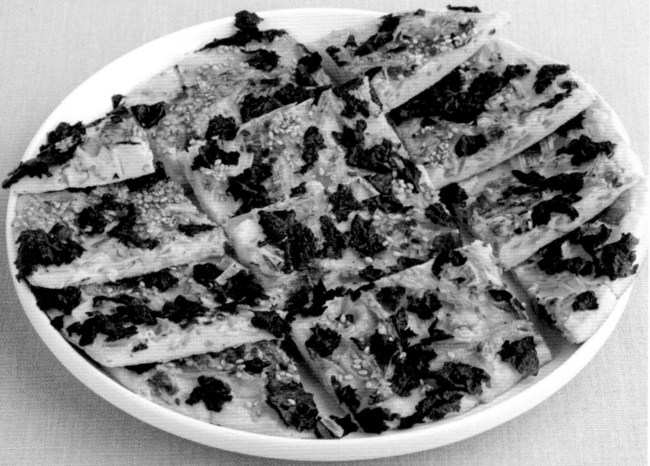

1人分　エネルギー393kcal　脂質9.8g　塩分0.6g

材料（1人分）

- ⓐ 小麦粉……60g
- ⓐ 卵……1個（50g）
- ⓐ 水……3/5カップ（120mL）
- アサリ水煮……35g
- にんじん……50g
- ねぎ……40g
- ごま油……小さじ3/4（3g）
- 焼きのり……全型1枚（3g）
- いり白ごま……小さじ1（2g）
- 刻みとうがらし……少量（0.1g）

作り方

1. 大きなボールにⓐを合わせ、なめらかになるまでよく混ぜて15分おく。
2. にんじんは細切りにする。ねぎは縦4つ割りにして、2cm長さに切る。のりは小さくちぎる。
3. **1**にアサリ、にんじん、ねぎを加えて混ぜる。
4. フライパンにごま油を熱し、**3**を流し入れる。表面を平らにして、のり、ごま、とうがらしを散らす。ふたをして焦げないように7～8分焼き、裏返して3～4分焼く。
5. 食べやすく切り分けて盛りつける。

トマトとシラスの巣ごもりトースト

チーズは脂質の少ないカテージチーズを使います。
じゃが芋は火が通りやすいようにせん切りに。

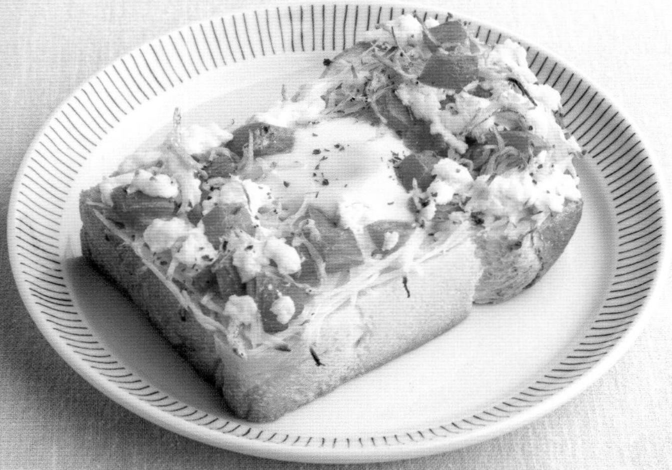

1人分　エネルギー388kcal　脂質11.9g　塩分2.1g

材料（1人分）

- 食パン（4枚切り・山型）……1枚（90g）
- じゃが芋、トマト……各50g
- カテージチーズ……20g
- シラス干し……10g
- 卵……1個（50g）
- 塩……少量（0.2g）
- オリーブ油……小さじ3/4（3g）
- ドライパセリ（あれば）……少量

作り方

1. じゃが芋はせん切りにし、トマトは1cm角に切る。
2. パンにじゃが芋を広げてのせ、トマト、カテージチーズ、シラス干しを散らす。真ん中に卵を割り入れ、塩をふり、オリーブ油をかける。
3. オーブントースターで15分焼いて火を通し、パセリを散らす。

豚肉と小松菜のゆず煮うどん

ゆずの風味が上品なうどん。豚肉を煮た汁をそのまま使うので、肉は脂身を除いて。

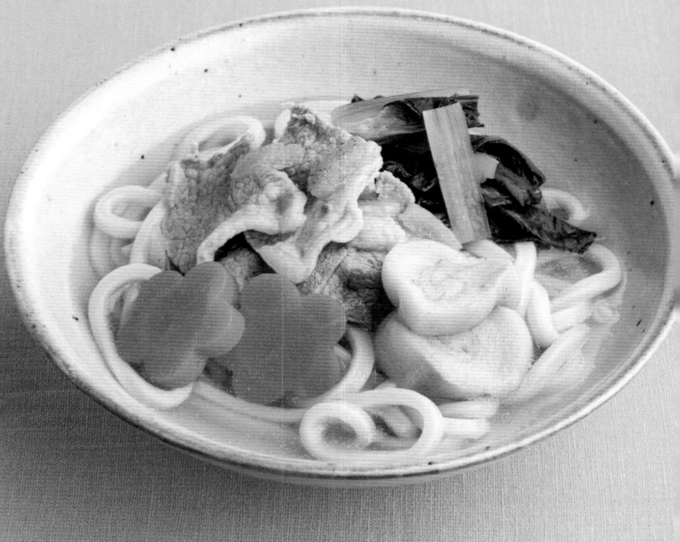

1人分　エネルギー389kcal　脂質5.2g　塩分1.8g

材料（1人分）

ゆでうどん……250g
豚もも薄切り肉（脂身を除く）……80g
小松菜……20g
にんじん……10g
麩（乾）……4g
ａ だし……$\frac{3}{5}$カップ（120mL）
　 酒……小さじ1（5g）
　 みりん……小さじ$\frac{1}{2}$（3g）
　 しょうゆ……小さじ$\frac{1}{3}$（2g）
　 塩……ミニスプーン$\frac{1}{2}$（0.6g）
ゆずの皮（乾）……少量

作り方

1 豚肉は5～6cm長さに切る。小松菜は色よくゆでて3～4cm長さに切る。にんじんは2～3mm厚さの輪切りにし、梅型で抜く。麩はもどす。
2 なべにａを合わせ、中火にかけて煮立てる。豚肉を加えて火を通し、アクを除く。にんじんと麩を加えて火を通し、ゆずの皮を加える。
3 うどんは別のなべで湯通しして、湯をきる。器に盛り、**2**をかけて小松菜をのせる。

セロリ焼きそば

めんに焼き目をつけ、具材といっしょに蒸し焼きに。少ない油でおいしく仕上げるポイントです。

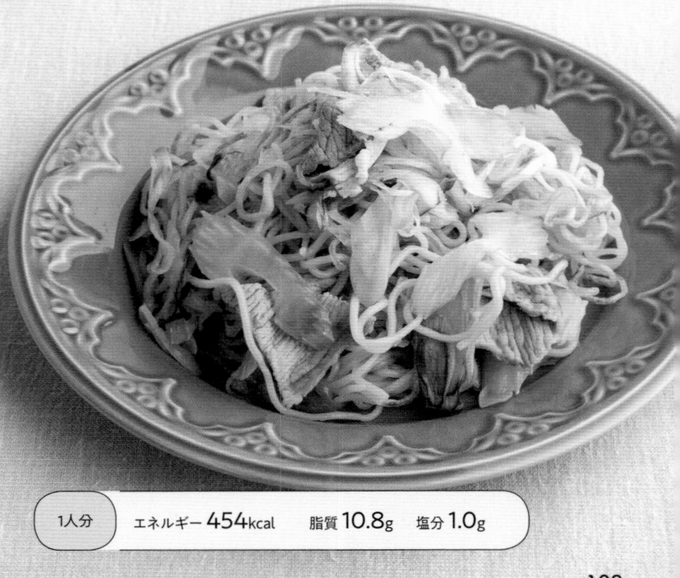

1人分　エネルギー454kcal　脂質10.8g　塩分1.0g

材料（1人分）

中華めん（蒸し）……170g
豚もも薄切り肉……80g
ねぎ……80g
セロリ……40g
ごま油……小さじ1（4g）
塩……ミニスプーン$\frac{1}{3}$（0.4g）
こしょう……少量

作り方

1 中華めんは袋ごと電子レンジで2分加熱して温める。
2 豚肉はゆでて2～3cm幅に切る。ねぎとセロリは斜め薄切りにする。
3 フライパンにごま油を熱し、**1**のめんを広げ入れる。焼きつけるようにこんがりとするまで焼く。
4 **2**をのせて塩とこしょうをふり、ふたをして2～3分火を通す。野菜がしんなりとなったらふたをはずし、全体をいため合わせる。

タイ入り汁ビーフン

さっぱりしたスープにレモンを搾っていただきます。
具材とビーフンをいっしょに味わって。

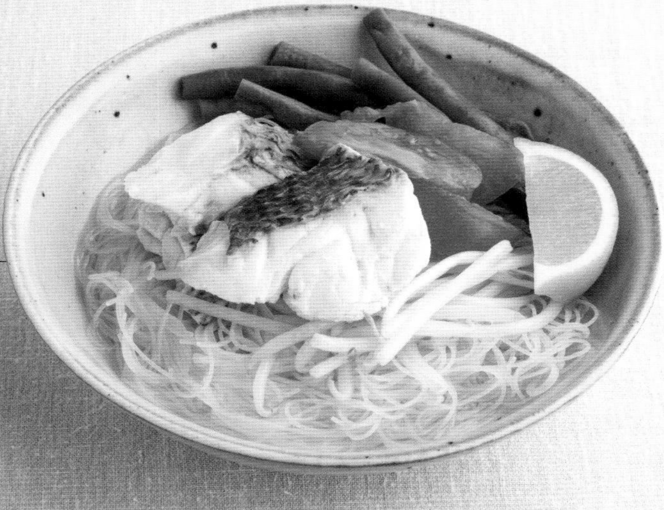

1人分　エネルギー316kcal　脂質5.5g　塩分1.5g

材料（1人分）

ビーフン（乾）……45g
タイ……100g
トマト……50g
もやし……30g
さやいんげん……20g
ⓐ 固形チキンブイヨン……¼個（1.8g）
　 湯……¾カップ（150mL）
塩……ミニスプーン½（0.6g）
レモン（くし形切り）……20g

作り方

1 ビーフンは熱湯に5〜6分浸してもどす。湯をきり、食べやすい長さに切る。
2 タイは大きめの一口大に切る。
3 トマトはくし形切りにする。もやしは根を除いてゆでて湯をきる。いんげんは長めに切ってゆでる。
4 なべにⓐを入れて煮立ててタイを加え、ふたをして弱火で7〜8分煮る。火が通ったら中火にして塩を加え、ビーフンを加える。
5 再び煮立ち始めたら**3**の野菜を加えてひと煮する。器に盛り、レモンを添える。

冷めん風そば

日本そばを酸味のあるつゆで冷めん風に。
牛肉のうま味がとけ出したゆで汁はスープに活用。

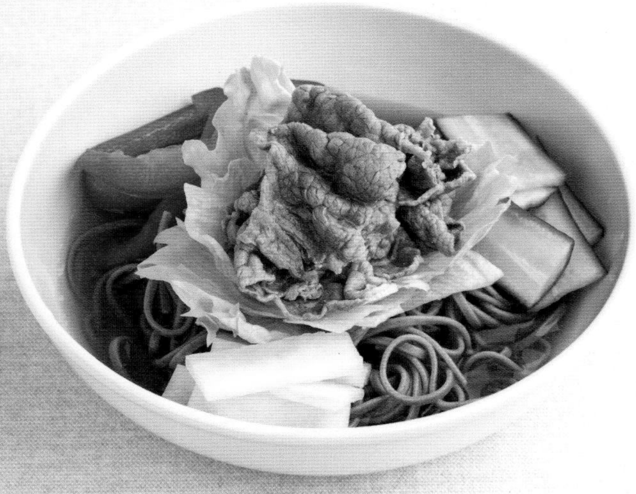

1人分　エネルギー357kcal　脂質5.8g　塩分1.5g

材料（1人分）

そば（乾）……75g
牛もも薄切り肉（脂身を除く）……80g
大根、きゅうり、レタス……各30g
赤パプリカ……20g
ⓐ 固形チキンブイヨン……¼個（1.8g）
　 湯……¾カップ（150mL）
しょうゆ……小さじ⅓（2g）
塩……少量（0.2g）
酢……大さじ1（15g）

作り方

1 大根ときゅうりは4cm長さの縦薄切り、パプリカは3〜4mm厚さの縦薄切りにする。なべにⓐを入れて煮立て、切った野菜をさっと煮てとり出す。
2 **1**のなべにしょうゆと塩を加え、牛肉を入れて火を通す。アクを除いて火を消し、さめるまでおく。
3 そばはゆでて冷水で洗い、水けをきる。器に盛り、**1**の野菜を彩りよく盛りつける。レタスをちぎってのせ、牛肉をとり出してのせる。
4 残った汁に酢を加え、**3**に注ぐ。

夕食向きのしっかり主菜

**主菜のメイン食材に低脂質の肉や魚を選ぶと、もの足りない料理になりがち……。
でも、だいじょうぶ！ 食材の組み合わせや調理のくふうで、
食べごたえのある主菜が作れます。**

野菜たっぷり肉豆腐

**ほっとする味わいのスタンダードな煮物。
豚もも肉は脂身を除いて使うと、より脂質をおさえられます。
野菜のうま味も加わって、栄養バランスもgood！**

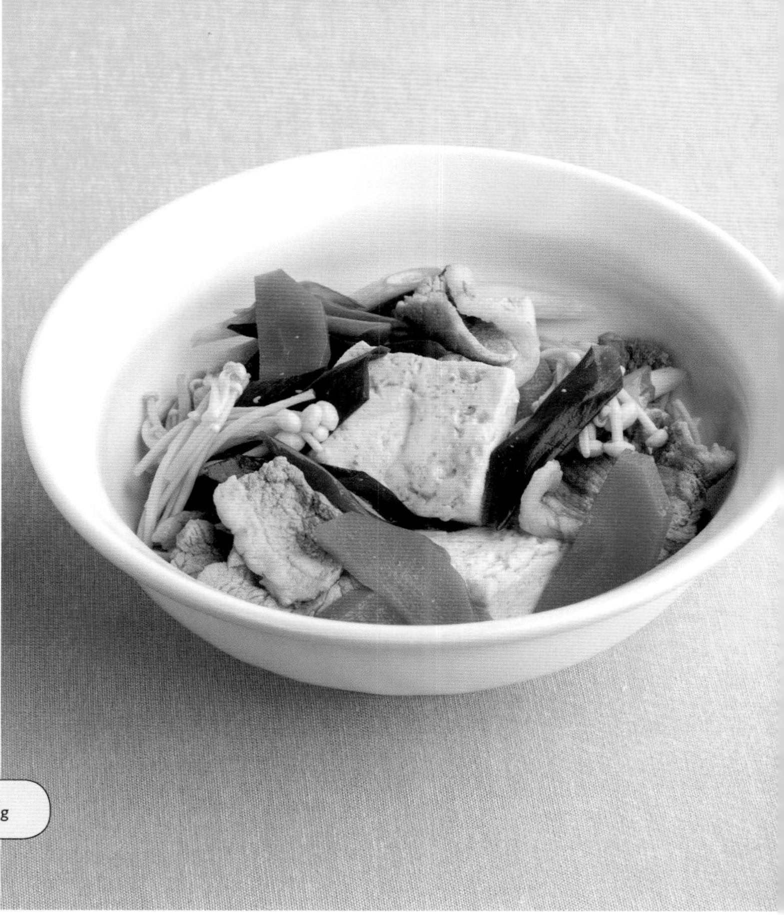

材料（1人分）

もめん豆腐……100g
豚もも薄切り肉……60g
わけぎ……30g
にんじん、えのきたけ……各20g
ⓐ だし……⅖カップ（80mL）
ⓐ 酒……小さじ2（10g）
ⓐ しょうゆ……小さじ⅔（4g）

作り方

1. 豆腐と豚肉は一口大に切る。わけぎは4cm長さに切る。にんじんは3mm厚さの半月切りにする。えのきたけは長さを半分に切る。
2. なべにⓐを合わせて火にかけ、豚肉を加えて火を通す。
3. アクを除いて豆腐とにんじんを加え、ふたをして7～8分煮る。
4. えのきたけとわけぎを加えてひと煮する。

1人分　エネルギー191kcal　脂質7.8g　塩分0.7g

アスパラの牛肉巻きグリル

グリルでこんがりと焼いた牛肉の風味がごちそう。さめてもおいしいのでお弁当のおかずにも。

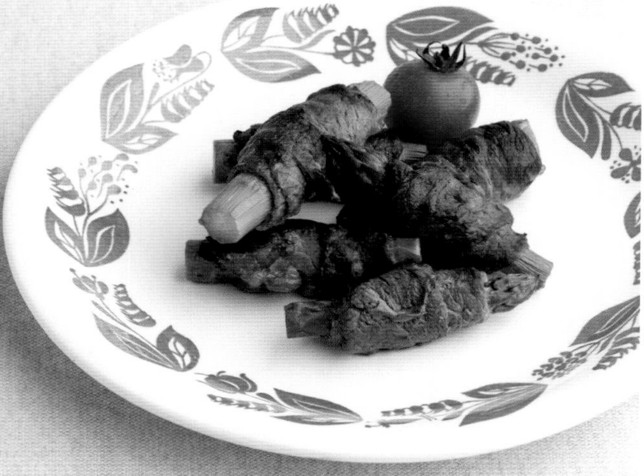

1人分　エネルギー153kcal　脂質5.8g　塩分0.5g

材料（1人分）

- 牛もも薄切り肉……100g
- しょうゆ……小さじ½（3g）
- みりん……小さじ⅓（2g）
- グリーンアスパラガス……2本（50g）
- ミニトマト……1個（8g）

作り方

1. 牛肉にしょうゆとみりんをもみ込み、6等分する。アスパラは長さを3等分に切る。
2. アスパラを1本ずつ、牛肉で巻く。
3. **2**を魚焼きグリルで5〜6分、こんがりとなるまで焼いて火を通す。
4. 器に盛り、ミニトマトを添える。

鶏ささ身とセロリのさんしょういため

ささ身にかたくり粉をからめてうま味を閉じ込め、しっとりと仕上げます。食べごたえもアップ。

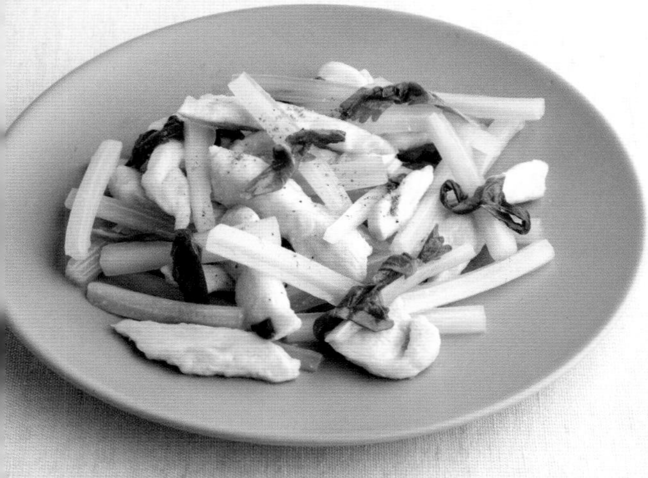

1人分　エネルギー127kcal　脂質3.4g　塩分0.7g

材料（1人分）

- 鶏ささ身……80g
- 酒……小さじ1（5g）
- かたくり粉……小さじ1（3g）
- セロリ……60g
- セロリの葉（あれば）……3〜4枚
- ごま油……小さじ¾（3g）
- 塩……ミニスプーン½（0.6g）
- 粉ざんしょう……少量（0.2g）

作り方

1. ささ身は筋を除いて細切りにし、酒とかたくり粉を混ぜる。セロリは細切りにする。セロリの葉はあらく刻む。
2. フライパンにごま油を熱し、ささ身をいためる。
3. 色がかわったらセロリとセロリの葉を加えていため、塩と粉ざんしょうをふる。

タイの南蛮漬け

油で揚げずにグリルで焼いて作るヘルシーな南蛮漬け。
甘味と酸味がほどよい甘酢をよくなじませて。

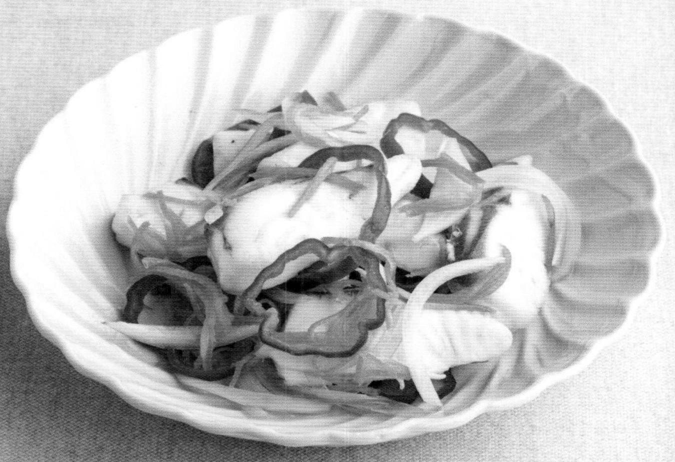

1人分　エネルギー155kcal　脂質4.6g　塩分0.3g

材料（1人分）

タイ……100g
玉ねぎ……20g
にんじん、ピーマン……各10g
ⓐ 酢……大さじ1（15g）
ⓐ 塩……少量（0.2g）
ⓐ 砂糖……小さじ⅔（2g）

作り方

1 タイは1〜1.5cm幅に切る。
2 玉ねぎは薄切り、にんじんはせん切り、ピーマンは薄い輪切りにし、バットに広げる。ⓐは混ぜ合わせる。
3 魚焼きグリルでタイを7〜8分、こんがりとなるまで焼く。熱いうちに**2**のバットに入れ、ⓐをかける。
4 15分ほどおいて味をなじませる。

マグロのねぎまなべ風

刺し身用のマグロをさっと煮るだけの簡単レシピ。
メバチマグロは脂質が少ないおすすめの魚です。

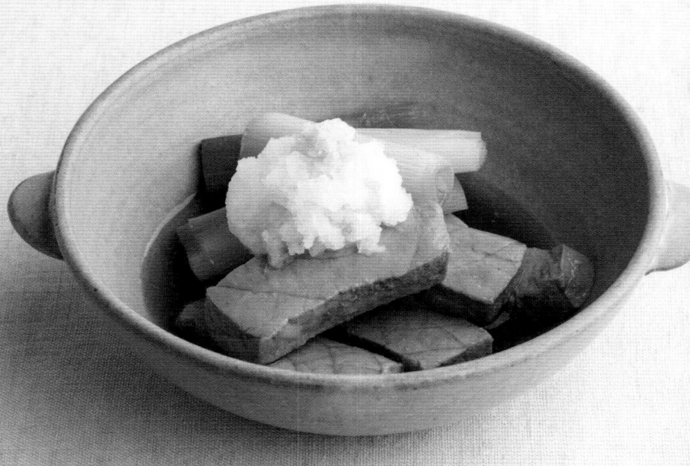

1人分　エネルギー165kcal　脂質1.7g　塩分0.8g

材料（1人分）

メバチマグロ（刺し身用さく）……100g
ねぎ……80g
大根……50g
しょうが……2g
ⓐ だし……⅖カップ（80mL）
ⓐ しょうゆ……小さじ⅔（4g）
ⓐ 酒……小さじ2（10g）

作り方

1 マグロは1.5cm幅に切る。ねぎは4cm長さに切る。
2 大根はすりおろして汁けをきる。しょうがはすりおろす。
3 なべにⓐを合わせて煮立て、マグロとねぎを加えて煮る。
4 火が通ったら器に盛り、**2**を添える。

豆腐とタラの高菜漬け煮

味つけの決め手は、細かく刻んだ高菜漬け。塩けとうま味が全体になじみます。

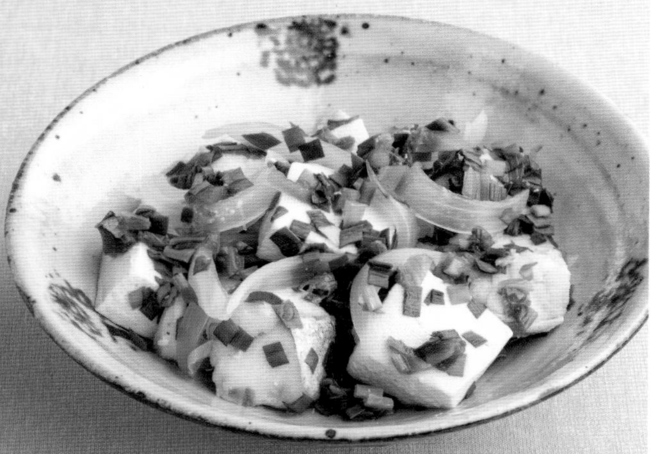

1人分　エネルギー177kcal　脂質4.7g　塩分1.0g

材料（1人分）

もめん豆腐……100g
生ダラ……100g
玉ねぎ……50g
にら……20g
ⓐ 高菜漬け……10g
ⓐ 酒……小さじ2（10g）
ⓐ 湯……1/4カップ（50mL）
ⓐ 塩……ミニスプーン1/4（0.3g）

作り方

1 豆腐とタラは一口大に切る。玉ねぎは1cm幅に切る。にらは5mm幅の小口切りにする。ⓐの高菜漬けは細かく刻む。
2 なべにⓐを合わせて火にかける。豆腐、タラ、玉ねぎを入れ、ふたをして7〜8分煮る。
3 にらを加えてひと煮する。

エビのヨーグルトカレー煮

ヨーグルトは水きりしてから加えることで、こくのある仕上がりに。

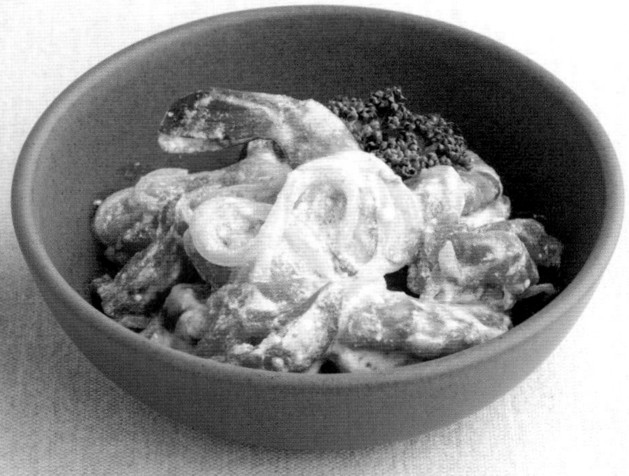

1人分　エネルギー162kcal　脂質5.1g　塩分0.9g

材料（1人分）

無頭エビ……100g
トマト……50g
玉ねぎ……25g
オリーブ油……小さじ3/4（3g）
塩……ミニスプーン1/3（0.4g）
カレー粉……ミニスプーン1/2強（0.3g）
プレーンヨーグルト……70g

作り方

1 ざるに厚手のキッチンペーパーを敷いてヨーグルトを入れ、20分ほどおいて水きりする。
2 エビは殻を残して背わたと足を除き、背に切り込みを入れる。トマトはくし形切り、玉ねぎは薄切りにする。
3 フライパンにオリーブ油を熱し、エビをいためる。色がかわったら塩とカレー粉をふってさらにいためる。
4 香りが立ったらトマトと玉ねぎを加えて軽くいため、ふたをして4〜5分蒸し煮にして火を通す。ヨーグルトを加え混ぜ、ひと煮する。

豚肉のソテー 玉ねぎあんかけ

脂質の少ない豚ヒレ肉にあんをたっぷりとかけて。
玉ねぎの甘味を感じる和風のあんです。

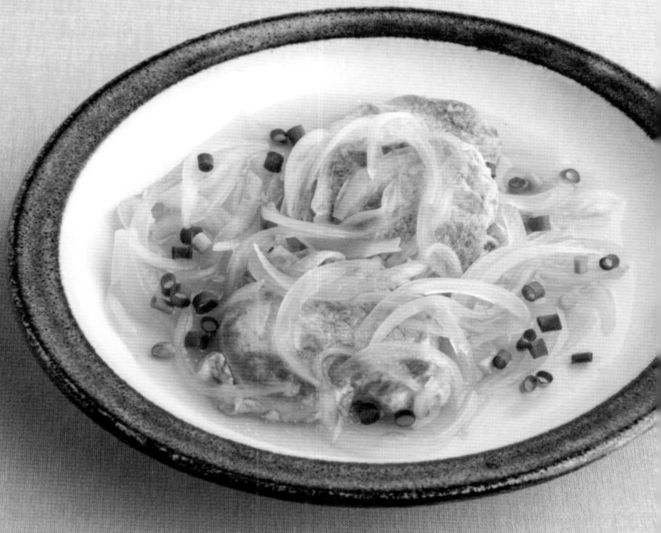

1人分	エネルギー168kcal	脂質6.2g	塩分0.7g

材料（1人分）

- 豚ヒレ肉……100g
- サラダ油……小さじ¾（3g）
- 玉ねぎ……50g
- ⓐ だし……¼カップ（50mL）
- ⓐ しょうゆ……ミニスプーン1弱（1g）
- ⓐ 塩……ミニスプーン⅓（0.4g）
- かたくり粉……小さじ⅓（1g）
- 水……小さじ½強（3mL）
- 小ねぎの小口切り……適量

作り方

1. 豚肉は1cm幅に切る。玉ねぎは薄切りにする。
2. フライパンに油を熱し、豚肉をソテーして火を通し、器に盛る。
3. なべにⓐを合わせて玉ねぎを加え、ふたをして7〜8分、玉ねぎがくったりとなるまで煮る。水どきかたくり粉を加えてとろみをつける。
4. **2**の豚肉に**3**のあんをかけ、小ねぎを散らす。

豚肉と白菜の重ね煮

蒸し煮は脂質をおさえ、うま味を引き出す調理法。
仕上げに酢をかけてさっぱりといただきます。

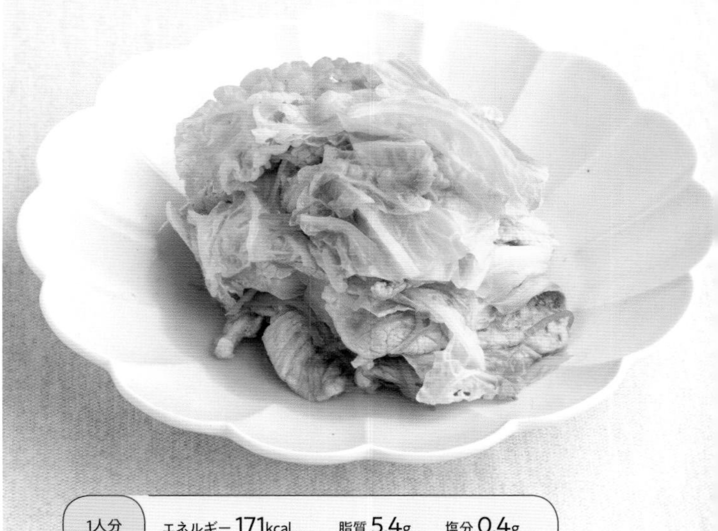

1人分	エネルギー171kcal	脂質5.4g	塩分0.4g

材料（1人分）

- 豚もも薄切り肉……100g
- しょうゆ……小さじ⅓（2g）
- 酒……小さじ1（5g）
- 白菜……100g
- にんじん……20g
- しょうが……2g
- 湯……¼カップ（50mL）
- 酢……大さじ1（15g）

作り方

1. 豚肉は4〜5cm長さに切り、しょうゆと酒をもみ込み、3等分する。
2. 白菜は大きめのざく切りにし、4等分する。にんじんとしょうがはせん切りにして3等分する。
3. なべに白菜、豚肉、にんじんとしょうがの順に3層に重ね、最後に白菜をのせる。湯を加え、ふたをして火にかける。10〜15分蒸し煮にして火を通す。
4. 蒸し汁ごと器に盛り、酢をかける。

鶏ひき肉ののし焼き

刻んだ野菜の食感と彩りが食欲をそそります。お弁当のおかずにもおすすめです。

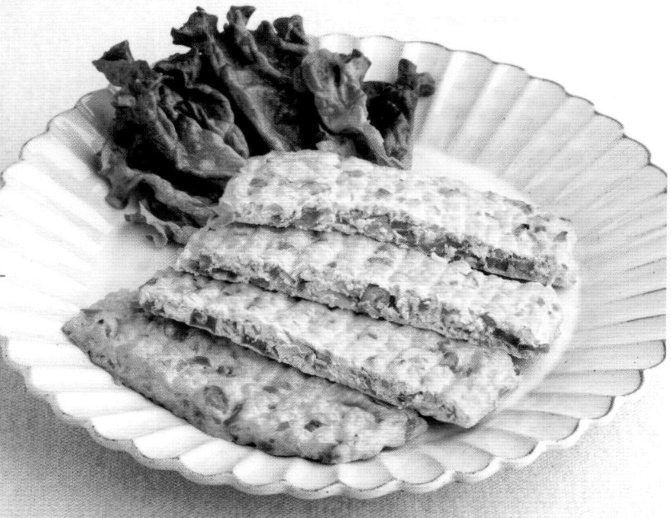

1人分	エネルギー 158kcal	脂質 5.6g	塩分 0.5g

材料（1人分）

- 鶏むねひき肉……100g
- 玉ねぎ……25g
- 赤パプリカ、さやいんげん……各20g
- しょうゆ……小さじ½（3g）
- 砂糖……小さじ⅓（1g）
- サニーレタス……5g

作り方

1 玉ねぎとパプリカはみじん切りに、いんげんは薄い小口切りにする。

2 ひき肉に**1**、しょうゆ、砂糖を加えてよく混ぜる。

3 アルミ箔を広げて**2**を7〜8mm厚さにのばす。魚焼きグリルで7〜8分、こんがりとなるまで焼いて火を通す。

4 食べやすく切り分けて器に盛り、サニーレタスを添える。

鶏肉のからし酢ソテー

鶏むね肉は、小麦粉をまぶして焼くとぱさつきません。練りがらしの風味がきいています。

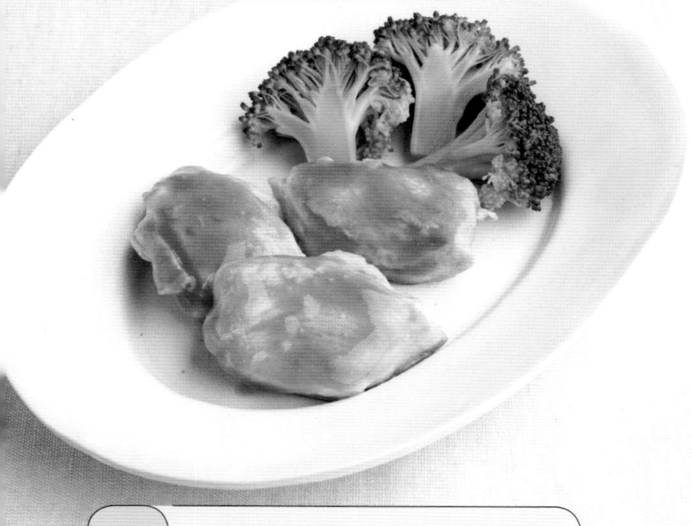

1人分	エネルギー 210kcal	脂質 8.7g	塩分 0.6g

材料（1人分）

- 鶏むね肉……100g
- 小麦粉……小さじ2（6g）
- サラダ油……小さじ¾（3g）
- ⓐ 練りがらし……ミニスプーン1（1g）
- ⓐ 酢……大さじ1（15g）
- ⓐ しょうゆ……小さじ½（3g）
- ⓐ 砂糖……小さじ½（1.5g）
- ブロッコリー……30g

作り方

1 鶏肉は1〜1.5cm幅のそぎ切りにし、小麦粉をまぶす。フライパンに油を熱して、こんがりと焼く。

2 ⓐを混ぜ合わせる。ブロッコリーは小房に分けて色よくゆでる。

3 鶏肉に火が通ったらⓐを加え、全体にからめる。器に盛り、ブロッコリーを添える

脂質控えめの副菜

脂質を制限しながら献立の栄養バランスをととのえるには、副菜が重要。
副菜には、野菜、芋、海藻、きのこといった食材をとり入れて、
食物繊維やビタミン、ミネラルを補いましょう。

ひじきのマリネ

オリーブ油やピーマン、玉ねぎの風味で、
ひじきがデリ風のサラダに変身。
和風、洋風、どちらの献立にも合う一品です。

材料（1人分）

- ひじき（乾）……4g
- オリーブ油……小さじ$\frac{3}{4}$(3g)
- トマト……50g
- ピーマン……10g
- 玉ねぎ……15g
- ⓐ
  - 酢……小さじ2(10g)
  - 塩……少量(0.2g)
  - こしょう……少量

作り方

1. ひじきはもどして水けをきる。トマトは7～8mm角に、ピーマンと玉ねぎはあらみじん切りにする。
2. フライパンにオリーブ油を熱し、ひじきをいためる。水けがとんで油がなじんだら火を消す。
3. ひじきのあら熱がとれたら、トマト、ピーマン、玉ねぎ、ⓐを加えてよく混ぜる。

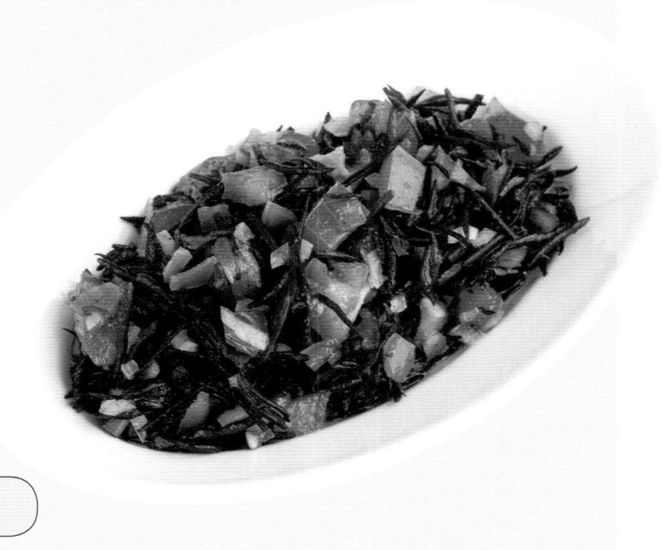

1人分	エネルギー56kcal	脂質3.1g	塩分0.4g

POINT

水煮やドライパックのひじきを使うとさらに手軽

ひじきは、水煮缶詰めやドライパックも売られています。これらを使えば水でもどす必要がなく、調理がさらに手軽に。水煮やドライパックの場合、ひじきの量は40gくらいが目安です。

大根のトマト煮

大根をトマトとハーブで洋風に仕立てます。
トマトのこくで食べごたえのある副菜に。

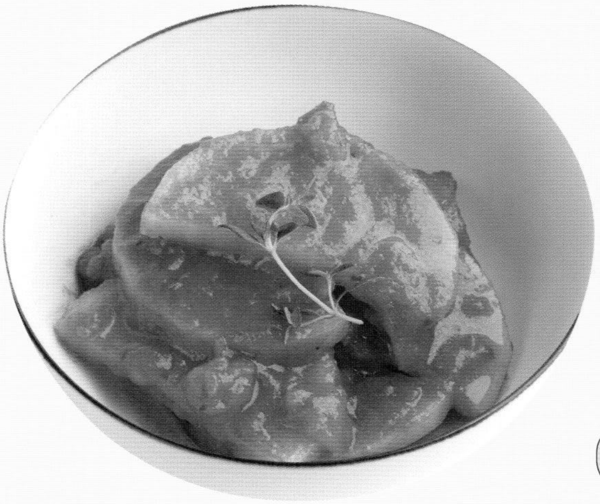

材料（1人分）

大根……100g
オリーブ油……小さじ$\frac{3}{4}$（3g）
ⓐ
- カットトマト缶詰め……50g
- 塩……少量（0.2g）
- タイム（乾）、オレガノ（乾）……各少量
- 湯……$\frac{2}{5}$カップ（80mL）

タイムの葉（あれば）……1枝

作り方

1 大根は7〜8mm厚さの半月切りにする。
2 フライパンにオリーブ油を熱し、大根をソテーする。こんがりとしたら、ⓐを加えてふたをする。大根がやわらかくなり、汁けがなくなるまで10〜15分煮る。
3 器に盛り、タイムの葉を飾る。

1人分　エネルギー53kcal　脂質3.0g　塩分0.2g

ほうれん草としめじのからしあえ

刺激のある練りがらしは少量で風味がつきます。
香りがとびやすいので、
作りたてを食べるのがおすすめ。

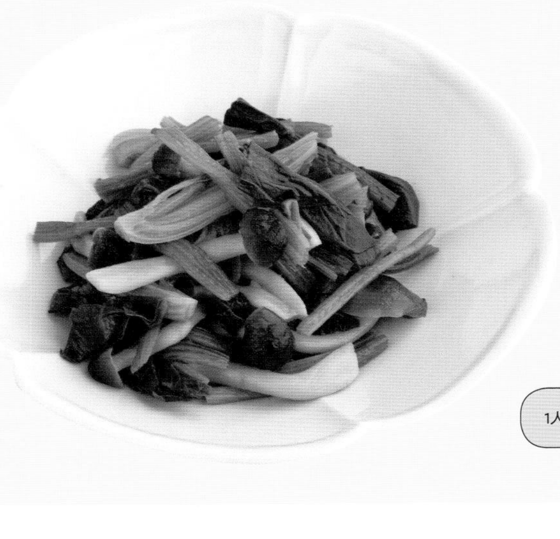

材料（1人分）

ほうれん草……50g
しめじ……20g
ⓐ
- だし……小さじ1（5g）
- しょうゆ……小さじ$\frac{1}{3}$（2g）
- 練りがらし……ミニスプーン$\frac{1}{2}$（0.5g）

作り方

1 ほうれん草は色よくゆでて3〜4cm長さに切る。しめじは石づきを除いてほぐし、アルミ箔に包んでグリルで5分焼く。
2 ⓐを混ぜ合わせ、1をあえる。

1人分　エネルギー17kcal　脂質0.2g　塩分0.3g

切りこんぶと凍り豆腐の煮物

切りこんぶはうま味と食物繊維が豊富。
こんぶのだしを凍り豆腐に煮含めます。

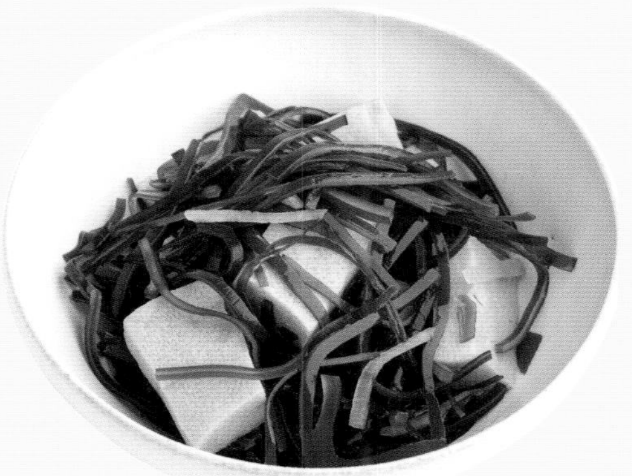

材料（1人分）

切りこんぶ（生）……40g
凍り豆腐……$\frac{1}{2}$枚（8g）
しょうが……2g
a だし……$\frac{2}{5}$カップ（80mL）
a 塩……ミニスプーン$\frac{1}{3}$（0.4g）
a しょうゆ、みりん……各小さじ$\frac{1}{3}$（2g）

作り方

1 切りこんぶは食べやすい長さに切る。凍り豆腐はもどして5mm厚さの一口大に切る。しょうがはせん切りにする。
2 なべにⓐを合わせて火にかけ、1を入れてふたをし、汁けがほぼなくなるまで煮る。

1人分　エネルギー59kcal　脂質2.7g　塩分1.2g

じゃが芋とピーマンのいため物

じゃが芋を水によくさらしてでんぷんを除くことで、
シャキシャキした食感に仕上がります。

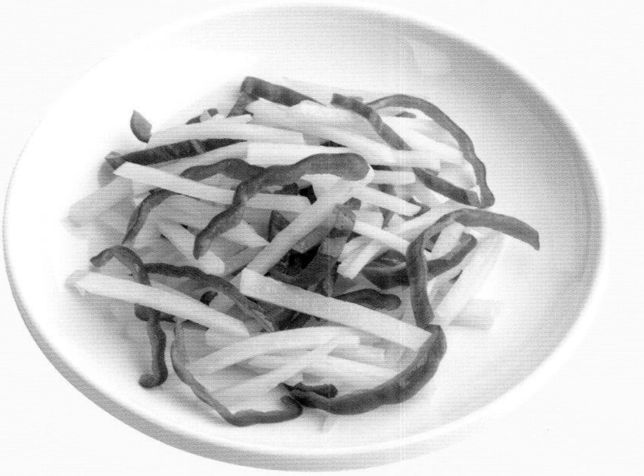

材料（1人分）

じゃが芋……50g
ピーマン……20g
ごま油……小さじ$\frac{3}{4}$（3g）
塩……ミニスプーン$\frac{1}{3}$（0.4g）

作り方

1 じゃが芋は細切りにし、水がにごらなくなるまで洗って、しっかりと水けをきる。ピーマンは細切りにする。
2 フライパンにごま油を熱して1をいため、塩で味をととのえる。

1人分　エネルギー60kcal　脂質3.0g　塩分0.4g

POINT

食物繊維は、水溶性と不溶性の両方をバランスよく

食物繊維には２種類あります。水溶性食物繊維は、海藻や芋類、果物などに多く含まれています。不溶性食物繊維を多く含むのは、ごぼうなど歯ごたえのある野菜、きのこ、豆類などです。

ごぼうのごま酢あえ

ごぼうはやわらかくゆでてからだしで煮るので味がよくなじみます。

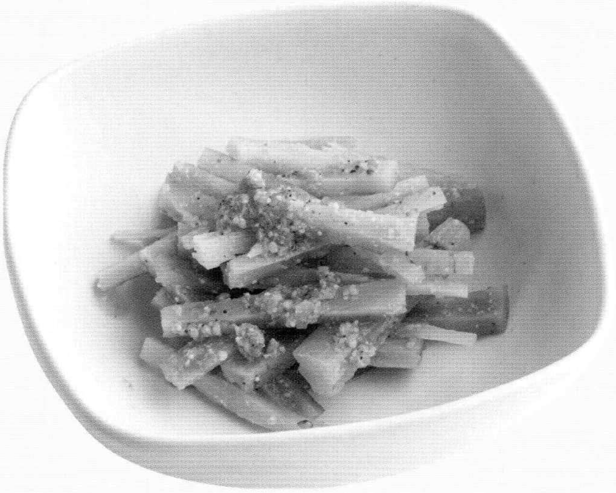

材料（1人分）

- ごぼう……40g
- だし……¼カップ（50mL）
- ⓐ
  - 酢……小さじ2（10g）
  - 塩……少量（0.2g）
  - 砂糖……小さじ¼（0.75g）
  - すり白ごま……小さじ1（2g）

作り方

1. ごぼうはなべに入る長さに切り、15～20分やわらかくゆでて湯をきる。すりこ木でたたいて割れ目を入れ、長さ4cm太さ5mmの細切りにする。
2. ごぼうとだしをなべに入れて火にかけ、汁けがなくなるまで煮る。
3. ⓐを混ぜ合わせ、**2**をあえる。

1人分　エネルギー44kcal　脂質1.1g　塩分0.2g

春菊となめこの煮浸し

春菊の香りが味の決め手。なめこのとろみがついた汁ごといただきます。

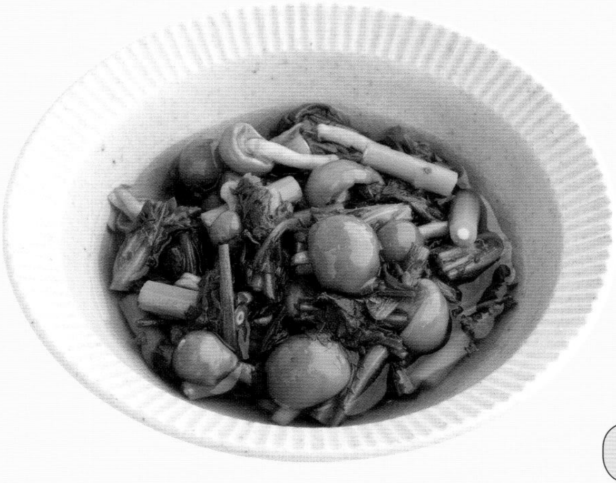

材料（1人分）

- 春菊……50g
- なめこ……25g
- ⓐ
  - だし……大さじ3（45mL）
  - 塩……少量（0.2g）
  - しょうゆ、みりん……各ミニスプーン1弱（1g）

作り方

1. 春菊は色よくゆでて2cm長さに切る。なめこは軽く水洗いする。
2. なべにⓐを合わせて火にかける。**1**を加えてひと煮立ちさせる。

1人分　エネルギー18kcal　脂質0.1g　塩分0.5g

さつま芋のじゃこ煮

食物繊維が豊富なさつま芋の副菜は、
小腹がすいたときのおやつにしてもよいでしょう。

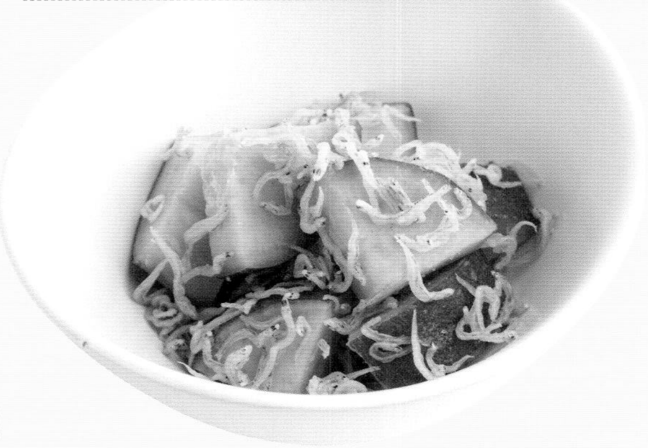

材料（1人分）

さつま芋（皮つき）……………50g
ちりめんじゃこ……………5g
酒……………小さじ2（10g）
湯……………⅖カップ（80mL）

作り方

1 さつま芋は1.5cm幅のいちょう切りにする。
2 なべにじゃこを入れ、弱火でいる。少し色づいて香ばしくなったら、酒、湯、さつま芋を入れてふたをし、さつま芋がやわらかくなり、汁けがなくなるまで煮る。

1人分　エネルギー82kcal　脂質0.1g　塩分0.4g

里芋のツナ酢みそかけ

ツナ酢みそは、酸味とこくがあって塩分は控えめ。
ゆでたじゃが芋や大根にも合います。

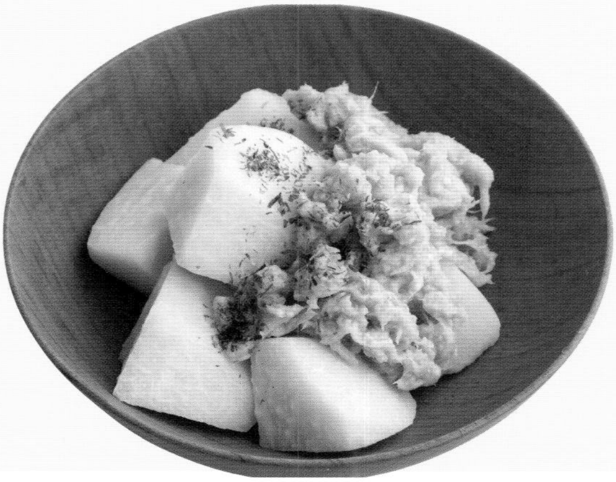

材料（1人分）

里芋……………50g
ツナ油漬け缶詰め……………15g
ａ みそ……………小さじ1（6g）
ａ 砂糖……………小さじ⅔（2g）
ａ 酢……………小さじ2（10g）

作り方

1 里芋は小さめの一口大に切り、やわらかくゆでる。
2 ツナはフォークの背などで細かくほぐし、ａを混ぜる。
3 **1**を器に盛り、**2**をかける。

1人分　エネルギー90kcal　脂質3.6g　塩分0.9g

POINT

炭水化物多めの食材で、食べごたえアップ

芋類や、れんこん、かぼちゃといった食材は、炭水化物を多く含みます。脂質を控えることで食事がもの足りなく感じるときは、副菜にこれらの食材を献立にとり入れれば、脂質を増やさずに満腹感を得られます。

れんこんのみそいため

うま味の強い赤色辛みそで味わいを高めた一品。
なければ信州みそなどの淡色辛みそでもかまいません。

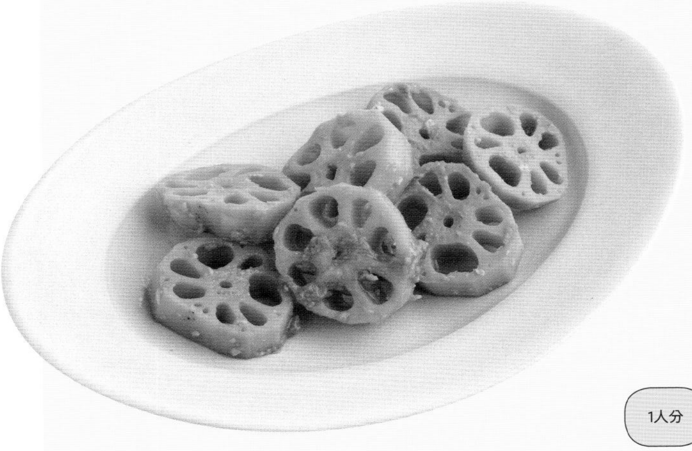

材料（1人分）

- れんこん……50g
- ごま油……小さじ¾（3g）
- ⓐ
  - 赤色辛みそ（仙台みそなど）……小さじ1（6g）
  - 砂糖……小さじ½（1.5g）
  - 湯……小さじ1（5g）

作り方

1. れんこんは7～8mm厚さの輪切りにする。
2. フライパンにごま油を熱し、れんこんをいためる。火が通ったらⓐを混ぜ合わせて加え、いため合わせる。

1人分	エネルギー76kcal	脂質3.3g	塩分0.8g

かぼちゃの梅煮

かぼちゃの甘味と梅干しの酸味が意外に合います。
梅干しはこくやうま味もプラスしてくれます。

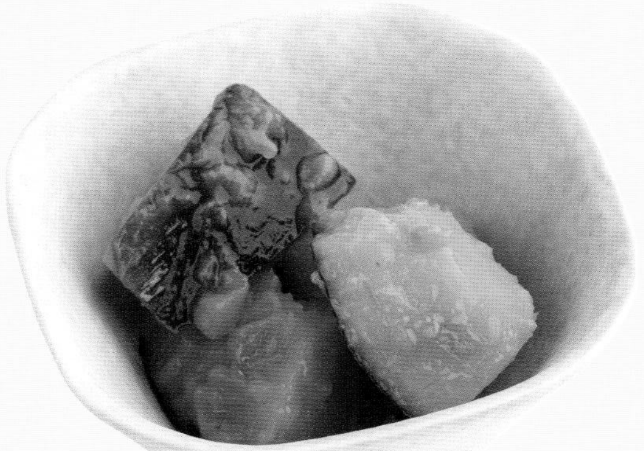

材料（1人分）

- かぼちゃ（皮つき）……50g
- 湯……大さじ2（30mL）
- 梅干し（塩分7％）……4g
- みりん……小さじ⅓（2g）

作り方

1. かぼちゃは小さめの一口大に切る。梅干しは果肉を包丁でたたいてペースト状にする。
2. なべにすべての材料を入れてふたをし、かぼちゃがやわらかくなり、汁けがなくなるまで煮る。

1人分	エネルギー47kcal	脂質0.1g	塩分0.3g

キャベツとちくわのからし酢あえ

ゆでたあと、よく湯をきってからあえると、仕上がりが水っぽくなりません。

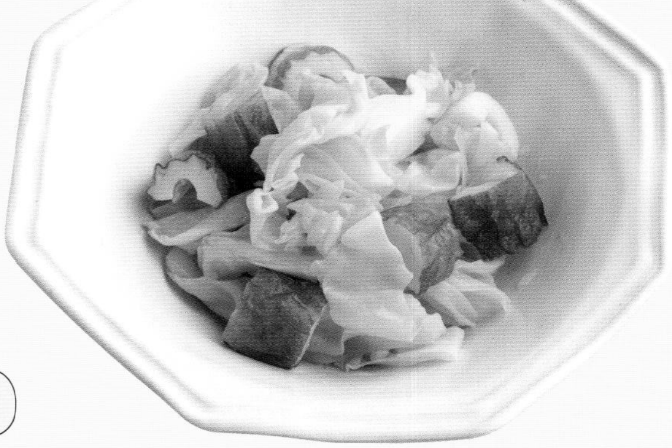

材料（1人分）

キャベツ……60g
ちくわ……小1本（30g）
ⓐ
- 酢……小さじ2（10g）
- 塩……ミニスプーン⅓（0.4g）
- 砂糖……小さじ½（1.5g）
- 練りがらし……ミニスプーン½（0.5g）

作り方

1. キャベツは一口大に切る。ちくわは縦半分に切り、さらに端から1.5cm幅に切る。
2. **1**をゆで、ざるにあげて湯をしっかりときる。
3. ⓐを混ぜ合わせ、**2**をあえる。

1人分　エネルギー 60kcal　脂質 0.6g　塩分 1.1g

にんじんとえのきたけの甘酢煮

塩味控えめの甘酢の味が、箸休めにぴったり。まとめて多めに作っておいてもよいでしょう。

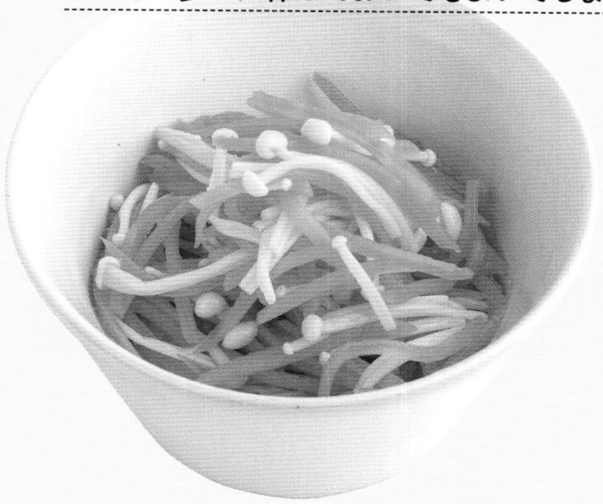

材料（1人分）

にんじん……40g
えのきたけ……20g
ⓐ
- 酢……小さじ2（10g）
- 塩……少量（0.2g）
- 砂糖……ミニスプーン1弱（0.5g）

作り方

1. にんじんは細切りにし、えのきたけは3～4cm長さに切る。
2. なべに**1**を入れてⓐを加える。ふたをして、しんなりとなるまで3～4分蒸し煮にする。

1人分　エネルギー 25kcal　脂質 0.1g　塩分 0.2g

POINT

酢はさまざまな健康効果が期待できる調味料

酢を毎日とることで、内臓脂肪や血中の脂質を減少させたり、高めの血圧を下げたりする効果があるといわれています。酢を使った副菜を積極的に献立にとり入れましょう。

いんげんのヨーグルトサラダ

水きりヨーグルトは、乳製品らしいこくがあって、チーズよりも低脂質。野菜はアスパラガスなどでも。

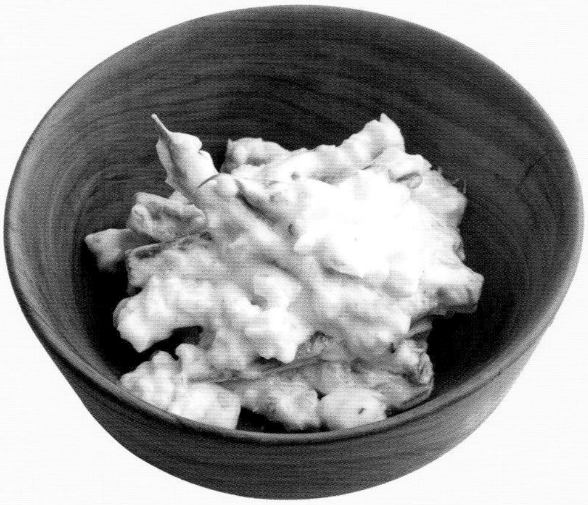

材料（1人分）

- さやいんげん……40g
- 玉ねぎ……25g
- オリーブ油……小さじ$\frac{3}{4}$（3g）
- 塩……ミニスプーン$\frac{1}{3}$（0.4g）
- オレガノ（乾）……少量
- プレーンヨーグルト……40g
- レモン汁……小さじ1（5g）

作り方

1. ざるに厚手のキッチンペーパーを敷いてヨーグルトを入れ、20分ほどおいて水きりする。
2. いんげんはやわらかくゆでる。玉ねぎはみじん切りにする。
3. フライパンにオリーブ油を熱していんげんをいため、塩とオレガノをふって火を消し、玉ねぎを加え混ぜる。
4. さめてから**1**のヨーグルトであえ、レモン汁を加える。

1人分　エネルギー68kcal　脂質4.1g　塩分0.4g

もずくともやしと湯葉の酢の物

湯葉を加えて、食感をかえつつ、たんぱく質もプラス。もずくともやしだけで作ってもOKです。

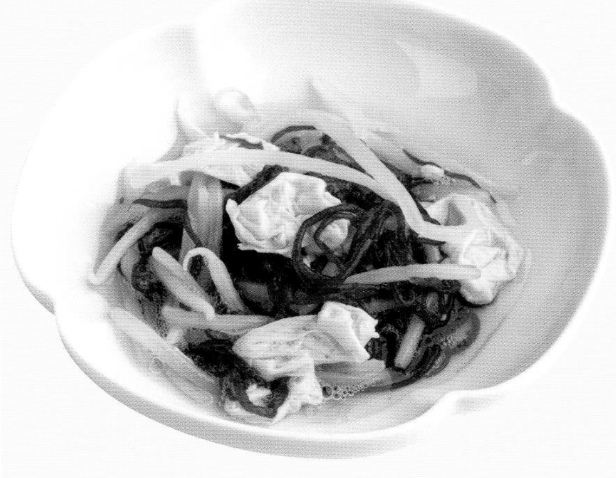

材料（1人分）

- もやし……40g
- もずく……35g
- 湯葉（乾）……3g
- ⓐ酢……大さじ1（15g）
- ⓐだし……小さじ2（10g）
- ⓐ塩……ミニスプーン$\frac{1}{3}$（0.4g）
- ⓐ砂糖……小さじ$\frac{1}{3}$（1g）

作り方

1. もやしは根を除いてゆで、湯をきる。湯葉はもどしてゆで、湯をきる。
2. ⓐを合わせ、もずく、もやし、湯葉をあえる。

1人分　エネルギー33kcal　脂質1.0g　塩分0.5g

マッシュルームとタコのマリネ

レモン、酢と少量の塩でシンプルに仕上げ、マッシュルームとタコのうま味を生かします。

材料（1人分）

- マッシュルーム……80g
- オリーブ油……小さじ½(2g)
- ゆでダコ……40g
- レモン……10g
- 酢……小さじ1(5g)
- 塩……少量(0.2g)

作り方

1. タコは5～6mm幅に切る。レモンは薄いいちょう切りにする。
2. マッシュルームは縦半分に切り、フライパンにオリーブ油を熱してこんがりといためて火を通す。
3. **1**と**2**を合わせ、酢と塩を加え混ぜる。

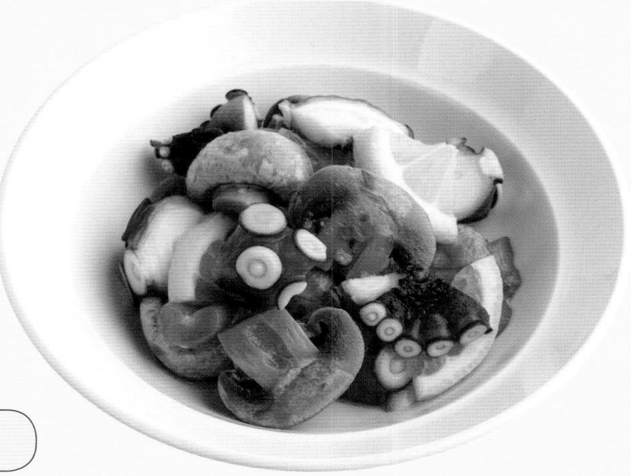

1人分	エネルギー71kcal	脂質2.1g	塩分0.4g

わかめとねぎと鶏ささ身の煮浸し

わかめには、食物繊維やビタミン、ミネラルが豊富。カットわかめは、ストックできるので便利です。

材料（1人分）

- カットわかめ（乾）……2g
- ねぎ……40g
- 鶏ささ身……40g
- ⓐ だし……¼カップ(50mL)
- ⓐ しょうゆ、みりん……各ミニスプーン1弱(1g)
- ⓐ 塩……ミニスプーン⅓(0.4g)

作り方

1. わかめはもどして水けを軽く絞る。ねぎは斜め切り、ささ身は薄いそぎ切りにする。
2. なべにⓐを合わせて火にかけ、ささ身を加えてひと煮する。わかめとねぎを加え、ねぎがくったりとなるまで煮る。

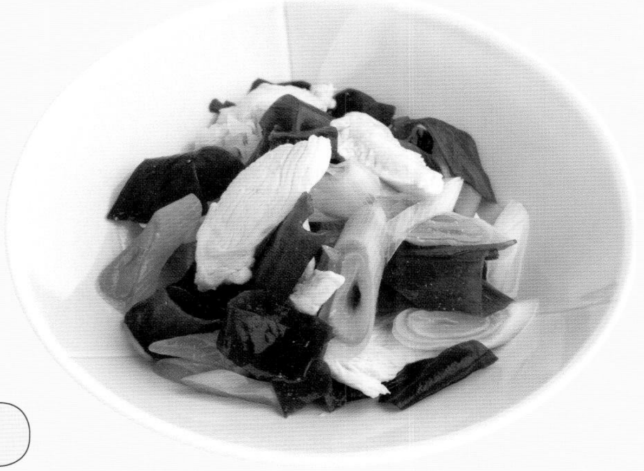

1人分	エネルギー61kcal	脂質0.2g	塩分0.7g

トマトと牛肉の薬味おろしかけ

肉のうま味と味わいを生かした、塩分ゼロの副菜。
軽めの主菜と組み合わせて。

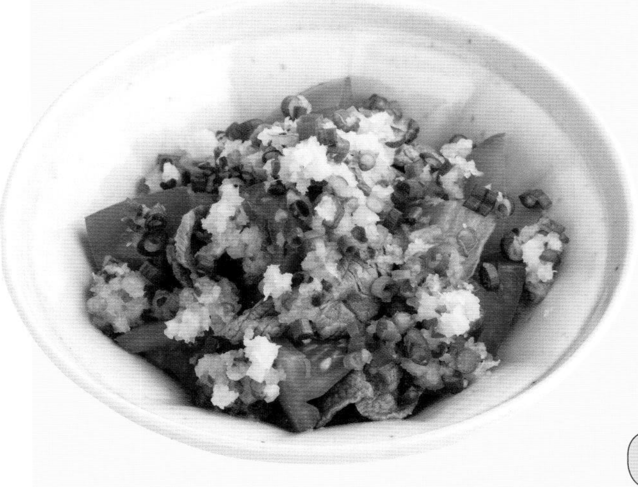

材料（1人分）

トマト	100g
牛もも薄切り肉	40g
大根	30g
小ねぎ	10g
しょうが	2g
酢	小さじ2（10g）

作り方

1 トマトは一口大に切る。牛肉はゆでて一口大にちぎる。大根はすりおろして汁けをきる。小ねぎは小口切りにし、しょうがはすりおろす。
2 おろし大根に酢をまぜ、小ねぎとしょうがを加え混ぜる。
3 牛肉とトマトを合わせて器に盛り、**2**をかける。

1人分　エネルギー86kcal　脂質2.4g　塩分0g

長芋とキウイと貝柱の酢の物

長芋は消化を助ける成分を含む食材です。
キウイにもたんぱく質の分解を助ける酵素が含まれます。

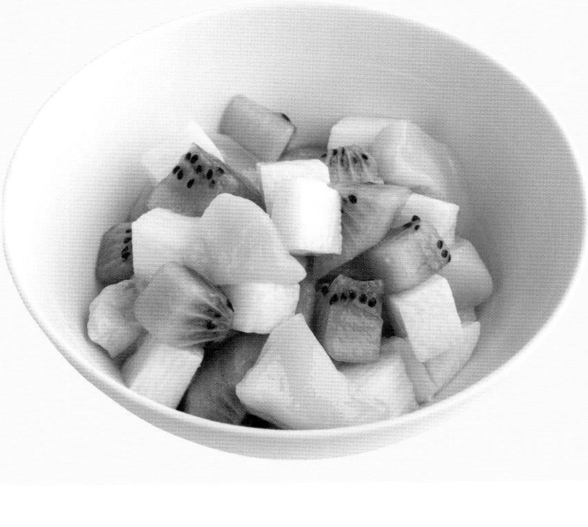

材料（1人分）

長芋	50g
キウイフルーツ	40g
ホタテ貝柱	50g
酢	小さじ2（10g）
塩	ミニスプーン$\frac{1}{3}$（0.4g）

作り方

1 長芋、キウイ、ホタテは1cm角に切る。
2 **1**に酢と塩を加えてあえる。

1人分　エネルギー98kcal　脂質0.2g　塩分0.5g

脂質控えめの汁物

本書で紹介する汁物は、どれも脂質が控えめで安心。
野菜や芋などの具材がたくさん入った、副菜を兼ねるスープです。
汁の量はやや少なめくらいにすると、塩分のとりすぎを防げます。

野菜と鶏ささ身の酸味スープ

鶏ささ身でたんぱく質もとれる具だくさんスープ。
酢は加熱すると酸味がほどよく抜けて、
スープにうま味やこくがプラスされます。

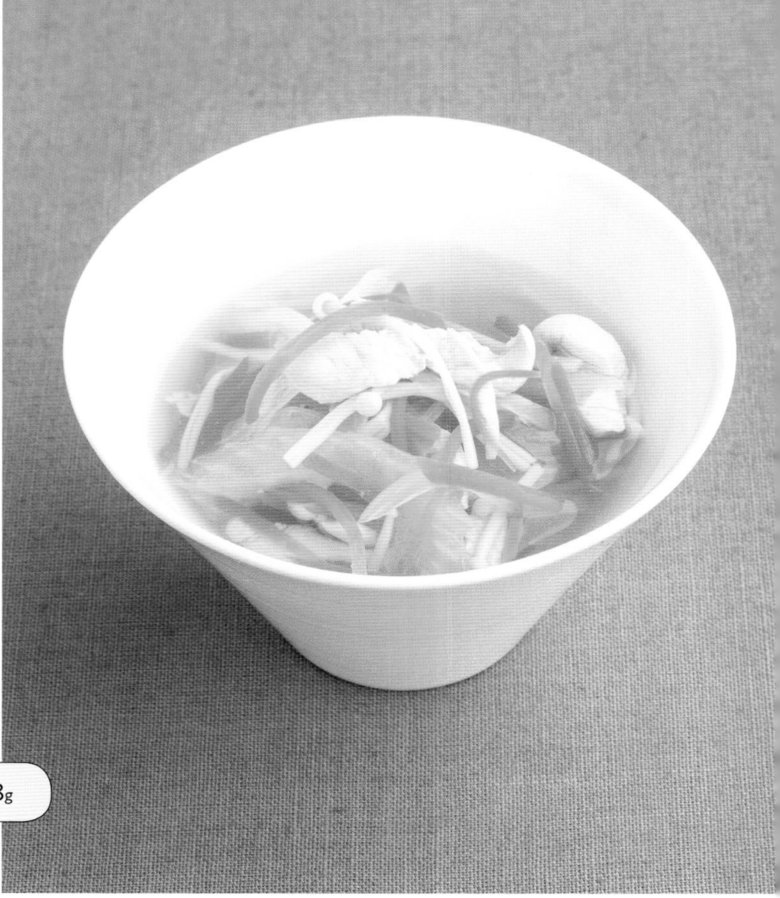

材料（1人分）

鶏ささ身	40g
玉ねぎ	25g
セロリ、にんじん、えのきたけ	各20g
ⓐ 固形チキンブイヨン	1/6個（1.2g）
ⓐ 湯	3/5カップ（120mL）
塩	少量（0.2g）
こしょう	少量
酢	大さじ1（15g）

作り方

1. ささ身は筋を除いて薄いそぎ切りにする。
2. 玉ねぎは薄切り、セロリは斜め薄切り、にんじんはせん切りにする。えのきたけは4cm長さに切る。
3. なべにⓐを入れて煮立て、ささ身を入れて煮る。火が通ったら**2**を加えてひと煮する。
4. 塩とこしょうで味をととのえ、火を消して酢を加える。

1人分　エネルギー 73kcal　脂質 0.3g　塩分 0.8g

にらとなめこの豆乳スープ

豆乳となめこという意外な組み合わせがおいしい。にらの香りがアクセントです。

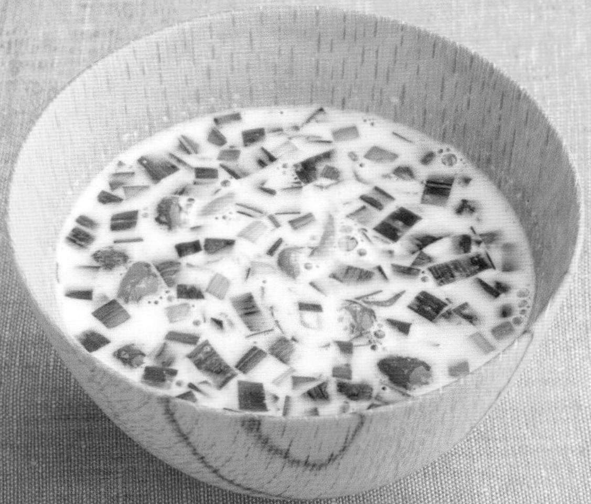

材料（1人分）

にら、なめこ……各20g
だし……大さじ2（30mL）
豆乳（成分無調整）……100g
塩……ミニスプーン⅓（0.4g）
こしょう……少量

作り方

1 にらは7〜8mm幅の小口切りにする。なめこはさっと洗う。
2 なべにだしを煮立て、**1**を加えて煮る。
3 豆乳を加え、塩とこしょうを加える。煮立ち始めたら火を消す。

1人分　エネルギー51kcal　脂質1.8g　塩分0.4g

さつま芋と葉ねぎのみそ汁

芋の甘味にみその風味が合います。低脂質で、食物繊維をプラスできる汁物です。

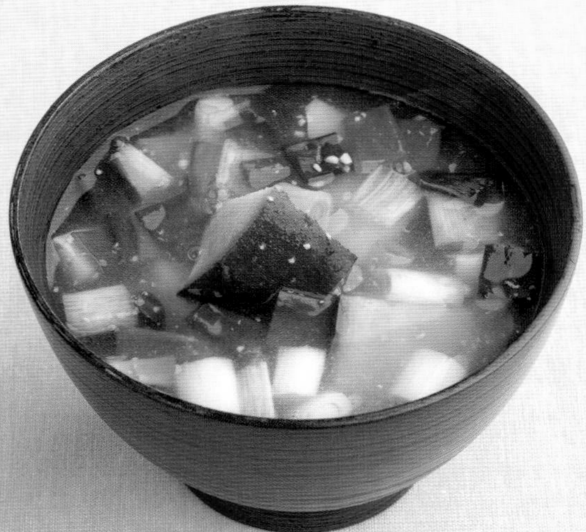

材料（1人分）

さつま芋（皮つき）……50g
葉ねぎ……20g
だし……⅗カップ（120mL）
みそ……小さじ1⅓（8g）

作り方

1 さつま芋は小さめの乱切りにし、葉ねぎは2cm長さに切る。
2 なべにだしを入れ、さつま芋を加えて煮る。
3 さつま芋がやわらかくなったら葉ねぎを加え、みそをとき入れる。

1人分　エネルギー86kcal　脂質0.5g　塩分1.2g

かぶのスープ

かぶの甘味がやさしい、シンプルなスープ。
栄養豊富なかぶの葉も加えて彩りよく。

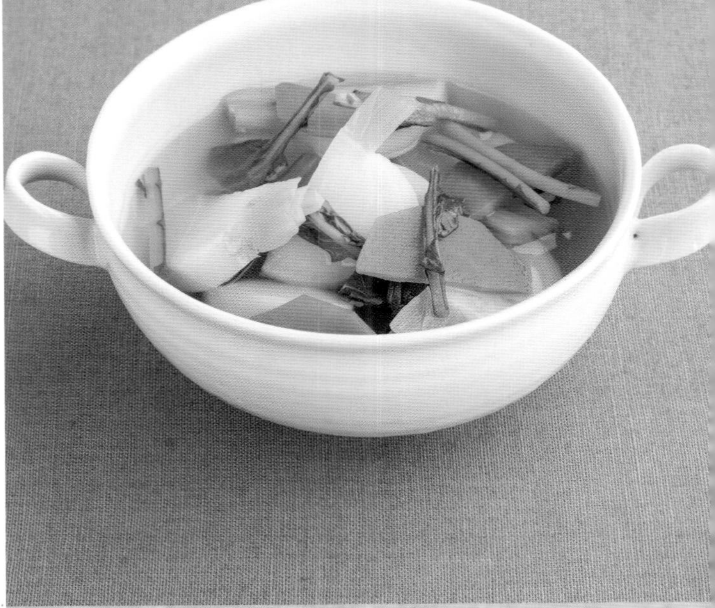

材料（1人分）

かぶ……75g
かぶの葉……20g
にんじん……15g
ⓐ 固形チキンブイヨン……1/6個（1.2g）
ⓐ 湯……3/5カップ（120mL）
ⓐ ロリエ……少量
塩……ミニスプーン1/3（0.4g）
こしょう……少量

作り方

1 かぶは5～6mm厚さの半月切りにする。かぶの葉は2～3cm長さに切る。にんじんは薄い半月切りにする。
2 なべにⓐを入れて火にかけ、かぶとにんじんを煮る。
3 火が通ったらかぶの葉を加え、塩とこしょうで味をととのえる。

1人分	エネルギー26kcal	脂質0.2g	塩分1.0g

焼きねぎとのりのスープ

ねぎはグリルで焼き、香ばしさと甘味を引き出します。
のりの風味をきかせて、汁はうす味に。

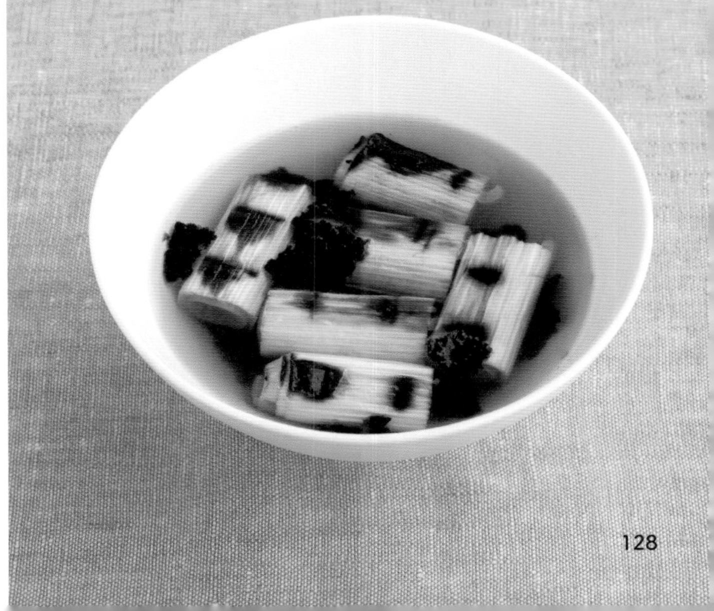

材料（1人分）

ねぎ……40g
ⓐ 固形チキンブイヨン……1/6個（1.2g）
ⓐ 湯……3/5カップ（120mL）
塩……ミニスプーン1/3（0.4g）
焼きのり……全型1/2枚（1.5g）

作り方

1 ねぎはグリルでこんがりと焼き、3cm長さに切る。のりは小さくちぎる。
2 なべにⓐを入れて煮立てる。塩で味をととのえ、**1**を加える。

1人分	エネルギー21kcal	脂質0.1g	塩分0.9g

トマトの冷たいスープ

フレッシュな野菜のシャキシャキした食感が新鮮。
サラダ感覚でいただけるスープです。

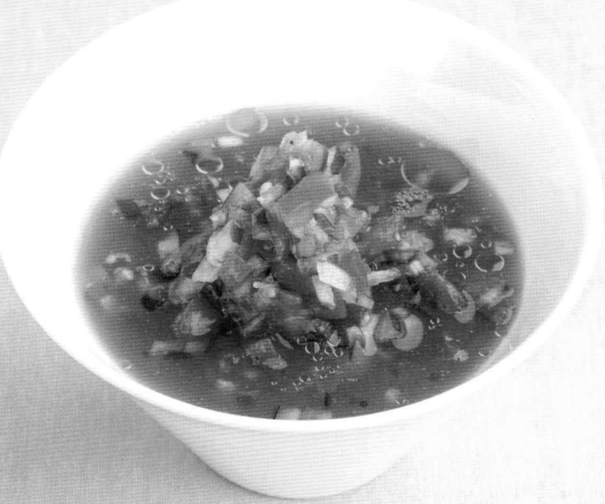

材料（1人分）

トマト……100g
紫玉ねぎ……15g
ピーマン……10g
だし……2/5カップ（80mL）
塩……少量（0.2g）
チリペッパー……少量
オリーブ油……小さじ1/2（2g）

作り方

1 トマト、紫玉ねぎ、ピーマンは、あらみじん切りにする。
2 **1**を合わせてだしを加え、塩とチリペッパーで味をととのえ、冷蔵庫で冷やす。
3 器に盛り、オリーブ油をかける。

1人分　エネルギー47kcal　脂質2.1g　塩分0.3g

じゃが芋の冷製ヨーグルトスープ

生クリームや牛乳の代わりに、
ヨーグルトを使って脂質をおさえました。

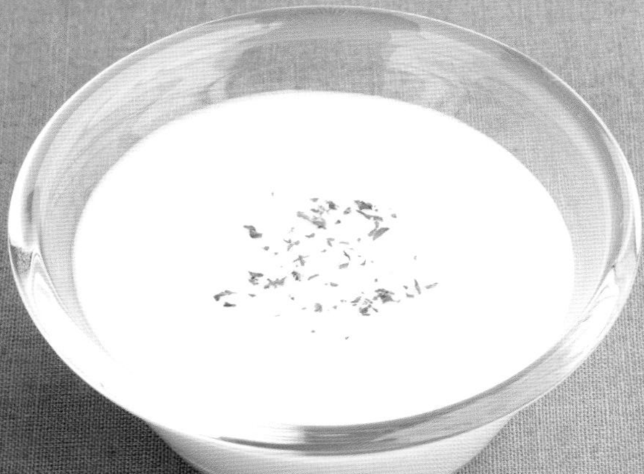

材料（1人分）

じゃが芋……50g
玉ねぎ……10g
だし……2/5カップ（80mL）
プレーンヨーグルト……70g
塩……少量（0.2g）
ドライパセリ……少量

作り方

1 じゃが芋は5mm厚さのいちょう切りにし、水洗いする。玉ねぎはみじん切りにする。
2 なべに**1**とだしを入れてふたをし、7～8分蒸し煮にする。やわらかくなったら火を消し、じゃが芋をざっとつぶす。
3 あら熱がとれたらヨーグルトを加えて混ぜ合わせ、塩で味をととのえ、冷蔵庫で冷やす。
4 器に盛り、パセリを散らす。

1人分　エネルギー74kcal　脂質2.0g　塩分0.4g

まとめ作りで便利な副菜

まとめてたくさん作って、いろいろな料理にアレンジできる料理を紹介します。

根菜のいり煮

和風も洋風にも応用範囲の広い一品。
食物繊維豊富な副菜として、そのまま食べても。

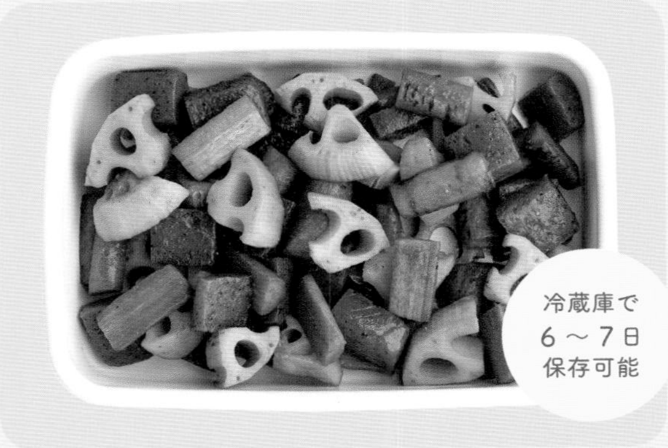

冷蔵庫で
6～7日
保存可能

材料（4人分）

れんこん、ごぼう、こんにゃく……各160g
ごま油……小さじ2（8g）
ⓐだし……1カップ（200mL）
ⓐしょうゆ……小さじ2（12g）
ⓐ砂糖……小さじ1（3g）

作り方

1 れんこんは1cm厚さのいちょう切りにする。ごぼうは縦半分に切ってさらに2cm長さに切り、下ゆでする。こんにゃくは5～6mm厚さの一口大に切り、下ゆでする。
2 なべにごま油を熱し、**1**をいためる。油がなじんだらⓐを加え、落としぶたをして、汁けがなくなるまで煮る。

1人分	エネルギー76kcal	脂質2.0g	塩分0.5g

根菜の納豆あえ

アレンジ①

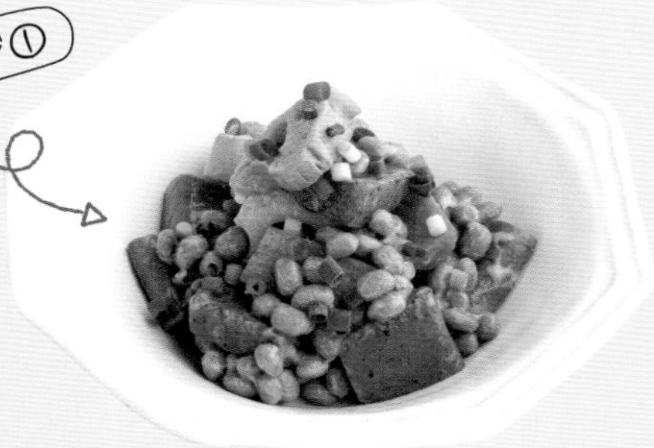

材料と作り方（1人分）

1 納豆40gと、根菜のいり煮1人分をあえる。

1人分	エネルギー152kcal	脂質5.9g	塩分0.5g

けんちん汁

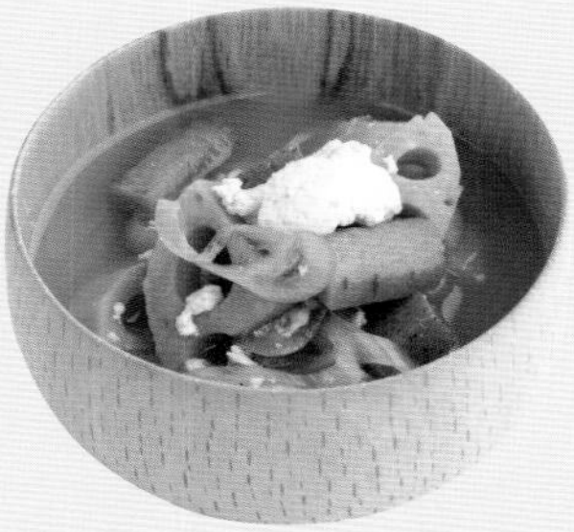

アレンジ②

材料と作り方（1人分）

1 なべにもめん豆腐50gをくずし入れ、からいりして水けをとばす。根菜のいり煮1人分を加えていため、なじんだらだし$\frac{3}{5}$カップ（120mL）を注ぐ。
2 煮立ったらねぎ20gを斜め切りにして加え、しょうゆ小さじ$\frac{1}{3}$（2g）で味をととのえる。

1人分	エネルギー123kcal	脂質4.3g	塩分0.9g

根菜トマトパスタ

アレンジ③

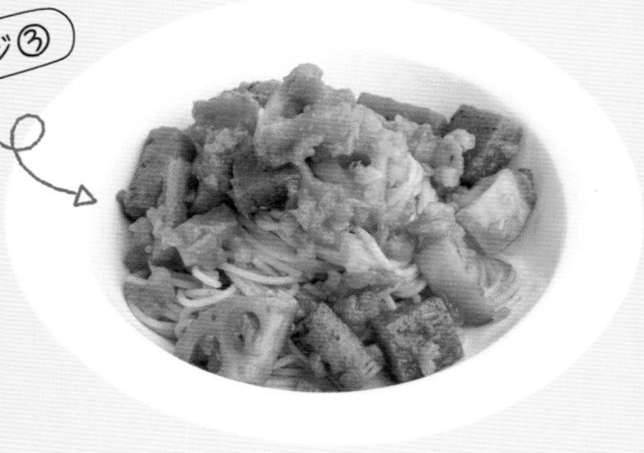

材料と作り方（1人分）

1 スパゲティ（乾）70gはゆでて湯をきる。
2 玉ねぎ25gはみじん切りにし、根菜のいり煮1人分、カットトマト缶詰め100g、湯$\frac{1}{4}$カップ（50mL）とともにフライパンに入れて、火にかける。
3 3～4分煮て味をなじませ、塩ミニスプーン$\frac{1}{2}$（0.6g）、タイム（乾）、オレガノ（乾）各少量を加え、**1**を加えてあえる。

1人分	エネルギー348kcal	脂質3.2g	塩分1.1g

パプリカのマリネ

味がしみ込んだパプリカを使ったアレンジ料理は、調味料を使わなくても味が決まります！

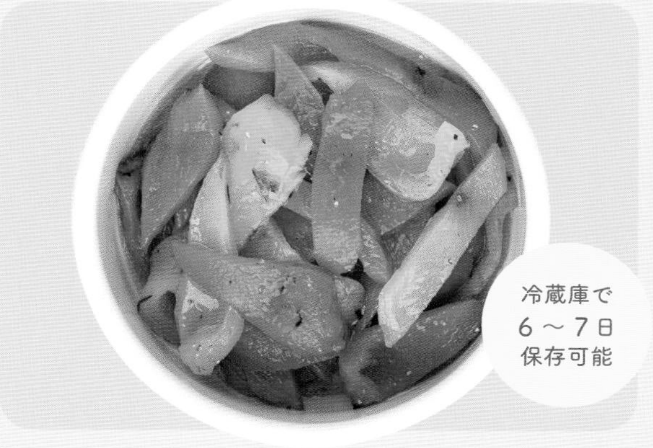

材料（4人分）

赤パプリカ、黄パプリカ……各120g

ⓐ
- オリーブ油……小さじ2（8g）
- 酢……小さじ4（20g）
- 塩……ミニスプーン$\frac{2}{3}$（0.8g）
- こしょう……少量

作り方

1 パプリカ2種は縦4つ割りに切って種とへたを除き、グリルで12～13分、皮が焦げるまで焼き、冷水にとって皮をむく。水けをよくふいて一口大に切る。

2 ⓐを混ぜ合わせ、**1**をあえる。

1人分	エネルギー37kcal	脂質2.1g	塩分0.2g

パプリカとイカのいため物

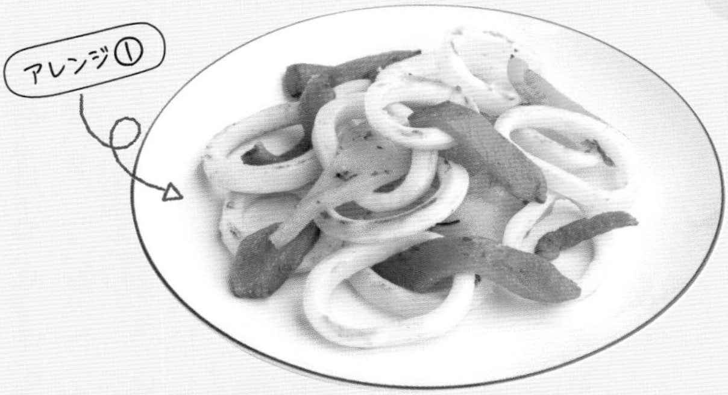

材料と作り方（1人分）

1 イカの胴100gは皮をむいて7～8mm幅の輪切りにする。

2 フライパンにパプリカのマリネ1人分を入れて火にかける。熱くなったらイカを入れていため合わせる。

1人分	エネルギー113cal	脂質2.4g	塩分0.7g

パプリカ入りもずく酢

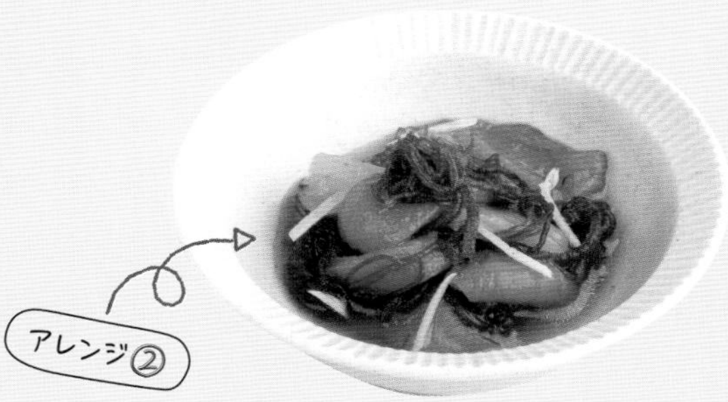

材料と作り方（1人分）

1 酢大さじ1（15g）、砂糖小さじ$\frac{1}{4}$（0.75g）、しょうがのせん切り2g、水小さじ1（5g）を混ぜ合わせる。

2 もずく40gとパプリカのマリネ1人分を合わせ、**1**であえる。

1人分	エネルギー49kcal	脂質2.1g	塩分0.3g

パプリカと貝柱のあえ物

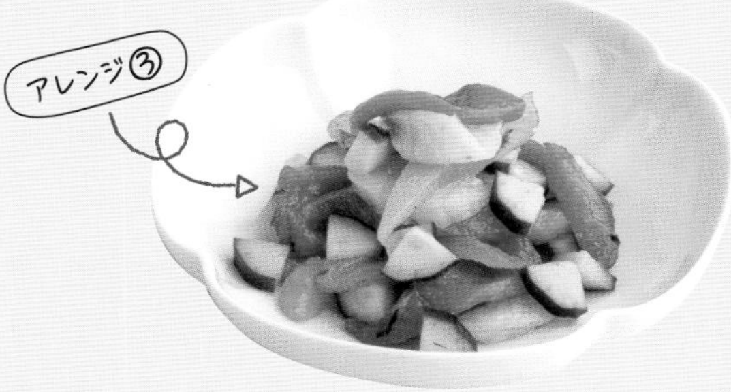

材料と作り方（1人分）

1 ホタテ貝柱50gはそぎ切りに、きゅうり20gは4～5mm厚さのいちょう切りにする。

2 パプリカのマリネ1人分と**1**を合わせてあえる。

1人分	エネルギー81kcal	脂質2.2g	塩分0.4g

きのこの酢浸し

きのことちりめんじゃこのうま味がいっぱいの酢浸し。
和風や洋風などいろいろな料理に。

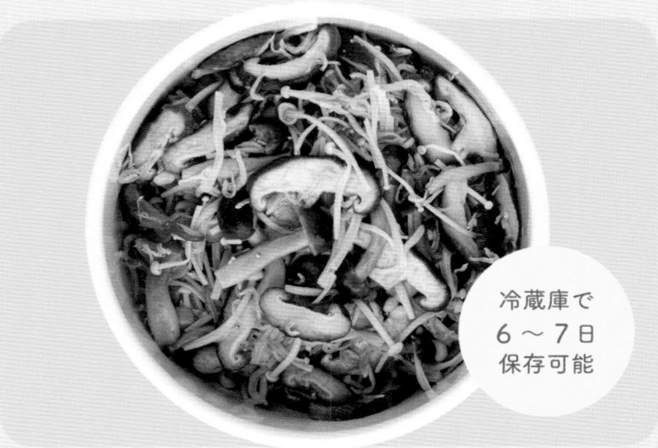

材料（4人分）

えのきたけ、しめじ、生しいたけ……………… 各80g
ちりめんじゃこ……………………………………20g
酒…………………………………………小さじ4（20g）
酢…………………………………………大さじ4（60g）
みりん……………………………………小さじ1（6g）

作り方

1 えのきたけは長さを半分に切ってほぐす。しめじは石づきを除いてほぐす。生しいたけは軸を落とし、3～4mm厚さに切る。
2 なべにすべての材料を入れ、ふたをして火にかける。5～6分蒸し煮にしてしんなりとさせる。

1人分　エネルギー42kcal　脂質0.2g　塩分0.3g

鶏ささ身ときのこの酢いため

アレンジ①

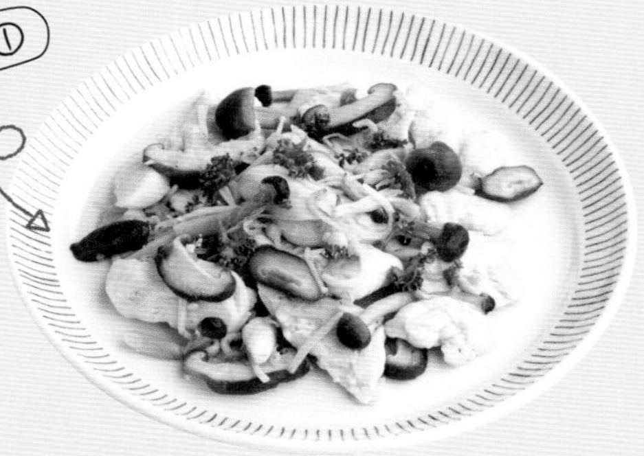

材料と作り方（1人分）

1 鶏ささ身100gは筋を除いてそぎ切りにし、塩ミニスプーン1/4（0.3g）をふる。
2 フライパンにごま油小さじ3/4（3g）を熱して鶏ささ身をいためる。色がかわったら、きのこの酢浸し1人分を汁ごと加え、いため合わせる。あればパセリのみじん切り少量を散らす。

1人分　エネルギー167kcal　脂質3.6g　塩分0.7g

きのこの混ぜずし

アレンジ②

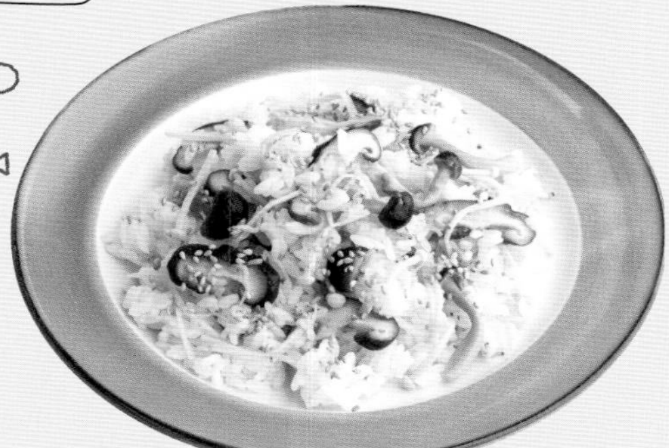

材料と作り方（1人分）

1 温かいごはん200gに、きのこの酢浸し1人分を汁ごと加え混ぜ、いり白ごま小さじ1（2g）を加える。

1人分　エネルギー366kcal　脂質1.6g　塩分0.3g

きのこ入りかぼちゃサラダ

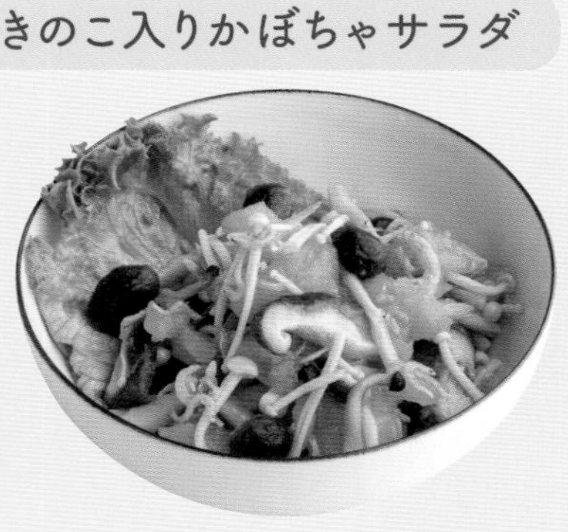

アレンジ③

材料と作り方（1人分）

1 かぼちゃ50gは皮をむいて一口大に切り、やわらかくゆでる。フォークの背などでざっとつぶす。
2 **1**にきのこの酢浸し1人分、オリーブ油小さじ1/2（2g）、こしょう少量を加えて混ぜる。
3 あればリーフレタス1枚を器に敷き、**2**を盛る。

1人分　エネルギー99kcal　脂質2.3g　塩分0.3g

紫キャベツのコールスロー

独特の歯ごたえがある紫キャベツのせん切りサラダ。加熱してアレンジすると、酸味はまろやかになります。

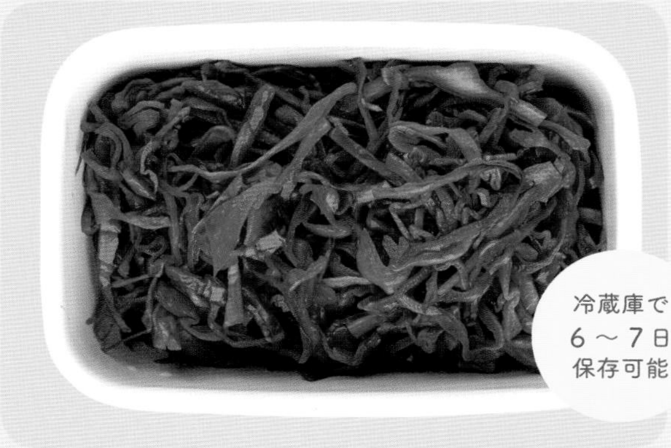

材料（4人分）

紫キャベツ……160g
ⓐ 酢……大さじ4（60g）
ⓐ ロリエ……1枚
ⓐ 塩……ミニスプーン$1\frac{1}{3}$（1.6g）
ⓐ 砂糖……小さじ1（3g）

作り方

1 紫キャベツはせん切りにする。
2 なべにⓐを合わせて火にかける。煮立ったら紫キャベツを入れ、混ぜながらひと煮し、火を消してさます。

1人分　エネルギー22kcal　脂質0g　塩分0.4g

豚ヒレ肉と紫キャベツの煮込み

アレンジ①

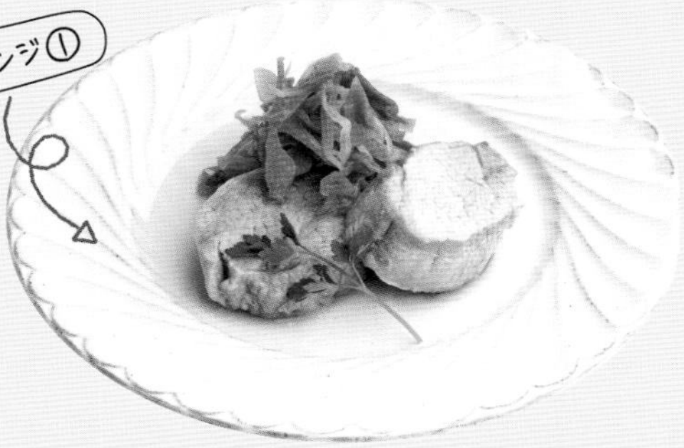

材料と作り方（1人分）

1 豚ヒレ肉100gは2〜3cm幅に切り、塩ミニスプーン$\frac{1}{3}$（0.4g）とこしょう少量をふる。
2 なべに豚肉とコールスロー1人分を入れて白ワイン小さじ2（10g）をふり入れ、火にかける。煮立ったら湯$\frac{1}{4}$カップ（50mL）を加えてふたをし、10分ほど蒸し煮にして火を消す。
3 器に盛り、あればイタリアンパセリ1枝を飾る。

1人分　エネルギー148kcal　脂質3.3g　塩分0.9g

じゃが芋と紫キャベツのソテー

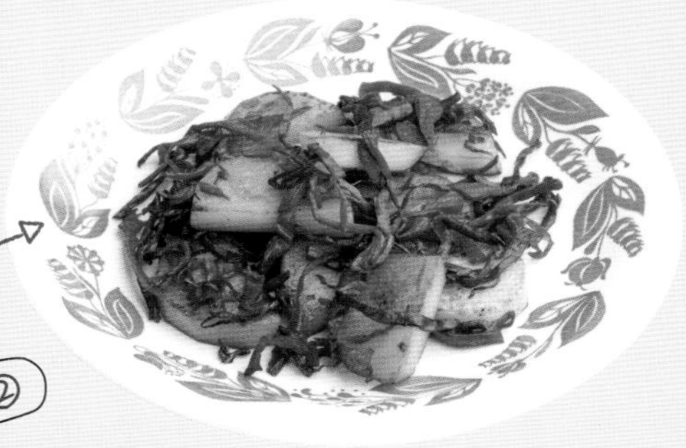

アレンジ②

材料と作り方（1人分）

1 じゃが芋80gは7〜8mm厚さの半月切りにし、水洗いする。
2 フライパンにオリーブ油小さじ$\frac{3}{4}$（3g）を熱し、じゃが芋をソテーする。火が通ったらコールスロー1人分を加えていため合わせる。

1人分　エネルギー96kcal　脂質3.0g　塩分0.4g

紫キャベツのバゲットサンド

アレンジ③

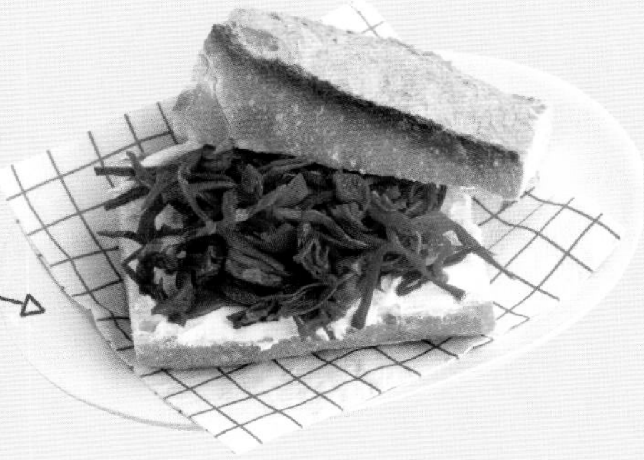

材料と作り方（1人分）

1 フランスパン90gは厚みを半分に切ってカテージチーズ80gを塗り、コールスロー1人分をはさむ。

1人分　エネルギー361kcal　脂質4.3g　塩分2.6g

りんごとベリーのフルーツピクルス

フルーツのフレッシュな香りが楽しめるピクルスは、甘味と酸味のバランスがほどよく、アレンジも自在。

材料（1人分）

りんご（皮つき）、冷凍ミックスベリー…各160g
酢、はちみつ…………………………各40g

作り方

1 りんごは1cm角に切る。ミックスベリーは自然解凍する。
2 すべての材料をあえる。

1人分 ｜ エネルギー74kcal　脂質0g　塩分0g

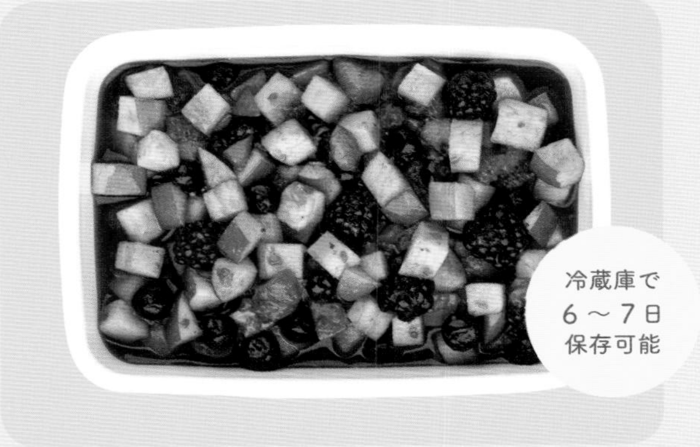

アレンジ①

メカジキのソテー フルーツソース

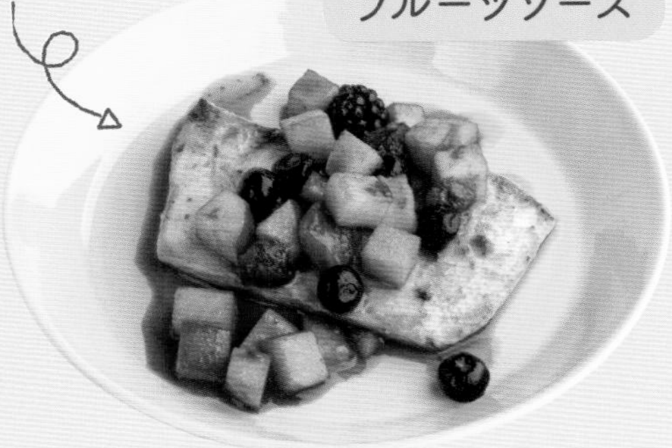

材料と作り方（1人分）

1 メカジキ100gに塩少量（0.2g）とこしょう少量をふる。フライパンにオリーブ油小さじ$\frac{3}{4}$（3g）を熱し、ソテーする。
2 メカジキにこんがりと焼き色がついて火が通ったら、ピクルス1人分を汁ごと加える。白ワイン小さじ2（10g）も加えてひと煮立ちさせ、メカジキにからめる。

1人分 ｜ エネルギー248kcal　脂質9.6g　塩分0.4g

アレンジ②

焼きなすとフルーツピクルスのあえ物

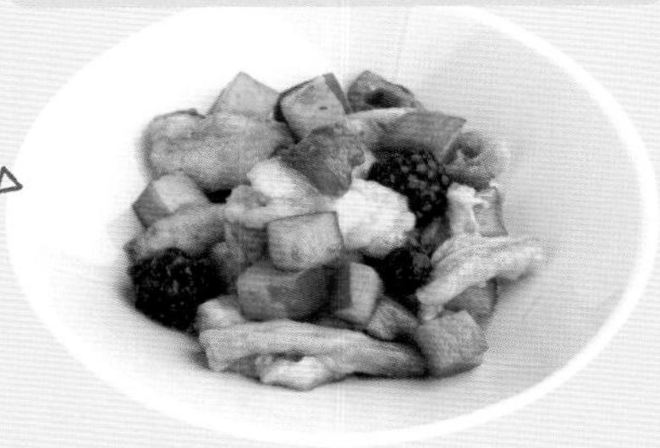

材料と作り方（1人分）

1 なす1本（80g）は竹串で全体を刺して穴をあけ、魚焼きグリルで皮が焦げるまで焼く。冷水にとって皮をむき、一口大に切る。
2 **1**のなすとピクルス1人分を合わせ、しょうゆ小さじ$\frac{1}{3}$（2g）を加えてあえる。

1人分 ｜ エネルギー90kcal　脂質0g　塩分0.3g

アレンジ③

さつま芋とフルーツピクルスのサラダ

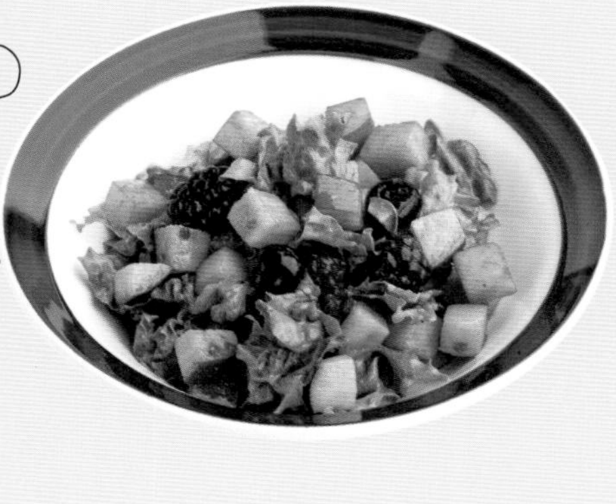

材料と作り方（1人分）

1 さつま芋（皮つき）50gは1cm角に切り、やわらかくゆでる。
2 リーフレタス20gは2cm四方に切る。
3 **1**、**2**、ピクルス1人分を合わせ、オリーブ油小さじ$\frac{1}{2}$（2g）を加えてあえる。

1人分 ｜ エネルギー159kcal　脂質2.0g　塩分0.1g

PART 4

胆石・胆のう炎・膵《すい》炎《えん》の人の

献立カレンダー

本書に掲載している料理を組み合わせた、低脂質で栄養バランスのよい献立を紹介します。STEP3とSTEP4（19ページ）それぞれ8週間分ずつの献立カレンダーとなっています。

胆のう・膵臓をいたわる食事に慣れてきたら、この献立カレンダーも参考にして、自分で献立を組み立ててみましょう。

	水					木					金					土				
	掲載ページ	料理名	エネルギー(kcal)	脂質(g)	塩分(g)	掲載ページ	料理名	エネルギー(kcal)	脂質(g)	塩分(g)	掲載ページ	料理名	エネルギー(kcal)	脂質(g)	塩分(g)	掲載ページ	料理名	エネルギー(kcal)	脂質(g)	塩分(g)
朝食	39	豚肉のしょうが焼き	199	9.0	0.5	51	鶏ささ身のつけ焼き	135	3.5	0.4	57	鶏肉と青梗菜のはるさめスープ	217	5.7	1.3	101	タラとトマトの卵いため	169	7.8	0.9
	122	にんじんとえのきたけの甘酢煮	25	0.1	0.2	39	じゃが芋の酢の物	35	0	0.3	37	きくらげ入り紅白なます	19	0	0	127	にらとなめこの豆乳スープ	51	1.8	0.4
	87	大根と里芋のみそ汁	51	0.5	1.1	37	にらとえのきのみそ汁	29	0.5	1.1		ごはん（180g）	281	0.4	0		ごはん（180g）	281	0.4	0
		ごはん（180g）	281	0.4	0		ごはん（180g）	281	0.4	0						59	グレープフルーツ	32	0.1	0
	朝食合計		556	10.0	1.8	朝食合計		480	4.4	1.8	朝食合計		517	6.1	1.3	朝食合計		533	10.1	1.3
昼食	65	カツオのたたきサラダ	132	3.3	0.7	109	タイ入り汁ビーフン	316	5.5	1.5	105	エビにらチャーハン	389	3.4	1.2	104	豆腐のトマトカレー煮ごはん	467	10.2	0.4
	118	切りこんぶと凍り豆腐の煮物	59	2.7	1.2	85	豚肉とほうれん草とれんこんのあえ物	149	9.5	0.7	47	もやしとにんじんのあえ物	39	3.0	0.2	123	いんげんのヨーグルトサラダ	68	4.1	0.4
	77	豚肉とにらとしめじの卵スープ	151	9.8	0.9	131	パプリカのマリネ	37	2.1	0.2	65	豚肉と豆苗のスープ	79	2.4	1.0	116	ひじきのマリネ	56	3.1	0.4
		ごはん（180g）	281	0.4	0	41	りんご	56	0.1	0	29	オレンジ	42	0.1	0					
	昼食合計		623	16.2	2.8	昼食合計		558	17.2	2.4	昼食合計		549	8.9	2.4	昼食合計		591	17.4	1.2
夕食	111	鶏ささ身とセロリのさんしょういため	127	3.4	0.7	61	牛肉のサテー	164	6.6	0.5	67	鶏肉団子とかぶのトマト煮	239	13.7	1.0	112	マグロのねぎまなべ風	165	1.7	0.8
	120	さつま芋のじゃこ煮	82	0.1	0.4	132	きのこ入りかぼちゃサラダ	99	2.3	0.3	61	ブロッコリーのエスニック風蒸し煮	54	3.1	0.6	29	青梗菜ともやしとちくわのあえ物	45	0.6	1.0
	131	パプリカ入りもずく酢	49	2.1	0.3	33	野菜たっぷりスープ	69	0.2	0.8	41	タラとじゃが芋のサラダ	77	0.1	0.7	127	さつま芋と葉ねぎのみそ汁	86	0.5	1.2
		ごはん（180g）	281	0.4	0		ごはん（180g）	281	0.4	0		ごはん（180g）	281	0.4	0		ごはん（180g）	281	0.4	0
	夕食合計		539	6.0	1.4	夕食合計		613	9.5	1.6	夕食合計		651	17.3	2.3	夕食合計		577	3.2	3.0
	一日合計		1718	32.2	6.0	一日合計		1651	31.1	5.8	一日合計		1717	32.3	6.0	一日合計		1701	30.7	5.5

	水					木					金					土				
	掲載ページ	料理名	エネルギー(kcal)	脂質(g)	塩分(g)	掲載ページ	料理名	エネルギー(kcal)	脂質(g)	塩分(g)	掲載ページ	料理名	エネルギー(kcal)	脂質(g)	塩分(g)	掲載ページ	料理名	エネルギー(kcal)	脂質(g)	塩分(g)
朝食	102	エビとレタスの卵とじ	162	4.8	1.3	81	あっさりクラムチャウダー	146	3.9	0.7	69	タイと豆腐の具だくさんみそ汁	211	8.7	1.2	101	鶏ささ身と大根の梅煮	95	0.4	0.7
	120	里芋のツナ酢みそかけ	90	3.6	0.9	79	いんげんとトマトのサラダ	55	3.1	0.6	87	サケ缶入りもずく酢	62	1.9	0.2	67	かぶの葉としめじの白あえ	96	4.9	0.6
		ごはん（180g）	281	0.4	0	33	トースト	223	3.3	1.1	27	にんじんとしいたけのたたきとろろあえ	50	0.1	0.2	37	にらとえのきのみそ汁	29	0.5	1.1
	41	りんご	56	0.1	0	33	いちごジャムヨーグルト	66	0.2	0.1		ごはん（180g）	281	0.4	0		ごはん（180g）	281	0.4	0
	朝食合計		589	8.9	2.2	朝食合計		490	10.5	2.5	朝食合計		604	11.1	1.6	朝食合計		501	6.2	2.4
昼食	53	納豆あえそば	396	9.4	1.2	108	豚肉と小松菜のゆず煮うどん	389	5.2	1.8	89	きじ焼き風丼	454	8.8	0.5	106	鶏肉とねぎの和風スパゲティ	418	8.5	0.7
	49	春菊とさつま芋の煮浸し	52	0.1	0.7	131	パプリカと貝柱のあえ物	81	2.2	0.4	117	ほうれん草としめじのからしあえ	17	0.2	0.3	134	さつま芋とフルーツピクルスのサラダ	159	2.0	0.1
	97	タコとグレープフルーツのおろしあえ	88	0.1	0.8	53	ゆで里芋	42	0.1	0	128	焼きねぎとのりのスープ	21	0.1	0.9	122	キャベツとちくわのからし酢あえ	60	0.6	1.1
						59	グレープフルーツ	32	0.1	0	41	りんご	56	0.1	0	45	ヨーグルト	39	2.0	0.1
	昼食合計		536	9.6	2.7	昼食合計		544	7.6	2.2	昼食合計		548	9.2	1.7	昼食合計		676	13.1	2.0
夕食	43	カレイの洋風煮	125	1.1	0.7	85	豆腐の薬味煮	159	9.7	0.5	55	豚ヒレソテートマトソース	177	6.3	0.3	37	タイの香り蒸し	173	7.6	0.5
	55	マッシュポテトサラダ	199	13.3	0.4	49	蒸し鶏とあんずときゅうりのおろしあえ	140	2.8	0.4	120	里芋のツナ酢みそかけ	90	3.6	0.9	130	根菜のいり煮	76	2.0	0.5
	91	パプリカとエリンギのグリル	17	0.1	0	132	きのこの酢浸し	42	0.2	0.3	128	かぶのスープ	26	0.2	1.0	57	たたききゅうりの香味あえ	34	2.0	0.6
		ごはん（180g）	281	0.4	0		ごはん（180g）	281	0.4	0		ごはん（180g）	281	0.4	0		ごはん（180g）	281	0.4	0
	夕食合計		622	14.9	1.1	夕食合計		622	13.1	1.2	夕食合計		574	10.5	2.2	夕食合計		564	12.0	1.6
	一日合計		1747	33.4	6.0	一日合計		1656	31.2	5.9	一日合計		1726	30.8	5.5	一日合計		1741	31.3	6.0

1週目

	日 掲載ページ	日 料理名	日 エネルギー(kcal)	日 脂質(g)	日 塩分(g)	月 掲載ページ	月 料理名	月 エネルギー(kcal)	月 脂質(g)	月 塩分(g)	火 掲載ページ	火 料理名	火 エネルギー(kcal)	火 脂質(g)	火 塩分(g)
朝食	100	豆腐のみそ焼き	93	4.8	0.4	103	カツオの薬味煮	150	2.4	0.4	63	タラのカレー風味バゲットサンド	366	4.1	1.9
朝食	119	ごぼうのごま酢あえ	44	1.1	0.2	122	キャベツとちくわのからし酢あえ	60	0.6	1.1	75	ひよこ豆入りミネストローネ	76	0.7	0.9
朝食	27	小松菜となすのみそ汁	26	0.5	1.1		ごはん（180g）	281	0.4	0	134	りんごとベリーのフルーツピクルス	74	0	0
朝食		ごはん（180g）	281	0.4	0	29	オレンジ	42	0.1	0	45	ヨーグルト	39	2.0	0.1
		朝食合計	444	6.8	1.7		朝食合計	533	3.5	1.5		朝食合計	555	6.8	2.9
昼食	106	生トマトのナポリタン	456	8.7	0.9	41	ドライカレー	456	13.9	1.5	47	マーボー豆腐	237	13.4	0.7
昼食	61	シラス入りコールスロー	50	2.2	0.8	45	紫玉ねぎとミニトマトのピクルス	36	0	0	89	大根と焼きしいたけの酢の物	23	0.1	0.2
昼食	93	玉ねぎのカレーミルクスープ	129	5.4	1.0	128	かぶのスープ	26	0.2	1.0	126	野菜と鶏ささ身の酸味スープ	73	0.3	0.8
昼食	41	りんご	56	0.1	0	45	ヨーグルト	39	2.0	0.1		ごはん（180g）	281	0.4	0
		昼食合計	691	16.4	2.7		昼食合計	557	16.1	2.6		昼食合計	614	14.2	1.7
夕食	49	貝柱のみそ焼き	139	3.5	1.1	114	豚肉のソテー玉ねぎあんかけ	168	6.2	0.7	111	アスパラの牛肉巻きグリル	153	5.8	0.5
夕食	83	蒸しなすの梅だれかけ	44	2.0	0.5	43	ほうれん草とスナップえんどうのマリネ	47	3.1	0.6	95	さつま芋とひじきの白あえ	97	3.5	0.6
夕食	35	かぼちゃの煮物	73	1.2	0.3	134	さつま芋とフルーツピクルスのサラダ	159	2.0	0.1	39	かぶと白菜のみそ汁	37	0.5	1.1
夕食		ごはん（180g）	281	0.4	0		ごはん（180g）	281	0.4	0		ごはん（180g）	281	0.4	0
		夕食合計	537	7.1	1.9		夕食合計	655	11.7	1.4		夕食合計	568	10.2	2.2
		一日合計	1672	30.3	6.3		一日合計	1745	31.3	5.5		一日合計	1737	31.2	6.8

2週目

	日 掲載ページ	日 料理名	日 エネルギー(kcal)	日 脂質(g)	日 塩分(g)	月 掲載ページ	月 料理名	月 エネルギー(kcal)	月 脂質(g)	月 塩分(g)	火 掲載ページ	火 料理名	火 エネルギー(kcal)	火 脂質(g)	火 塩分(g)
朝食	102	豚肉の豆乳煮	205	7.2	0.3	27	豆腐のおろし煮	74	3.6	0.9	45	豚ヒレ肉のポトフ	149	3.4	1.0
朝食	51	大根と白菜としめじのみそ汁	33	0.5	1.1	51	ほうれん草とちくわのお浸し	46	0.6	0.9	59	トマトサラダ	53	2.1	0.8
朝食		ごはん（180g）	281	0.4	0	57	さつま芋グリルヨーグルト添え	136	2.0	0.1		ごはん（180g）	281	0.4	0
朝食	29	オレンジ	42	0.1	0		ごはん（180g）	281	0.4	0	45	ヨーグルト	39	2.0	0.1
		朝食合計	561	8.2	1.4		朝食合計	537	6.6	1.9		朝食合計	522	7.9	1.9
昼食	107	トマトとシラスの巣ごもりトースト	388	11.9	2.1	109	冷めん風そば	357	5.8	1.5	59	メカジキの豆乳リゾット	380	6.1	0.9
昼食	41	タラとじゃが芋のサラダ	77	0.1	0.7	120	さつま芋のじゃこ煮	82	0.1	0.4	116	ひじきのマリネ	56	3.1	0.4
昼食	126	野菜と鶏ささ身の酸味スープ	73	0.3	0.8	85	豚肉とほうれん草とれんこんのあえ物	149	9.5	0.7	73	かぼちゃとにんじんのオレンジサラダ	94	3.1	0.6
昼食						47	キウイフルーツ	51	0.2	0	41	りんご	56	0.1	0
		昼食合計	538	12.3	3.6		昼食合計	639	15.6	2.6		昼食合計	586	12.4	1.9
夕食	112	タイの南蛮漬け	155	4.6	0.3	114	豚肉と白菜の重ね煮	171	5.4	0.4	115	鶏肉のからし酢ソテー	210	8.7	0.6
夕食	89	小松菜と凍り豆腐の煮浸し	53	2.6	0.7	123	もずくともやしと湯葉の酢の物	33	1.0	0.5	117	大根のトマト煮	53	3.0	0.2
夕食	121	れんこんのみそいため	76	3.3	0.8	97	かぼちゃのきんぴら	77	4.0	0.4	27	小松菜となすのみそ汁	26	0.5	1.1
夕食		ごはん（180g）	281	0.4	0		ごはん（180g）	281	0.4	0		ごはん（180g）	281	0.4	0
		夕食合計	565	10.9	1.8		夕食合計	562	10.8	1.3		夕食合計	570	12.6	1.9
		一日合計	1664	31.4	6.8		一日合計	1738	33.0	5.8		一日合計	1678	32.9	5.7

	水					木				
	掲載ページ	料理名	エネルギー (kcal)	脂質 (g)	塩分 (g)	掲載ページ	料理名	エネルギー (kcal)	脂質 (g)	塩分 (g)
朝食	101	鶏ささ身と大根の梅煮	95	0.4	0.7	81	クリームチーズのベーグルサンド	367	8.0	1.3
朝食	57	たたききゅうりの香味あえ	34	2.0	0.6	41	タラとじゃが芋のサラダ	77	0.1	0.7
朝食	77	豚肉とにらとしめじの卵スープ	151	9.8	0.9	75	ひよこ豆入りミネストローネ	76	0.7	0.9
朝食		ごはん（180g）	281	0.4	0					
	朝食合計		561	12.6	2.2	朝食合計		520	8.8	2.9
昼食	77	イカとセロリのしょうがいため	102	3.3	1.1	95	海鮮混ぜずし	424	7.3	0.5
昼食	125	トマトと牛肉の薬味おろしかけ	86	2.4	0	69	アスパラとエリンギの焼き浸し	28	0.1	0.3
昼食	27	小松菜となすのみそ汁	26	0.5	1.1	127	さつま芋と葉ねぎのみそ汁	86	0.5	1.2
昼食		ごはん（180g）	281	0.4	0	59	グレープフルーツ	32	0.1	0
	昼食合計		495	6.6	2.2	昼食合計		570	8.0	2.0
夕食	110	野菜たっぷり肉豆腐	191	7.8	0.7	61	牛肉のサテー	164	6.6	0.5
夕食	121	れんこんのみそいため	76	3.3	0.8	73	かぼちゃとにんじんのオレンジサラダ	94	3.1	0.6
夕食	124	わかめとねぎと鶏ささ身の煮浸し	61	0.2	0.7	43	ほうれん草とスナップえんどうのマリネ	47	3.1	0.6
夕食		ごはん（180g）	281	0.4	0		ごはん（180g）	281	0.4	0
	夕食合計		609	11.7	2.2	夕食合計		586	13.2	1.7
	一日合計		1665	30.9	6.6	一日合計		1676	30.0	6.6

	金					土				
	掲載ページ	料理名	エネルギー (kcal)	脂質 (g)	塩分 (g)	掲載ページ	料理名	エネルギー (kcal)	脂質 (g)	塩分 (g)
朝食	102	エビとレタスの卵とじ	162	4.8	1.3	87	焼き豆腐のわさびじょうゆ焼き	176	10.8	0.3
朝食	81	グレープフルーツサラダ	56	3.1	0.4	121	かぼちゃの梅煮	47	0.1	0.3
朝食	126	野菜と鶏ささ身の酸味スープ	73	0.3	0.8	51	ほうれん草とちくわのお浸し	46	0.6	0.9
朝食		ごはん（180g）	281	0.4	0		ごはん（180g）	281	0.4	0
	朝食合計		572	8.6	2.5	朝食合計		550	11.9	1.5
昼食	71	サーモンとトマトのパスタ	389	10.4	0.6	35	ゆで豚冷やしうどん	381	3.9	1.5
昼食	73	きゅうりのヨーグルトサラダ	56	2.0	0.7	47	もやしとにんじんのあえ物	39	3.0	0.2
昼食	47	キウイフルーツ	51	0.2	0	120	里芋のツナ酢みそかけ	90	3.6	0.9
昼食						29	オレンジ	42	0.1	0
	昼食合計		496	12.6	1.3	昼食合計		552	10.6	2.6
夕食	133	豚ヒレ肉と紫キャベツの煮込み	148	3.3	0.9	115	鶏ひき肉ののし焼き	158	5.6	0.5
夕食	71	じゃが芋とタコのサラダ	112	3.1	0.4	95	さつま芋とひじきの白あえ	97	3.5	0.6
夕食	61	ブロッコリーのエスニック風蒸し煮	54	3.1	0.6	125	長芋とキウイと貝柱の酢の物	98	0.2	0.5
夕食		ごはん（180g）	281	0.4	0		ごはん（180g）	281	0.4	0
	夕食合計		595	9.9	1.9	夕食合計		634	9.7	1.6
	一日合計		1663	31.1	5.7	一日合計		1736	32.2	5.7

	水					木				
	掲載ページ	料理名	エネルギー (kcal)	脂質 (g)	塩分 (g)	掲載ページ	料理名	エネルギー (kcal)	脂質 (g)	塩分 (g)
朝食	101	タラとトマトの卵いため	169	7.8	0.9	103	豆腐とサケ缶とにらのいため物	193	11.6	0.6
朝食	61	ブロッコリーのエスニック風蒸し煮	54	3.1	0.6	83	蒸しなすの梅だれかけ	44	2.0	0.5
朝食		ごはん（180g）	281	0.4	0	49	春菊とさつま芋の煮浸し	52	0.1	0.7
朝食	45	ヨーグルト	39	2.0	0.1		ごはん（180g）	281	0.4	0
	朝食合計		543	13.3	1.6	朝食合計		570	14.1	1.8
昼食	65	カツオのたたきサラダ	132	3.3	0.7	108	豚肉と小松菜のゆず煮うどん	389	5.2	1.8
昼食	125	長芋とキウイと貝柱の酢の物	98	0.2	0.5	57	たたききゅうりの香味あえ	34	2.0	0.6
昼食	130	けんちん汁	123	4.3	0.9	53	れんこんとにんじんの酢の物	58	0.1	0.7
昼食		ごはん（180g）	281	0.4	0	41	りんご	56	0.1	0
	昼食合計		634	8.2	2.1	昼食合計		537	7.4	3.1
夕食	55	豚ヒレソテートマトソース	177	6.3	0.3	111	鶏ささ身とセロリのさんしょういため	127	3.4	0.7
夕食	71	じゃが芋とタコのサラダ	112	3.1	0.4	31	ほうれん草のサラダ	53	3.1	0.3
夕食	91	レタスとシラスのレモンスープ	32	0.2	1.3	134	さつま芋とフルーツピクルスのサラダ	159	2.0	0.1
夕食		ごはん（180g）	281	0.4	0		ごはん（180g）	281	0.4	0
	夕食合計		602	10.0	2.0	夕食合計		620	8.9	1.1
	一日合計		1779	31.5	5.7	一日合計		1727	30.4	6.0

	金					土				
	掲載ページ	料理名	エネルギー (kcal)	脂質 (g)	塩分 (g)	掲載ページ	料理名	エネルギー (kcal)	脂質 (g)	塩分 (g)
朝食	133	紫キャベツのバゲットサンド	361	4.3	2.6	103	カツオの薬味煮	150	2.4	0.4
朝食	75	ひよこ豆入りミネストローネ	76	0.7	0.9	131	パプリカ入りもずく酢	49	2.1	0.3
朝食	29	オレンジ	42	0.1	0	87	大根と里芋のみそ汁	51	0.5	1.1
朝食	45	ヨーグルト	39	2.0	0.1		ごはん（180g）	281	0.4	0
	朝食合計		518	7.1	3.6	朝食合計		531	5.4	1.8
昼食	47	マーボー豆腐	237	13.4	0.7	107	トマトとシラスの巣ごもりトースト	388	11.9	2.1
昼食	95	ほうれん草となすの煮浸し	19	0.1	0.6	132	きのこ入りかぼちゃサラダ	99	2.3	0.3
昼食	131	パプリカと貝柱のあえ物	81	2.2	0.4	33	野菜たっぷりスープ	69	0.2	0.8
昼食		ごはん（180g）	281	0.4	0	47	キウイフルーツ	51	0.2	0
	昼食合計		618	16.1	1.7	昼食合計		607	14.6	3.2
夕食	113	エビのヨーグルトカレー煮	162	5.1	0.9	31	鶏ささ身のトマト蒸し煮	104	0.5	0.3
夕食	79	いんげんとトマトのサラダ	55	3.1	0.6	55	マッシュポテトサラダ	199	13.3	0.4
夕食	79	りんごとさつま芋のシナモン煮	100	0.1	0.1	55	レタスのスープ	14	0.1	0.9
夕食		ごはん（180g）	281	0.4	0		ごはん（180g）	281	0.4	0
	夕食合計		598	8.7	1.6	夕食合計		598	14.3	1.6
	一日合計		1734	31.9	6.9	一日合計		1736	34.3	6.6

3週目

	日					月					火				
	掲載ページ	料理名	エネルギー (kcal)	脂質 (g)	塩分 (g)	掲載ページ	料理名	エネルギー (kcal)	脂質 (g)	塩分 (g)	掲載ページ	料理名	エネルギー (kcal)	脂質 (g)	塩分 (g)
朝食	130	根菜の納豆あえ	152	5.9	0.5	33	チキンサラダ	117	1.6	0.2	100	豆腐のみそ焼き	93	4.8	0.4
朝食	119	春菊となめこの煮浸し	18	0.1	0.5	63	かぶとトマトのミルクスープ	89	5.2	0.5	35	かぼちゃの煮物	73	1.2	0.3
朝食	131	パプリカと貝柱のあえ物	81	2.2	0.4	45	フランスパン	260	1.0	1.4	43	にんじんヨーグルトサラダ	82	5.0	0.5
朝食		ごはん（180g）	281	0.4	0	41	りんご	56	0.1	0		ごはん（180g）	281	0.4	0
	朝食合計		532	8.6	1.4	朝食合計		522	7.9	2.1	朝食合計		529	11.4	1.2
昼食	107	のりとアサリのチヂミ	393	9.8	0.6	105	ピーマン入り牛丼	431	5.0	1.0	83	鶏肉とほうれん草の卵とじ	175	5.9	1.2
昼食	97	タコとグレープフルーツのおろしあえ	88	0.1	0.8	67	かぶの葉としめじの白あえ	96	4.9	0.6	37	きくらげ入り紅白なます	19	0	0
昼食	65	豚肉と豆苗のスープ	79	2.4	1.0	53	れんこんとにんじんの酢の物	58	0.1	0.7	130	根菜のいり煮	76	2.0	0.5
昼食	47	キウイフルーツ	51	0.2	0							ごはん（180g）	281	0.4	0
	昼食合計		611	12.5	2.4	昼食合計		585	10.0	2.3	昼食合計		551	8.3	1.7
夕食	113	豆腐とタラの高菜漬け煮	177	4.7	1.0	49	貝柱のみそ焼き	139	3.5	1.1	134	メカジキのソテーフルーツソース	248	9.6	0.4
夕食	97	かぼちゃのきんぴら	77	4.0	0.4	85	豚肉とほうれん草とれんこんのあえ物	149	9.5	0.7	31	玉ねぎのハーブグリル	33	0	0.5
夕食	134	焼きなすとフルーツピクルスのあえ物	90	0	0.3	39	じゃが芋の酢の物	35	0	0.3	71	豚肉とサニーレタスのハーブスープ	55	1.7	0.9
夕食		ごはん（180g）	281	0.4	0		ごはん（180g）	281	0.4	0	45	フランスパン	260	1.0	1.4
	夕食合計		625	9.1	1.7	夕食合計		604	13.4	2.1	夕食合計		596	12.3	3.2
	一日合計		1768	30.2	5.5	一日合計		1711	31.3	6.5	一日合計		1676	32.0	6.1

4週目

	日					月					火				
	掲載ページ	料理名	エネルギー (kcal)	脂質 (g)	塩分 (g)	掲載ページ	料理名	エネルギー (kcal)	脂質 (g)	塩分 (g)	掲載ページ	料理名	エネルギー (kcal)	脂質 (g)	塩分 (g)
朝食	45	豚ヒレ肉のポトフ	149	3.4	1.0	57	鶏肉と青梗菜のはるさめスープ	217	5.7	1.3	51	鶏ささ身のつけ焼き	135	3.5	0.4
朝食	81	グレープフルーツサラダ	56	3.1	0.4	119	ごぼうのごま酢あえ	44	1.1	0.2	119	春菊となめこの煮浸し	18	0.1	0.5
朝食	33	トースト	223	3.3	1.1	122	にんじんとえのきたけの甘酢煮	25	0.1	0.2	39	かぶと白菜のみそ汁	37	0.5	1.1
朝食	33	いちごジャムヨーグルト	66	0.2	0.1		ごはん（180g）	281	0.4	0		ごはん（180g）	281	0.4	0
	朝食合計		494	10.0	2.6	朝食合計		567	7.3	1.7	朝食合計		471	4.5	2.0
昼食	105	エビにらチャーハン	389	3.4	1.2	109	冷めん風そば	357	5.8	1.5	130	根菜トマトパスタ	348	3.2	1.1
昼食	123	もずくともやしと湯葉の酢の物	33	1.0	0.5	35	かぼちゃの煮物	73	1.2	0.3	33	チキンサラダ	117	1.6	0.2
昼食	53	ゆで里芋	42	0.1	0	77	豚肉とにらとしめじの卵スープ	151	9.8	0.9	129	じゃが芋の冷製ヨーグルトスープ	74	2.0	0.4
昼食	41	りんご	56	0.1	0	29	オレンジ	42	0.1	0	59	グレープフルーツ	32	0.1	0
	昼食合計		520	4.6	1.7	昼食合計		623	16.9	2.7	昼食合計		571	6.9	1.7
夕食	115	鶏肉のからし酢ソテー	210	8.7	0.6	131	パプリカとイカのいため物	113	2.4	0.7	91	メカジキのグリルツナソース	253	16.0	0.5
夕食	59	トマトサラダ	53	2.1	0.8	133	じゃが芋と紫キャベツのソテー	96	3.0	0.4	97	かぼちゃのきんぴら	77	4.0	0.4
夕食	93	玉ねぎのカレーミルクスープ	129	5.4	1.0	126	野菜と鶏ささ身の酸味スープ	73	0.3	0.8	128	焼きねぎとのりのスープ	21	0.1	0.9
夕食		ごはん（180g）	281	0.4	0		ごはん（180g）	281	0.4	0		ごはん（180g）	281	0.4	0
	夕食合計		673	16.6	2.4	夕食合計		563	6.1	1.9	夕食合計		632	20.5	1.8
	一日合計		1687	31.2	6.7	一日合計		1753	30.3	6.3	一日合計		1674	31.9	5.5

水

	掲載ページ	料理名	エネルギー(kcal)	脂質(g)	塩分(g)
朝食	103	カツオの薬味煮	150	2.4	0.4
	67	かぶの葉としめじの白あえ	96	4.9	0.6
	119	ごぼうのごま酢あえ	44	1.1	0.2
		ごはん（180g）	281	0.4	0
	朝食合計		571	8.8	1.2
昼食	83	鶏肉とほうれん草の卵とじ	175	5.9	1.2
	128	かぶのスープ	26	0.2	1.0
		ごはん（180g）	281	0.4	0
	47	キウイフルーツ	51	0.2	0
	昼食合計		533	6.7	2.2
夕食	97	鶏つくね焼き	208	13.5	0.8
	61	ブロッコリーのエスニック風蒸し煮	54	3.1	0.6
	33	野菜たっぷりスープ	69	0.2	0.8
		ごはん（180g）	281	0.4	0
	夕食合計		612	17.2	2.2
	一日合計		1716	32.7	5.6

木

	掲載ページ	料理名	エネルギー(kcal)	脂質(g)	塩分(g)
朝食	63	タラのカレー風味バゲットサンド	366	4.1	1.9
	81	あっさりクラムチャウダー	146	3.9	0.7
	43	にんじんヨーグルトサラダ	82	5.0	0.5
	朝食合計		594	13.0	3.1
昼食	53	納豆あえそば	396	9.4	1.2
	122	にんじんとえのきたけの甘酢煮	25	0.1	0.2
	125	長芋とキウイと貝柱の酢の物	98	0.2	0.5
	29	オレンジ	42	0.1	0
	昼食合計		561	9.8	1.9
夕食	111	鶏ささ身とセロリのさんしょういため	127	3.4	0.7
	85	トマトのしょうが酢あえ	20	0.1	0.4
	95	さつま芋とひじきの白あえ	97	3.5	0.6
		ごはん（180g）	281	0.4	0
	夕食合計		525	7.4	1.7
	一日合計		1680	30.2	6.7

金

	掲載ページ	料理名	エネルギー(kcal)	脂質(g)	塩分(g)
朝食	100	豆腐のみそ焼き	93	4.8	0.4
	131	パプリカ入りもずく酢	49	2.1	0.3
	51	大根と白菜としめじのみそ汁	33	0.5	1.1
		ごはん（180g）	281	0.4	0
	朝食合計		456	7.8	1.8
昼食	71	サーモンとトマトのパスタ	389	10.4	0.6
	43	ほうれん草とスナップえんどうのマリネ	47	3.1	0.6
	126	野菜と鶏ささ身の酸味スープ	73	0.3	0.8
	79	りんごとさつま芋のシナモン煮	100	0.1	0.1
	昼食合計		609	13.9	2.1
夕食	114	豚肉のソテー玉ねぎあんかけ	168	6.2	0.7
	73	かぼちゃとにんじんのオレンジサラダ	94	3.1	0.6
	129	じゃが芋の冷製ヨーグルトスープ	74	2.0	0.4
		ごはん（180g）	281	0.4	0
	夕食合計		617	11.7	1.7
	一日合計		1682	33.4	5.6

土

	掲載ページ	料理名	エネルギー(kcal)	脂質(g)	塩分(g)
朝食	102	豚肉の豆乳煮	205	7.2	0.3
	51	ほうれん草とちくわのお浸し	46	0.6	0.9
	87	サケ缶入りもずく酢	62	1.9	0.2
		ごはん（180g）	281	0.4	0
	朝食合計		594	10.1	1.4
昼食	65	カツオのたたきサラダ	132	3.3	0.7
	89	小松菜と凍り豆腐の煮浸し	53	2.6	0.7
	87	大根と里芋のみそ汁	51	0.5	1.1
		ごはん（180g）	281	0.4	0
	昼食合計		517	6.8	2.5
夕食	37	タイの香り蒸し	173	7.6	0.5
	49	蒸し鶏とあんずときゅうりのおろしあえ	140	2.8	0.4
	118	切りこんぶと凍り豆腐の煮物	59	2.7	1.2
		ごはん（180g）	281	0.4	0
	夕食合計		653	13.5	2.1
	一日合計		1764	30.4	6.0

水

	掲載ページ	料理名	エネルギー(kcal)	脂質(g)	塩分(g)
朝食	130	根菜の納豆あえ	152	5.9	0.5
	95	さつま芋とひじきの白あえ	97	3.5	0.6
	47	もやしとにんじんのあえ物	39	3.0	0.2
		ごはん（180g）	281	0.4	0
	朝食合計		569	12.8	1.3
昼食	105	ピーマン入り牛丼	431	5.0	1.0
	39	じゃが芋の酢の物	35	0	0.3
	39	かぶと白菜のみそ汁	37	0.5	1.1
	昼食合計		503	5.5	2.4
夕食	115	鶏ひき肉ののし焼き	158	5.6	0.5
	124	マッシュルームとタコのマリネ	71	2.1	0.4
	93	玉ねぎのカレーミルクスープ	129	5.4	1.0
		ごはん（180g）	281	0.4	0
	夕食合計		639	13.5	1.9
	一日合計		1711	31.8	5.6

木

	掲載ページ	料理名	エネルギー(kcal)	脂質(g)	塩分(g)
朝食	33	チキンサラダ	117	1.6	0.2
	117	大根のトマト煮	53	3.0	0.2
	33	トースト	223	3.3	1.1
	41	りんご	56	0.1	0
	朝食合計		449	8.0	1.5
昼食	77	イカとセロリのしょうがいため	102	3.3	1.1
	116	ひじきのマリネ	56	3.1	0.4
	57	さつま芋グリルヨーグルト添え	136	2.0	0.1
		ごはん（180g）	281	0.4	0
	昼食合計		575	8.8	1.6
夕食	113	豆腐とタラの高菜漬け煮	177	4.7	1.0
	122	キャベツとちくわのからし酢あえ	60	0.6	1.1
	85	豚肉とほうれん草とれんこんのあえ物	149	9.5	0.7
		ごはん（180g）	281	0.4	0
	夕食合計		667	15.2	2.8
	一日合計		1691	32.0	5.9

金

	掲載ページ	料理名	エネルギー(kcal)	脂質(g)	塩分(g)
朝食	101	鶏ささ身と大根の梅煮	95	0.4	0.7
	77	豚肉とにらとしめじの卵スープ	151	9.8	0.9
		ごはん（180g）	281	0.4	0
	朝食合計		527	10.6	1.6
昼食	106	生トマトのナポリタン	456	8.7	0.9
	41	タラとじゃが芋のサラダ	77	0.1	0.7
	55	レタスのスープ	14	0.1	0.9
	47	キウイフルーツ	51	0.2	0
	昼食合計		598	9.1	2.5
夕食	133	豚ヒレ肉と紫キャベツの煮込み	148	3.3	0.9
	73	かぼちゃとにんじんのオレンジサラダ	94	3.1	0.6
	123	いんげんのヨーグルトサラダ	68	4.1	0.4
		ごはん（180g）	281	0.4	0
	夕食合計		591	10.9	1.9
	一日合計		1716	30.6	6.0

土

	掲載ページ	料理名	エネルギー(kcal)	脂質(g)	塩分(g)
朝食	101	タラとトマトの卵いため	169	7.8	0.9
	73	きゅうりのヨーグルトサラダ	56	2.0	0.7
	65	豚肉と豆苗のスープ	79	2.4	1.0
		ごはん（180g）	281	0.4	0
	朝食合計		585	12.6	2.6
昼食	107	のりとアサリのチヂミ	393	9.8	0.6
	125	長芋とキウイと貝柱の酢の物	98	0.2	0.5
	29	青梗菜ともやしとちくわのあえ物	45	0.6	1.0
	59	グレープフルーツ	32	0.1	0
	昼食合計		568	10.7	2.1
夕食	114	豚肉と白菜の重ね煮	171	5.4	0.4
	126	野菜と鶏ささ身の酸味スープ	73	0.3	0.8
	37	きくらげ入り紅白なます	19	0	0
	132	きのこの混ぜずし	366	1.6	0.3
	夕食合計		629	7.3	1.5
	一日合計		1782	30.6	6.2

5週目

	日					月					火				
	掲載ページ	料理名	エネルギー(kcal)	脂質(g)	塩分(g)	掲載ページ	料理名	エネルギー(kcal)	脂質(g)	塩分(g)	掲載ページ	料理名	エネルギー(kcal)	脂質(g)	塩分(g)
朝食	102	エビとレタスの卵とじ	162	4.8	1.3	132	鶏ささ身ときのこの酢いため	167	3.6	0.7	69	タイと豆腐の具だくさんみそ汁	211	8.7	1.2
朝食	53	れんこんとにんじんの酢の物	58	0.1	0.7	131	パプリカと貝柱のあえ物	81	2.2	0.4	121	れんこんのみそいため	76	3.3	0.8
朝食	37	にらとえのきのみそ汁	29	0.5	1.1	27	小松菜となすのみそ汁	26	0.5	1.1		ごはん（180g）	281	0.4	0
朝食		ごはん（180g）	281	0.4	0		ごはん（180g）	281	0.4	0	47	キウイフルーツ	51	0.2	0
	朝食合計		530	5.8	3.1	朝食合計		555	6.7	2.2	朝食合計		619	12.6	2.0
昼食	59	メカジキの豆乳リゾット	380	6.1	0.9	109	タイ入り汁ビーフン	316	5.5	1.5	35	ゆで豚冷やしうどん	381	3.9	1.5
昼食	133	じゃが芋と紫キャベツのソテー	96	3.0	0.4	116	ひじきのマリネ	56	3.1	0.4	130	根菜のいり煮	76	2.0	0.5
昼食	79	いんげんとトマトのサラダ	55	3.1	0.6	53	ゆで里芋	42	0.1	0	27	にんじんとしいたけのたたきとろろあえ	50	0.1	0.2
昼食	59	グレープフルーツ	32	0.1	0	41	りんご	56	0.1	0	29	オレンジ	42	0.1	0
	昼食合計		563	12.3	1.9	昼食合計		470	8.8	1.9	昼食合計		549	6.1	2.2
夕食	79	牛肉のストロガノフ風	229	10.6	0.8	85	豆腐の薬味煮	159	9.7	0.5	115	鶏肉のからし酢ソテー	210	8.7	0.6
夕食	132	きのこ入りかぼちゃサラダ	99	2.3	0.3	125	トマトと牛肉の薬味おろしかけ	86	2.4	0	118	じゃが芋とピーマンのいため物	60	3.0	0.4
夕食	133	紫キャベツのコールスロー	22	0	0.4	130	けんちん汁	123	4.3	0.9	91	レタスとシラスのレモンスープ	32	0.2	1.3
夕食		ごはん（180g）	281	0.4	0		ごはん（180g）	281	0.4	0		ごはん（180g）	281	0.4	0
	夕食合計		631	13.3	1.5	夕食合計		649	16.8	1.4	夕食合計		583	12.3	2.3
	一日合計		1724	31.4	6.5	一日合計		1674	32.3	5.5	一日合計		1751	31.0	6.5

6週目

	日					月					火				
	掲載ページ	料理名	エネルギー(kcal)	脂質(g)	塩分(g)	掲載ページ	料理名	エネルギー(kcal)	脂質(g)	塩分(g)	掲載ページ	料理名	エネルギー(kcal)	脂質(g)	塩分(g)
朝食	39	豚肉のしょうが焼き	199	9.0	0.5	87	焼き豆腐のわさびじょうゆ焼き	176	10.8	0.3	57	鶏肉と青梗菜のはるさめスープ	217	5.7	1.3
朝食	69	アスパラとエリンギの焼き浸し	28	0.1	0.3	122	にんじんとえのきたけの甘酢煮	25	0.1	0.2	131	パプリカ入りもずく酢	49	2.1	0.3
朝食	134	焼きなすとフルーツピクルスのあえ物	90	0	0.3	127	さつま芋と葉ねぎのみそ汁	86	0.5	1.2	45	ヨーグルト	39	2.0	0.1
朝食		ごはん（180g）	281	0.4	0		ごはん（180g）	281	0.4	0		ごはん（180g）	281	0.4	0
	朝食合計		598	9.5	1.1	朝食合計		568	11.8	1.7	朝食合計		586	10.2	1.7
昼食	109	冷めん風そば	357	5.8	1.5	106	鶏肉とねぎの和風スパゲティ	418	8.5	0.7	95	海鮮混ぜずし	424	7.3	0.5
昼食	89	小松菜と凍り豆腐の煮浸し	53	2.6	0.7	59	トマトサラダ	53	2.1	0.8	51	ほうれん草とちくわのお浸し	46	0.6	0.9
昼食	121	れんこんのみそいため	76	3.3	0.8	132	きのこの酢浸し	42	0.2	0.3	130	けんちん汁	123	4.3	0.9
昼食	41	りんご	56	0.1	0	45	ヨーグルト	39	2.0	0.1					
	昼食合計		542	11.8	3.0	昼食合計		552	12.8	1.9	昼食合計		593	12.2	2.3
夕食	113	エビのヨーグルトカレー煮	162	5.1	0.9	112	タイの南蛮漬け	155	4.6	0.3	110	野菜たっぷり肉豆腐	191	7.8	0.7
夕食	120	里芋のツナ酢みそかけ	90	3.6	0.9	124	わかめとねぎと鶏ささ身の煮浸し	61	0.2	0.7	91	パプリカとエリンギのグリル	17	0.1	0
夕食	45	紫玉ねぎとミニトマトのピクルス	36	0	0	51	大根と白菜としめじのみそ汁	33	0.5	1.1	97	タコとグレープフルーツのおろしあえ	88	0.1	0.8
夕食		ごはん（180g）	281	0.4	0		ごはん（180g）	281	0.4	0		ごはん（180g）	281	0.4	0
	夕食合計		569	9.1	1.8	夕食合計		530	5.7	2.1	夕食合計		577	8.4	1.5
	一日合計		1709	30.4	5.9	一日合計		1650	30.3	5.7	一日合計		1756	30.8	5.5

	水					木					金					土				
	掲載ページ	料理名	エネルギー (kcal)	脂質 (g)	塩分 (g)	掲載ページ	料理名	エネルギー (kcal)	脂質 (g)	塩分 (g)	掲載ページ	料理名	エネルギー (kcal)	脂質 (g)	塩分 (g)	掲載ページ	料理名	エネルギー (kcal)	脂質 (g)	塩分 (g)
朝食	102	豚肉の豆乳煮	205	7.2	0.3	130	根菜の納豆あえ	152	5.9	0.5	51	鶏ささ身のつけ焼き	135	3.5	0.4	45	豚ヒレ肉のポトフ	149	3.4	1.0
	95	ほうれん草となすの煮浸し	19	0.1	0.6	120	里芋のツナ酢みそかけ	90	3.6	0.9	125	長芋とキウイと貝柱の酢の物	98	0.2	0.5	73	かぼちゃとにんじんのオレンジサラダ	94	3.1	0.6
	130	けんちん汁	123	4.3	0.9		ごはん（180g）	281	0.4	0	127	にらとなめこの豆乳スープ	51	1.8	0.4	81	クリームチーズのベーグルサンド	367	8.0	1.3
		ごはん（180g）	281	0.4	0	29	オレンジ	42	0.1	0		ごはん（180g）	281	0.4	0	45	ヨーグルト	39	2.0	0.1
		朝食合計	628	12.0	1.8		朝食合計	565	10.0	1.4		朝食合計	565	5.9	1.3		朝食合計	649	16.5	3.0
昼食	105	エビにらチャーハン	389	3.4	1.2	89	きじ焼き風丼	454	8.8	0.5	108	セロリ焼きそば	454	10.8	1.0	53	納豆あえそば	396	9.4	1.2
	97	かぼちゃのきんぴら	77	4.0	0.4	85	豚肉とほうれん草とれんこんのあえ物	149	9.5	0.7	124	わかめとねぎと鶏ささ身の煮浸し	61	0.2	0.7	83	蒸しなすの梅だれかけ	44	2.0	0.5
	57	たたききゅうりの香味あえ	34	2.0	0.6	127	さつま芋と葉ねぎのみそ汁	86	0.5	1.2	120	さつま芋のじゃこ煮	82	0.1	0.4	117	ほうれん草としめじのからしあえ	17	0.2	0.3
	47	キウイフルーツ	51	0.2	0						45	ヨーグルト	39	2.0	0.1	41	りんご	56	0.1	0
		昼食合計	551	9.6	2.2		昼食合計	689	18.8	2.4		昼食合計	636	13.1	2.2		昼食合計	513	11.7	2.0
夕食	111	アスパラの牛肉巻きグリル	153	5.8	0.5	49	貝柱のみそ焼き	139	3.5	1.1	85	豆腐の薬味煮	159	9.7	0.5	112	マグロのねぎまなべ風	165	1.7	0.8
	61	シラス入りコールスロー	50	2.2	0.8	53	れんこんとにんじんの酢の物	58	0.1	0.7	122	キャベツとちくわのからし酢あえ	60	0.6	1.1	85	トマトのしょうが酢あえ	20	0.1	0.4
	129	トマトの冷たいスープ	47	2.1	0.3	119	春菊となめこの煮浸し	18	0.1	0.5	65	豚肉と豆苗のスープ	79	2.4	1.0	118	じゃが芋とピーマンのいため物	60	3.0	0.4
		ごはん（180g）	281	0.4	0		ごはん（180g）	281	0.4	0		ごはん（180g）	281	0.4	0		ごはん（180g）	281	0.4	0
		夕食合計	531	10.5	1.6		夕食合計	496	4.1	2.3		夕食合計	579	13.1	2.6		夕食合計	526	5.2	1.6
		一日合計	1710	32.1	5.6		一日合計	1750	32.9	6.1		一日合計	1780	32.1	6.1		一日合計	1688	33.4	6.6

	水					木					金					土				
	掲載ページ	料理名	エネルギー (kcal)	脂質 (g)	塩分 (g)	掲載ページ	料理名	エネルギー (kcal)	脂質 (g)	塩分 (g)	掲載ページ	料理名	エネルギー (kcal)	脂質 (g)	塩分 (g)	掲載ページ	料理名	エネルギー (kcal)	脂質 (g)	塩分 (g)
朝食	81	あっさりクラムチャウダー	146	3.9	0.7	102	エビとレタスの卵とじ	162	4.8	1.3	69	タイと豆腐の具だくさんみそ汁	211	8.7	1.2	132	鶏ささ身ときのこの酢いため	167	3.6	0.7
	134	さつま芋とフルーツピクルスのサラダ	159	2.0	0.1	29	青梗菜ともやしとちくわのあえ物	45	0.6	1.0	27	にんじんとしいたけのたたきとろろあえ	50	0.1	0.2	81	グレープフルーツサラダ	56	3.1	0.4
	45	フランスパン	260	1.0	1.4	127	にらとなめこの豆乳スープ	51	1.8	0.4	119	ごぼうのごま酢あえ	44	1.1	0.2	45	フランスパン	260	1.0	1.4
	45	ヨーグルト	39	2.0	0.1		ごはん（180g）	281	0.4	0		ごはん（180g）	281	0.4	0					
		朝食合計	604	8.9	2.3		朝食合計	539	7.6	2.7		朝食合計	586	10.3	1.6		朝食合計	483	7.7	2.5
昼食	109	タイ入り汁ビーフン	316	5.5	1.5	130	根菜トマトパスタ	348	3.2	1.1	105	ピーマン入り牛丼	431	5.0	1.0	59	メカジキの豆乳リゾット	380	6.1	0.9
	132	鶏ささ身ときのこの酢いため	167	3.6	0.7	124	マッシュルームとタコのマリネ	71	2.1	0.4	79	いんげんとトマトのサラダ	55	3.1	0.6	45	紫玉ねぎとミニトマトのピクルス	36	0	0
	116	ひじきのマリネ	56	3.1	0.4	123	いんげんのヨーグルトサラダ	68	4.1	0.4	95	さつま芋とひじきの白あえ	97	3.5	0.6	91	レタスとシラスのレモンスープ	32	0.2	1.3
						29	オレンジ	42	0.1	0						41	りんご	56	0.1	0
		昼食合計	539	12.2	2.6		昼食合計	529	9.5	1.9		昼食合計	583	11.6	2.2		昼食合計	504	6.4	2.2
夕食	115	鶏肉のからし酢ソテー	210	8.7	0.6	134	メカジキのソテーフルーツソース	248	9.6	0.4	111	鶏ささ身とセロリのさんしょういため	127	3.4	0.7	55	豚ヒレソテートマトソース	177	6.3	0.3
	91	パプリカとエリンギのグリル	17	0.1	0	69	アスパラとエリンギの焼き浸し	28	0.1	0.3	51	ほうれん草とちくわのお浸し	46	0.6	0.9	55	マッシュポテトサラダ	199	13.3	0.4
	119	春菊となめこの煮浸し	18	0.1	0.5	61	ブロッコリーのエスニック風蒸し煮	54	3.1	0.6	63	かぶとトマトのミルクスープ	89	5.2	0.5	128	かぶのスープ	26	0.2	1.0
		ごはん（180g）	281	0.4	0		ごはん（180g）	281	0.4	0		ごはん（180g）	281	0.4	0		ごはん（180g）	281	0.4	0
		夕食合計	526	9.3	1.1		夕食合計	611	13.2	1.3		夕食合計	543	9.6	2.1		夕食合計	683	20.2	1.7
		一日合計	1669	30.4	6.0		一日合計	1679	30.3	5.9		一日合計	1712	31.5	5.9		一日合計	1670	34.3	6.4

7週目

	日					月					火				
	掲載ページ	料理名	エネルギー (kcal)	脂質 (g)	塩分 (g)	掲載ページ	料理名	エネルギー (kcal)	脂質 (g)	塩分 (g)	掲載ページ	料理名	エネルギー (kcal)	脂質 (g)	塩分 (g)
朝食	103	カツオの薬味煮	150	2.4	0.4	103	豆腐とサケ缶とにらのいため物	193	11.6	0.6	31	鶏ささ身のトマト蒸し煮	104	0.5	0.3
	83	蒸しなすの梅だれかけ	44	2.0	0.5	128	焼きねぎとのりのスープ	21	0.1	0.9	71	豚肉とサニーレタスのハーブスープ	55	1.7	0.9
	51	大根と白菜としめじのみそ汁	33	0.5	1.1	57	さつま芋グリルヨーグルト添え	136	2.0	0.1	133	紫キャベツのバゲットサンド	361	4.3	2.6
		ごはん（180g）	281	0.4	0		ごはん（180g）	281	0.4	0	41	りんご	56	0.1	0
		朝食合計	508	5.3	2.0		朝食合計	631	14.1	1.6		朝食合計	576	6.6	3.8
昼食	47	マーボー豆腐	237	13.4	0.7	108	豚肉と小松菜のゆず煮うどん	389	5.2	1.8	65	カツオのたたきサラダ	132	3.3	0.7
	118	じゃが芋とピーマンのいため物	60	3.0	0.4	121	れんこんのみそいため	76	3.3	0.8	47	もやしとにんじんのあえ物	39	3.0	0.2
	37	にらとえのきのみそ汁	29	0.5	1.1	37	きくらげ入り紅白なます	19	0	0	63	かぶとトマトのミルクスープ	89	5.2	0.5
		ごはん（180g）	281	0.4	0	29	オレンジ	42	0.1	0		ごはん（180g）	281	0.4	0
		昼食合計	607	17.3	2.2		昼食合計	526	8.6	2.6		昼食合計	541	11.9	1.4
夕食	112	タイの南蛮漬け	155	4.6	0.3	43	カレイの洋風煮	125	1.1	0.7	61	牛肉のサテー	164	6.6	0.5
	118	切りこんぶと凍り豆腐の煮物	59	2.7	1.2	31	ほうれん草のサラダ	53	3.1	0.3	131	パプリカのマリネ	37	2.1	0.2
	125	トマトと牛肉の薬味おろしかけ	86	2.4	0	93	玉ねぎのカレーミルクスープ	129	5.4	1.0	71	じゃが芋とタコのサラダ	112	3.1	0.4
		ごはん（180g）	281	0.4	0		ごはん（180g）	281	0.4	0		ごはん（180g）	281	0.4	0
		夕食合計	581	10.1	1.5		夕食合計	588	10.0	2.0		夕食合計	594	12.2	1.1
		一日合計	1696	32.7	5.7		一日合計	1745	32.7	6.2		一日合計	1711	30.7	6.3

8週目

	日					月					火				
	掲載ページ	料理名	エネルギー (kcal)	脂質 (g)	塩分 (g)	掲載ページ	料理名	エネルギー (kcal)	脂質 (g)	塩分 (g)	掲載ページ	料理名	エネルギー (kcal)	脂質 (g)	塩分 (g)
朝食	101	鶏ささ身と大根の梅煮	95	0.4	0.7	130	根菜の納豆あえ	152	5.9	0.5	57	鶏肉と青梗菜のはるさめスープ	217	5.7	1.3
	120	里芋のツナ酢みそかけ	90	3.6	0.9	87	サケ缶入りもずく酢	62	1.9	0.2	35	かぼちゃの煮物	73	1.2	0.3
	27	小松菜となすのみそ汁	26	0.5	1.1	127	さつま芋と葉ねぎのみそ汁	86	0.5	1.2		ごはん（180g）	281	0.4	0
		ごはん（180g）	281	0.4	0		ごはん（180g）	281	0.4	0	47	キウイフルーツ	51	0.2	0
		朝食合計	492	4.9	2.7		朝食合計	581	8.7	1.9		朝食合計	622	7.5	1.6
昼食	71	サーモンとトマトのパスタ	389	10.4	0.6	95	海鮮混ぜずし	424	7.3	0.5	35	ゆで豚冷やしうどん	381	3.9	1.5
	31	ほうれん草のサラダ	53	3.1	0.3	89	小松菜と凍り豆腐の煮浸し	53	2.6	0.7	49	春菊とさつま芋の煮浸し	52	0.1	0.7
	129	じゃが芋の冷製ヨーグルトスープ	74	2.0	0.4	41	りんご	56	0.1	0	67	かぶの葉としめじの白あえ	96	4.9	0.6
	47	キウイフルーツ	51	0.2	0						59	グレープフルーツ	32	0.1	0
		昼食合計	567	15.7	1.3		昼食合計	533	10.0	1.2		昼食合計	561	9.0	2.8
夕食	131	パプリカとイカのいため物	113	2.4	0.7	67	鶏肉団子とかぶのトマト煮	239	13.7	1.0	37	タイの香り蒸し	173	7.6	0.5
	49	蒸し鶏とあんずときゅうりのおろしあえ	140	2.8	0.4	97	タコとグレープフルーツのおろしあえ	88	0.1	0.8	43	にんじんヨーグルトサラダ	82	5.0	0.5
	97	かぼちゃのきんぴら	77	4.0	0.4	128	かぶのスープ	26	0.2	1.0	87	大根と里芋のみそ汁	51	0.5	1.1
		ごはん（180g）	281	0.4	0		ごはん（180g）	281	0.4	0		ごはん（180g）	281	0.4	0
		夕食合計	611	9.6	1.5		夕食合計	634	14.4	2.8		夕食合計	587	13.5	2.1
		一日合計	1670	30.2	5.5		一日合計	1748	33.1	5.9		一日合計	1770	30.0	6.5

	水					木				
	掲載ページ	料理名	エネルギー (kcal)	脂質 (g)	塩分 (g)	掲載ページ	料理名	エネルギー (kcal)	脂質 (g)	塩分 (g)
朝食	87	焼き豆腐のわさびじょうゆ焼き	176	10.8	0.3	39	豚肉のしょうが焼き	199	9.0	0.5
朝食	53	れんこんとにんじんの酢の物	58	0.1	0.7	27	にんじんとしいたけのたたきとろろあえ	50	0.1	0.2
朝食	51	大根と白菜としめじのみそ汁	33	0.5	1.1	127	にらとなめこの豆乳スープ	51	1.8	0.4
朝食		ごはん（180g）	281	0.4	0		ごはん（180g）	281	0.4	0
	朝食合計		548	11.8	2.1	朝食合計		581	11.3	1.1
昼食	41	ドライカレー	456	13.9	1.5	109	冷めん風そば	357	5.8	1.5
昼食	79	いんげんとトマトのサラダ	55	3.1	0.6	97	かぼちゃのきんぴら	77	4.0	0.4
昼食	79	りんごとさつま芋のシナモン煮	100	0.1	0.1	124	わかめとねぎと鶏ささ身の煮浸し	61	0.2	0.7
昼食						29	オレンジ	42	0.1	0
	昼食合計		611	17.1	2.2	昼食合計		537	10.1	2.6
夕食	97	鶏つくね焼き	208	13.5	0.8	37	タイの香り蒸し	173	7.6	0.5
夕食	49	春菊とさつま芋の煮浸し	52	0.1	0.7	85	豚肉とほうれん草とれんこんのあえ物	149	9.5	0.7
夕食	37	きくらげ入り紅白なます	19	0	0	57	たたききゅうりの香味あえ	34	2.0	0.6
夕食		ごはん（180g）	281	0.4	0		ごはん（180g）	281	0.4	0
	夕食合計		560	14.0	1.5	夕食合計		637	19.5	1.8
	一日合計		1719	42.9	5.8	一日合計		1755	40.9	5.5

	金					土				
	掲載ページ	料理名	エネルギー (kcal)	脂質 (g)	塩分 (g)	掲載ページ	料理名	エネルギー (kcal)	脂質 (g)	塩分 (g)
朝食	93	にんじんオムレツサンド	347	12.0	1.3	100	豆腐のみそ焼き	93	4.8	0.4
朝食	134	さつま芋とフルーツピクルスのサラダ	159	2.0	0.1	87	サケ缶入りもずく酢	62	1.9	0.2
朝食	75	ひよこ豆入りミネストローネ	76	0.7	0.9	87	大根と里芋のみそ汁	51	0.5	1.1
朝食							ごはん（180g）	281	0.4	0
	朝食合計		582	14.7	2.3	朝食合計		487	7.6	1.7
昼食	65	カツオのたたきサラダ	132	3.3	0.7	106	鶏肉とねぎの和風スパゲティ	418	8.5	0.7
昼食	128	焼きねぎとのりのスープ	21	0.1	0.9	132	きのこ入りかぼちゃサラダ	99	2.3	0.3
昼食		ごはん（180g）	281	0.4	0	91	レタスとシラスのレモンスープ	32	0.2	1.3
昼食						45	ヨーグルト	39	2.0	0.1
	昼食合計		434	3.8	1.6	昼食合計		588	13.0	2.4
夕食	115	鶏ひき肉ののし焼き	158	5.6	0.5	91	メカジキのグリルツナソース	253	16.0	0.5
夕食	55	マッシュポテトサラダ	199	13.3	0.4	118	じゃが芋とピーマンのいため物	60	3.0	0.4
夕食	65	豚肉と豆苗のスープ	79	2.4	1.0	33	野菜たっぷりスープ	69	0.2	0.8
夕食		ごはん（180g）	281	0.4	0		ごはん（180g）	281	0.4	0
	夕食合計		717	21.7	1.9	夕食合計		663	19.6	1.7
	一日合計		1733	40.2	5.8	一日合計		1738	40.2	5.8

	水					木				
	掲載ページ	料理名	エネルギー (kcal)	脂質 (g)	塩分 (g)	掲載ページ	料理名	エネルギー (kcal)	脂質 (g)	塩分 (g)
朝食	130	根菜の納豆あえ	152	5.9	0.5	45	豚ヒレ肉のポトフ	149	3.4	1.0
朝食	83	蒸しなすの梅だれかけ	44	2.0	0.5	134	りんごとベリーのフルーツピクルス	74	0	0
朝食	35	かぼちゃの煮物	73	1.2	0.3	45	フランスパン	260	1.0	1.4
朝食		ごはん（180g）	281	0.4	0	45	ヨーグルト	39	2.0	0.1
	朝食合計		550	9.5	1.3	朝食合計		522	6.4	2.5
昼食	35	ゆで豚冷やしうどん	381	3.9	1.5	95	海鮮混ぜずし	424	7.3	0.5
昼食	118	じゃが芋とピーマンのいため物	60	3.0	0.4	97	かぼちゃのきんぴら	77	4.0	0.4
昼食	67	かぶの葉としめじの白あえ	96	4.9	0.6	39	かぶと白菜のみそ汁	37	0.5	1.1
昼食	29	オレンジ	42	0.1	0					
	昼食合計		579	11.9	2.5	昼食合計		538	11.8	2.0
夕食	67	鶏肉団子とかぶのトマト煮	239	13.7	1.0	85	豆腐の薬味煮	159	9.7	0.5
夕食	43	ほうれん草とスナップえんどうのマリネ	47	3.1	0.6	131	パプリカと貝柱のあえ物	81	2.2	0.4
夕食	61	シラス入りコールスロー	50	2.2	0.8	77	豚肉とにらとしめじの卵スープ	151	9.8	0.9
夕食		ごはん（180g）	281	0.4	0		ごはん（180g）	281	0.4	0
	夕食合計		617	19.4	2.4	夕食合計		672	22.1	1.8
	一日合計		1746	40.8	6.2	一日合計		1732	40.3	6.3

	金					土				
	掲載ページ	料理名	エネルギー (kcal)	脂質 (g)	塩分 (g)	掲載ページ	料理名	エネルギー (kcal)	脂質 (g)	塩分 (g)
朝食	102	エビとレタスの卵とじ	162	4.8	1.3	102	豚肉の豆乳煮	205	7.2	0.3
朝食	120	里芋のツナ酢みそかけ	90	3.6	0.9	118	切りこんぶと凍り豆腐の煮物	59	2.7	1.2
朝食		ごはん（180g）	281	0.4	0	130	けんちん汁	123	4.3	0.9
朝食	47	キウイフルーツ	51	0.2	0		ごはん（180g）	281	0.4	0
	朝食合計		584	9.0	2.2	朝食合計		668	14.6	2.4
昼食	89	きじ焼き風丼	454	8.8	0.5	59	メカジキの豆乳リゾット	380	6.1	0.9
昼食	29	青梗菜ともやしとちくわのあえ物	45	0.6	1.0	117	大根のトマト煮	53	3.0	0.2
昼食	71	じゃが芋とタコのサラダ	112	3.1	0.4	73	かぼちゃとにんじんのオレンジサラダ	94	3.1	0.6
昼食										
	昼食合計		611	12.5	1.9	昼食合計		527	12.2	1.7
夕食	73	タンドリーチキン	211	14.1	0.8	61	牛肉のサテー	164	6.6	0.5
夕食	89	小松菜と凍り豆腐の煮浸し	53	2.6	0.7	123	いんげんのヨーグルトサラダ	68	4.1	0.4
夕食	116	ひじきのマリネ	56	3.1	0.4	61	ブロッコリーのエスニック風蒸し煮	54	3.1	0.6
夕食		ごはん（180g）	281	0.4	0		ごはん（180g）	281	0.4	0
	夕食合計		601	20.2	1.9	夕食合計		567	14.2	1.5
	一日合計		1796	41.7	6.0	一日合計		1762	41.0	5.6

1週目

	日					月					火				
	掲載ページ	料理名	エネルギー (kcal)	脂質 (g)	塩分 (g)	掲載ページ	料理名	エネルギー (kcal)	脂質 (g)	塩分 (g)	掲載ページ	料理名	エネルギー (kcal)	脂質 (g)	塩分 (g)
朝食	102	豚肉の豆乳煮	205	7.2	0.3	103	カツオの薬味煮	150	2.4	0.4	101	タラとトマトの卵いため	169	7.8	0.9
	117	大根のトマト煮	53	3.0	0.2	120	里芋のツナ酢みそかけ	90	3.6	0.9	81	グレープフルーツサラダ	56	3.1	0.4
	131	パプリカのマリネ	37	2.1	0.2		ごはん（180g）	281	0.4	0	57	さつま芋グリルヨーグルト添え	136	2.0	0.1
		ごはん（180g）	281	0.4	0						33	トースト	223	3.3	1.1
	朝食合計		576	12.7	0.7	朝食合計		521	6.4	1.3	朝食合計		584	16.2	2.5
昼食	77	イカとセロリのしょうがいため	102	3.3	1.1	108	セロリ焼きそば	454	10.8	1.0	47	マーボー豆腐	237	13.4	0.7
	35	かぼちゃの煮物	73	1.2	0.3	85	トマトのしょうが酢あえ	20	0.1	0.4	89	大根と焼きしいたけの酢の物	23	0.1	0.2
	49	蒸し鶏とあんずときゅうりのおろしあえ	140	2.8	0.4	77	豚肉とにらとしめじの卵スープ	151	9.8	0.9	51	ほうれん草とちくわのお浸し	46	0.6	0.9
		ごはん（180g）	281	0.4	0							ごはん（180g）	281	0.4	0
	昼食合計		596	7.7	1.8	昼食合計		625	20.7	2.3	昼食合計		587	14.5	1.8
夕食	67	鶏肉団子とかぶのトマト煮	239	13.7	1.0	115	鶏肉のからし酢ソテー	210	8.7	0.6	79	牛肉のストロガノフ風	229	10.6	0.8
	123	いんげんのヨーグルトサラダ	68	4.1	0.4	43	にんじんヨーグルトサラダ	82	5.0	0.5	73	かぼちゃとにんじんのオレンジサラダ	94	3.1	0.6
	71	豚肉とサニーレタスのハーブスープ	55	1.7	0.9	33	野菜たっぷりスープ	69	0.2	0.8		ごはん（180g）	281	0.4	0
	45	フランスパン	260	1.0	1.4		ごはん（180g）	281	0.4	0					
	夕食合計		622	20.5	3.7	夕食合計		642	14.3	1.9	夕食合計		604	14.1	1.4
	一日合計		1794	40.9	6.2	一日合計		1788	41.4	5.5	一日合計		1775	44.8	5.7

2週目

	日					月					火				
	掲載ページ	料理名	エネルギー (kcal)	脂質 (g)	塩分 (g)	掲載ページ	料理名	エネルギー (kcal)	脂質 (g)	塩分 (g)	掲載ページ	料理名	エネルギー (kcal)	脂質 (g)	塩分 (g)
朝食	103	豆腐とサケ缶とにらのいため物	193	11.6	0.6	75	ツナトースト	391	16.1	1.6	51	鶏ささ身のつけ焼き	135	3.5	0.4
	59	トマトサラダ	53	2.1	0.8	41	タラとじゃが芋のサラダ	77	0.1	0.7	85	豚肉とほうれん草とれんこんのあえ物	149	9.5	0.7
		ごはん（180g）	281	0.4	0	63	かぶとトマトのミルクスープ	89	5.2	0.5	51	大根と白菜としめじのみそ汁	33	0.5	1.1
	45	ヨーグルト	39	2.0	0.1	41	りんご	56	0.1	0		ごはん（180g）	281	0.4	0
	朝食合計		566	16.1	1.5	朝食合計		613	21.5	2.8	朝食合計		598	13.9	2.2
昼食	107	のりとアサリのチヂミ	393	9.8	0.6	83	鶏肉とほうれん草の卵とじ	175	5.9	1.2	71	サーモンとトマトのパスタ	389	10.4	0.6
	125	トマトと牛肉の薬味おろしかけ	86	2.4	0	95	さつま芋とひじきの白あえ	97	3.5	0.6	123	いんげんのヨーグルトサラダ	68	4.1	0.4
	47	もやしとにんじんのあえ物	39	3.0	0.2		ごはん（180g）	281	0.4	0	93	玉ねぎのカレーミルクスープ	129	5.4	1.0
	127	さつま芋と葉ねぎのみそ汁	86	0.5	1.2										
	昼食合計		604	15.7	2.0	昼食合計		553	9.8	1.8	昼食合計		586	19.9	2.0
夕食	112	タイの南蛮漬け	155	4.6	0.3	49	貝柱のみそ焼き	139	3.5	1.1	113	豆腐とタラの高菜漬け煮	177	4.7	1.0
	121	れんこんのみそいため	76	3.3	0.8	67	かぶの葉としめじの白あえ	96	4.9	0.6	130	根菜のいり煮	76	2.0	0.5
	122	キャベツとちくわのからし酢あえ	60	0.6	1.1	119	ごぼうのごま酢あえ	44	1.1	0.2	122	にんじんとえのきたけの甘酢煮	25	0.1	0.2
		ごはん（180g）	281	0.4	0		ごはん（180g）	281	0.4	0		ごはん（180g）	281	0.4	0
	夕食合計		572	8.9	2.2	夕食合計		560	9.9	1.9	夕食合計		559	7.2	1.7
	一日合計		1742	40.7	5.7	一日合計		1726	41.2	6.5	一日合計		1743	41.0	5.9

	水					木					金					土				
	掲載ページ	料理名	エネルギー(kcal)	脂質(g)	塩分(g)	掲載ページ	料理名	エネルギー(kcal)	脂質(g)	塩分(g)	掲載ページ	料理名	エネルギー(kcal)	脂質(g)	塩分(g)	掲載ページ	料理名	エネルギー(kcal)	脂質(g)	塩分(g)
朝食	75	ツナトースト	391	16.1	1.6	132	鶏ささ身ときのこの酢いため	167	3.6	0.7	69	タイと豆腐の具だくさんみそ汁	211	8.7	1.2	33	チキンサラダ	117	1.6	0.2
	81	あっさりクラムチャウダー	146	3.9	0.7	117	大根のトマト煮	53	3.0	0.2	123	もずくともやしと湯葉の酢の物	33	1.0	0.5	131	パプリカのマリネ	37	2.1	0.2
	45	紫玉ねぎとミニトマトのピクルス	36	0	0	57	たたききゅうりの香味あえ	34	2.0	0.6		ごはん（180g）	281	0.4	0	129	トマトの冷たいスープ	47	2.1	0.3
	29	オレンジ	42	0.1	0		ごはん（180g）	281	0.4	0	47	キウイフルーツ	51	0.2	0	81	クリームチーズのベーグルサンド	367	8.0	1.3
		朝食合計	615	20.1	2.3		朝食合計	535	9.0	1.5		朝食合計	576	10.3	1.7		朝食合計	568	13.8	2.0
昼食	83	鶏肉とほうれん草の卵とじ	175	5.9	1.2	53	納豆あえそば	396	9.4	1.2	130	根菜トマトパスタ	348	3.2	1.1	104	豆腐のトマトカレー煮ごはん	467	10.2	0.4
	53	れんこんとにんじんの酢の物	58	0.1	0.7	120	さつま芋のじゃこ煮	82	0.1	0.4	116	ひじきのマリネ	56	3.1	0.4	61	ブロッコリーのエスニック風蒸し煮	54	3.1	0.6
		ごはん（180g）	281	0.4	0	49	蒸し鶏とあんずときゅうりのおろしあえ	140	2.8	0.4	93	玉ねぎのカレーミルクスープ	129	5.4	1.0	43	にんじんヨーグルトサラダ	82	5.0	0.5
											45	ヨーグルト	39	2.0	0.1					
		昼食合計	514	6.4	1.9		昼食合計	618	12.3	2.0		昼食合計	572	13.7	2.6		昼食合計	603	18.3	1.5
夕食	113	エビのヨーグルトカレー煮	162	5.1	0.9	91	メカジキのグリルツナソース	253	16.0	0.5	97	鶏つくね焼き	208	13.5	0.8	115	鶏ひき肉ののし焼き	158	5.6	0.5
	55	マッシュポテトサラダ	199	13.3	0.4	43	ほうれん草とスナップえんどうのマリネ	47	3.1	0.6	27	にんじんとしいたけのたたきとろろあえ	50	0.1	0.2	41	タラとじゃが芋のサラダ	77	0.1	0.7
	91	パプリカとエリンギのグリル	17	0.1	0	71	豚肉とサニーレタスのハーブスープ	55	1.7	0.9	89	小松菜と凍り豆腐の煮浸し	53	2.6	0.7	61	シラス入りコールスロー	50	2.2	0.8
		ごはん（180g）	281	0.4	0		ごはん（180g）	281	0.4	0		ごはん（180g）	281	0.4	0		ごはん（180g）	281	0.4	0
		夕食合計	659	18.9	1.3		夕食合計	636	21.2	2.0		夕食合計	592	16.6	1.7		夕食合計	566	8.3	2.0
		一日合計	1788	45.4	5.5		一日合計	1789	42.5	5.5		一日合計	1740	40.6	6.0		一日合計	1737	40.4	5.5

	水					木					金					土				
	掲載ページ	料理名	エネルギー(kcal)	脂質(g)	塩分(g)	掲載ページ	料理名	エネルギー(kcal)	脂質(g)	塩分(g)	掲載ページ	料理名	エネルギー(kcal)	脂質(g)	塩分(g)	掲載ページ	料理名	エネルギー(kcal)	脂質(g)	塩分(g)
朝食	101	タラとトマトの卵いため	169	7.8	0.9	102	豚肉の豆乳煮	205	7.2	0.3	39	豚肉のしょうが焼き	199	9.0	0.5	93	にんじんオムレツサンド	347	12.0	1.3
	133	紫キャベツのコールスロー	22	0	0.4	37	きくらげ入り紅白なます	19	0	0	87	サケ缶入りもずく酢	62	1.9	0.2	63	かぶとトマトのミルクスープ	89	5.2	0.5
	81	クリームチーズのベーグルサンド	367	8.0	1.3	120	里芋のツナ酢みそかけ	90	3.6	0.9	27	小松菜となすのみそ汁	26	0.5	1.1	45	ヨーグルト	39	2.0	0.1
							ごはん（180g）	281	0.4	0		ごはん（180g）	281	0.4	0	29	オレンジ	42	0.1	0
		朝食合計	558	15.8	2.6		朝食合計	595	11.2	1.2		朝食合計	568	11.8	1.8		朝食合計	517	19.3	1.9
昼食	77	イカとセロリのしょうがいため	102	3.3	1.1	71	サーモンとトマトのパスタ	389	10.4	0.6	108	セロリ焼きそば	454	10.8	1.0	105	エビにらチャーハン	389	3.4	1.2
	85	豚肉とほうれん草とれんこんのあえ物	149	9.5	0.7	73	きゅうりのヨーグルトサラダ	56	2.0	0.7	97	タコとグレープフルーツのおろしあえ	88	0.1	0.8	67	かぶの葉としめじの白あえ	96	4.9	0.6
		ごはん（180g）	281	0.4	0	128	かぶのスープ	26	0.2	1.0	65	豚肉と豆苗のスープ	79	2.4	1.0	53	ゆで里芋	42	0.1	0
	59	グレープフルーツ	32	0.1	0															
		昼食合計	564	13.3	1.8		昼食合計	471	12.6	2.3		昼食合計	621	13.3	2.8		昼食合計	527	8.4	1.8
夕食	133	豚ヒレ肉と紫キャベツの煮込み	148	3.3	0.9	67	鶏肉団子とかぶのトマト煮	239	13.7	1.0	85	豆腐の薬味煮	159	9.7	0.5	73	タンドリーチキン	211	14.1	0.8
	131	パプリカと貝柱のあえ物	81	2.2	0.4	134	さつま芋とフルーツピクルスのサラダ	159	2.0	0.1	97	かぼちゃのきんぴら	77	4.0	0.4	75	ひよこ豆入りミネストローネ	76	0.7	0.9
	63	かぶとトマトのミルクスープ	89	5.2	0.5	91	レタスとシラスのレモンスープ	32	0.2	1.3	130	根菜のいり煮	76	2.0	0.5	79	りんごとさつま芋のシナモン煮	100	0.1	0.1
		ごはん（180g）	281	0.4	0		ごはん（180g）	281	0.4	0		ごはん（180g）	281	0.4	0		ごはん（180g）	281	0.4	0
		夕食合計	599	11.1	1.8		夕食合計	711	16.3	2.4		夕食合計	593	16.1	1.4		夕食合計	668	15.3	1.8
		一日合計	1721	40.2	6.2		一日合計	1777	40.1	5.9		一日合計	1782	41.2	6.0		一日合計	1712	43.0	5.5

3週目

	日					月					火				
	掲載ページ	料理名	エネルギー (kcal)	脂質 (g)	塩分 (g)	掲載ページ	料理名	エネルギー (kcal)	脂質 (g)	塩分 (g)	掲載ページ	料理名	エネルギー (kcal)	脂質 (g)	塩分 (g)
朝食	63	タラのカレー風味バゲットサンド	366	4.1	1.9	102	エビとレタスの卵とじ	162	4.8	1.3	57	鶏肉と青梗菜のはるさめスープ	217	5.7	1.3
	81	グレープフルーツサラダ	56	3.1	0.4	131	パプリカ入りもずく酢	49	2.1	0.3	121	れんこんのみそいため	76	3.3	0.8
	63	かぶとトマトのミルクスープ	89	5.2	0.5	120	里芋のツナ酢みそかけ	90	3.6	0.9	47	もやしとにんじんのあえ物	39	3.0	0.2
							ごはん（180g）	281	0.4	0		ごはん（180g）	281	0.4	0
		朝食合計	511	12.4	2.8		朝食合計	582	10.9	2.5		朝食合計	613	12.4	2.3
昼食	105	ピーマン入り牛丼	431	5.0	1.0	107	トマトとシラスの巣ごもりトースト	388	11.9	2.1	109	タイ入り汁ビーフン	316	5.5	1.5
	47	もやしとにんじんのあえ物	39	3.0	0.2	133	じゃが芋と紫キャベツのソテー	96	3.0	0.4	61	ブロッコリーのエスニック風蒸し煮	54	3.1	0.6
	67	かぶの葉としめじの白あえ	96	4.9	0.6	45	ヨーグルト	39	2.0	0.1	87	サケ缶入りもずく酢	62	1.9	0.2
											41	りんご	56	0.1	0
		昼食合計	566	12.9	1.8		昼食合計	523	16.9	2.6		昼食合計	488	10.6	2.3
夕食	110	野菜たっぷり肉豆腐	191	7.8	0.7	114	豚肉のソテー玉ねぎあんかけ	168	6.2	0.7	79	牛肉のストロガノフ風	229	10.6	0.8
	125	トマトと牛肉の薬味おろしかけ	86	2.4	0	97	かぼちゃのきんぴら	77	4.0	0.4	131	パプリカのマリネ	37	2.1	0.2
	43	にんじんヨーグルトサラダ	82	5.0	0.5	59	トマトサラダ	53	2.1	0.8	123	いんげんのヨーグルトサラダ	68	4.1	0.4
		ごはん（180g）	281	0.4	0		ごはん（180g）	281	0.4	0		ごはん（180g）	281	0.4	0
		夕食合計	640	15.6	1.2		夕食合計	579	12.7	1.9		夕食合計	615	17.2	1.4
		一日合計	1717	40.9	5.8		一日合計	1684	40.5	7.0		一日合計	1716	40.2	6.0

4週目

	日					月					火				
	掲載ページ	料理名	エネルギー (kcal)	脂質 (g)	塩分 (g)	掲載ページ	料理名	エネルギー (kcal)	脂質 (g)	塩分 (g)	掲載ページ	料理名	エネルギー (kcal)	脂質 (g)	塩分 (g)
朝食	45	豚ヒレ肉のポトフ	149	3.4	1.0	87	焼き豆腐のわさびじょうゆ焼き	176	10.8	0.3	103	豆腐とサケ缶とにらのいため物	193	11.6	0.6
	133	紫キャベツのバゲットサンド	361	4.3	2.6	39	じゃが芋の酢の物	35	0	0.3	69	アスパラとエリンギの焼き浸し	28	0.1	0.3
	45	ヨーグルト	39	2.0	0.1	51	ほうれん草とちくわのお浸し	46	0.6	0.9		ごはん（180g）	281	0.4	0
							ごはん（180g）	281	0.4	0					
		朝食合計	549	9.7	3.7		朝食合計	538	11.8	1.5		朝食合計	502	12.1	0.9
昼食	106	生トマトのナポリタン	456	8.7	0.9	108	豚肉と小松菜のゆず煮うどん	389	5.2	1.8	41	ドライカレー	456	13.9	1.5
	132	きのこ入りかぼちゃサラダ	99	2.3	0.3	95	さつま芋とひじきの白あえ	97	3.5	0.6	73	かぼちゃとにんじんのオレンジサラダ	94	3.1	0.6
	29	オレンジ	42	0.1	0	47	もやしとにんじんのあえ物	39	3.0	0.2	123	いんげんのヨーグルトサラダ	68	4.1	0.4
		昼食合計	597	11.1	1.2		昼食合計	525	11.7	2.6		昼食合計	618	21.1	2.5
夕食	131	パプリカとイカのいため物	113	2.4	0.7	79	牛肉のストロガノフ風	229	10.6	0.8	115	鶏肉のからし酢ソテー	210	8.7	0.6
	55	マッシュポテトサラダ	199	13.3	0.4	43	にんじんヨーグルトサラダ	82	5.0	0.5	121	れんこんのみそいため	76	3.3	0.8
	79	いんげんとトマトのサラダ	55	3.1	0.6	75	ひよこ豆入りミネストローネ	76	0.7	0.9	51	大根と白菜としめじのみそ汁	33	0.5	1.1
		ごはん（180g）	281	0.4	0		ごはん（180g）	281	0.4	0		ごはん（180g）	281	0.4	0
		夕食合計	648	19.2	1.7		夕食合計	668	16.7	2.2		夕食合計	600	12.9	2.5
		一日合計	1794	40.0	6.6		一日合計	1731	40.2	6.3		一日合計	1720	46.1	5.9

水

	掲載ページ	料理名	エネルギー(kcal)	脂質(g)	塩分(g)
朝食	102	エビとレタスの卵とじ	162	4.8	1.3
朝食	47	もやしとにんじんのあえ物	39	3.0	0.2
朝食		ごはん（180g）	281	0.4	0
		朝食合計	482	8.2	1.5
昼食	95	海鮮混ぜずし	424	7.3	0.5
昼食	118	切りこんぶと凍り豆腐の煮物	59	2.7	1.2
昼食	130	けんちん汁	123	4.3	0.9
		昼食合計	606	14.3	2.6
夕食	115	鶏ひき肉ののし焼き	158	5.6	0.5
夕食	59	トマトサラダ	53	2.1	0.8
夕食	77	豚肉とにらとしめじの卵スープ	151	9.8	0.9
夕食		ごはん（180g）	281	0.4	0
		夕食合計	643	17.9	2.2
		一日合計	1731	40.4	6.3

木

	掲載ページ	料理名	エネルギー(kcal)	脂質(g)	塩分(g)
朝食	93	にんじんオムレツサンド	347	12.0	1.3
朝食	81	あっさりクラムチャウダー	146	3.9	0.7
朝食	134	りんごとベリーのフルーツピクルス	74	0	0
朝食	45	ヨーグルト	39	2.0	0.1
		朝食合計	606	17.9	2.1
昼食	35	ゆで豚冷やしうどん	381	3.9	1.5
昼食	89	小松菜と凍り豆腐の煮浸し	53	2.6	0.7
昼食	29	オレンジ	42	0.1	0
		昼食合計	476	6.6	2.2
夕食	67	鶏肉団子とかぶのトマト煮	239	13.7	1.0
夕食	118	じゃが芋とピーマンのいため物	60	3.0	0.4
夕食		ごはん（180g）	281	0.4	0
		夕食合計	580	17.1	1.4
		一日合計	1662	41.6	5.7

金

	掲載ページ	料理名	エネルギー(kcal)	脂質(g)	塩分(g)
朝食	100	豆腐のみそ焼き	93	4.8	0.4
朝食	119	春菊となめこの煮浸し	18	0.1	0.5
朝食	39	かぶと白菜のみそ汁	37	0.5	1.1
朝食		ごはん（180g）	281	0.4	0
		朝食合計	429	5.8	2.0
昼食	107	のりとアサリのチヂミ	393	9.8	0.6
昼食	85	豚肉とほうれん草とれんこんのあえ物	149	9.5	0.7
昼食	125	長芋とキウイと貝柱の酢の物	98	0.2	0.5
		昼食合計	640	19.5	1.8
夕食	55	豚ヒレソテートマトソース	177	6.3	0.3
夕食	133	じゃが芋と紫キャベツのソテー	96	3.0	0.4
夕食	93	玉ねぎのカレーミルクスープ	129	5.4	1.0
夕食		ごはん（180g）	281	0.4	0
		夕食合計	683	15.1	1.7
		一日合計	1752	40.4	5.5

土

	掲載ページ	料理名	エネルギー(kcal)	脂質(g)	塩分(g)
朝食	75	ツナトースト	391	16.1	1.6
朝食	117	大根のトマト煮	53	3.0	0.2
朝食	71	豚肉とサニーレタスのハーブスープ	55	1.7	0.9
		朝食合計	499	20.8	2.7
昼食	47	マーボー豆腐	237	13.4	0.7
昼食	29	青梗菜ともやしとちくわのあえ物	45	0.6	1.0
昼食	57	さつま芋グリルヨーグルト添え	136	2.0	0.1
昼食		ごはん（180g）	281	0.4	0
		昼食合計	699	16.4	1.8
夕食	111	鶏ささ身とセロリのさんしょういため	127	3.4	0.7
夕食	121	かぼちゃの梅煮	47	0.1	0.3
夕食	121	れんこんのみそいため	76	3.3	0.8
夕食		ごはん（180g）	281	0.4	0
		夕食合計	531	7.2	1.8
		一日合計	1729	44.4	6.3

水

	掲載ページ	料理名	エネルギー(kcal)	脂質(g)	塩分(g)
朝食	132	鶏ささ身ときのこの酢いため	167	3.6	0.7
朝食	43	にんじんヨーグルトサラダ	82	5.0	0.5
朝食	87	大根と里芋のみそ汁	51	0.5	1.1
朝食		ごはん（180g）	281	0.4	0
		朝食合計	581	9.5	2.3
昼食	106	生トマトのナポリタン	456	8.7	0.9
昼食	31	ほうれん草のサラダ	53	3.1	0.3
昼食	55	レタスのスープ	14	0.1	0.9
昼食	47	キウイフルーツ	51	0.2	0
		昼食合計	574	12.1	2.1
夕食	97	鶏つくね焼き	208	13.5	0.8
夕食	122	にんじんとえのきたけの甘酢煮	25	0.1	0.2
夕食	93	玉ねぎのカレーミルクスープ	129	5.4	1.0
夕食		ごはん（180g）	281	0.4	0
		夕食合計	643	19.4	2.0
		一日合計	1798	41.0	6.4

木

	掲載ページ	料理名	エネルギー(kcal)	脂質(g)	塩分(g)
朝食	33	チキンサラダ	117	1.6	0.2
朝食	71	じゃが芋とタコのサラダ	112	3.1	0.4
朝食	133	紫キャベツのバゲットサンド	361	4.3	2.6
朝食	45	ヨーグルト	39	2.0	0.1
		朝食合計	629	11.0	3.3
昼食	105	エビにらチャーハン	389	3.4	1.2
昼食	57	たたききゅうりの香味あえ	34	2.0	0.6
昼食	77	豚肉とにらとしめじの卵スープ	151	9.8	0.9
		昼食合計	574	15.2	2.7
夕食	112	タイの南蛮漬け	155	4.6	0.3
夕食	85	豚肉とほうれん草とれんこんのあえ物	149	9.5	0.7
夕食		ごはん（180g）	281	0.4	0
		夕食合計	585	14.5	1.0
		一日合計	1788	40.7	7.0

金

	掲載ページ	料理名	エネルギー(kcal)	脂質(g)	塩分(g)
朝食	102	豚肉の豆乳煮	205	7.2	0.3
朝食	131	パプリカ入りもずく酢	49	2.1	0.3
朝食	37	にらとえのきのみそ汁	29	0.5	1.1
朝食		ごはん（180g）	281	0.4	0
		朝食合計	564	10.2	1.7
昼食	89	きじ焼き風丼	454	8.8	0.5
昼食	83	蒸しなすの梅だれかけ	44	2.0	0.5
昼食	128	焼きねぎとのりのスープ	21	0.1	0.9
		昼食合計	519	10.9	1.9
夕食	91	メカジキのグリルツナソース	253	16.0	0.5
夕食	43	ほうれん草とスナップえんどうのマリネ	47	3.1	0.6
夕食	126	野菜と鶏ささ身の酸味スープ	73	0.3	0.8
夕食		ごはん（180g）	281	0.4	0
		夕食合計	654	19.8	1.9
		一日合計	1737	40.9	5.5

土

	掲載ページ	料理名	エネルギー(kcal)	脂質(g)	塩分(g)
朝食	39	豚肉のしょうが焼き	199	9.0	0.5
朝食	120	里芋のツナ酢みそかけ	90	3.6	0.9
朝食	63	かぶとトマトのミルクスープ	89	5.2	0.5
朝食		ごはん（180g）	281	0.4	0
		朝食合計	659	18.2	1.9
昼食	108	豚肉と小松菜のゆず煮うどん	389	5.2	1.8
昼食	97	かぼちゃのきんぴら	77	4.0	0.4
昼食	49	蒸し鶏とあんずときゅうりのおろしあえ	140	2.8	0.4
		昼食合計	606	12.0	2.6
夕食	111	アスパラの牛肉巻きグリル	153	5.8	0.5
夕食	118	じゃが芋とピーマンのいため物	60	3.0	0.4
夕食	123	もずくともやしと湯葉の酢の物	33	1.0	0.5
夕食		ごはん（180g）	281	0.4	0
		夕食合計	527	10.2	1.4
		一日合計	1792	40.4	5.9

5週目

区分	日 掲載ページ	日 料理名	日 エネルギー(kcal)	日 脂質(g)	日 塩分(g)	月 掲載ページ	月 料理名	月 エネルギー(kcal)	月 脂質(g)	月 塩分(g)	火 掲載ページ	火 料理名	火 エネルギー(kcal)	火 脂質(g)	火 塩分(g)
朝食	87	焼き豆腐のわさびじょうゆ焼き	176	10.8	0.3	130	根菜の納豆あえ	152	5.9	0.5	51	鶏ささ身のつけ焼き	135	3.5	0.4
朝食	79	いんげんとトマトのサラダ	55	3.1	0.6	57	たたききゅうりの香味あえ	34	2.0	0.6	61	シラス入りコールスロー	50	2.2	0.8
朝食	27	小松菜となすのみそ汁	26	0.5	1.1	65	豚肉と豆苗のスープ	79	2.4	1.0	81	クリームチーズのベーグルサンド	367	8.0	1.3
朝食		ごはん（180g）	281	0.4	0		ごはん（180g）	281	0.4	0	45	ヨーグルト	39	2.0	0.1
		朝食合計	538	14.8	2.0		朝食合計	546	10.7	2.1		朝食合計	591	15.7	2.6
昼食	108	セロリ焼きそば	454	10.8	1.0	104	豆腐のトマトカレー煮ごはん	467	10.2	0.4	89	きじ焼き風丼	454	8.8	0.5
昼食	97	かぼちゃのきんぴら	77	4.0	0.4	73	かぼちゃとにんじんのオレンジサラダ	94	3.1	0.6	87	サケ缶入りもずく酢	62	1.9	0.2
昼食	130	根菜のいり煮	76	2.0	0.5	120	里芋のツナ酢みそかけ	90	3.6	0.9	95	さつま芋とひじきの白あえ	97	3.5	0.6
昼食	29	オレンジ	42	0.1	0										
		昼食合計	649	16.9	1.9		昼食合計	651	16.9	1.9		昼食合計	613	14.2	1.3
夕食	114	豚肉と白菜の重ね煮	171	5.4	0.4	37	タイの香り蒸し	173	7.6	0.5	110	野菜たっぷり肉豆腐	191	7.8	0.7
夕食	71	じゃが芋とタコのサラダ	112	3.1	0.4	79	いんげんとトマトのサラダ	55	3.1	0.6	124	わかめとねぎと鶏ささ身の煮浸し	61	0.2	0.7
夕食	128	焼きねぎとのりのスープ	21	0.1	0.9	116	ひじきのマリネ	56	3.1	0.4	127	にらとなめこの豆乳スープ	51	1.8	0.4
夕食		ごはん（180g）	281	0.4	0		ごはん（180g）	281	0.4	0		ごはん（180g）	281	0.4	0
		夕食合計	585	9.0	1.7		夕食合計	565	14.2	1.5		夕食合計	584	10.2	1.8
		一日合計	1772	40.7	5.6		一日合計	1762	41.8	5.5		一日合計	1788	40.1	5.7

6週目

区分	日 掲載ページ	日 料理名	日 エネルギー(kcal)	日 脂質(g)	日 塩分(g)	月 掲載ページ	月 料理名	月 エネルギー(kcal)	月 脂質(g)	月 塩分(g)	火 掲載ページ	火 料理名	火 エネルギー(kcal)	火 脂質(g)	火 塩分(g)
朝食	103	豆腐とサケ缶とにらのいため物	193	11.6	0.6	63	タラのカレー風味バゲットサンド	366	4.1	1.9	45	豚ヒレ肉のポトフ	149	3.4	1.0
朝食	130	けんちん汁	123	4.3	0.9	123	いんげんのヨーグルトサラダ	68	4.1	0.4	131	パプリカのマリネ	37	2.1	0.2
朝食		ごはん（180g）	281	0.4	0	63	かぶとトマトのミルクスープ	89	5.2	0.5		ごはん（180g）	281	0.4	0
朝食	59	グレープフルーツ	32	0.1	0						45	ヨーグルト	39	2.0	0.1
		朝食合計	629	16.4	1.5		朝食合計	523	13.4	2.8		朝食合計	506	7.9	1.3
昼食	53	納豆あえそば	396	9.4	1.2	83	鶏肉とほうれん草の卵とじ	175	5.9	1.2	107	トマトとシラスの巣ごもりトースト	388	11.9	2.1
昼食	120	里芋のツナ酢みそかけ	90	3.6	0.9	97	かぼちゃのきんぴら	77	4.0	0.4	55	マッシュポテトサラダ	199	13.3	0.4
昼食	47	もやしとにんじんのあえ物	39	3.0	0.2		ごはん（180g）	281	0.4	0	73	きゅうりのヨーグルトサラダ	56	2.0	0.7
昼食											35	いちご	16	0.1	0
		昼食合計	525	16.0	2.3		昼食合計	533	10.3	1.6		昼食合計	659	27.3	3.2
夕食	114	豚肉のソテー玉ねぎあんかけ	168	6.2	0.7	79	牛肉のストロガノフ風	229	10.6	0.8	49	貝柱のみそ焼き	139	3.5	1.1
夕食	89	小松菜と凍り豆腐の煮浸し	53	2.6	0.7	131	パプリカと貝柱のあえ物	81	2.2	0.4	35	かぼちゃの煮物	73	1.2	0.3
夕食	134	焼きなすとフルーツピクルスのあえ物	90	0	0.3	61	ブロッコリーのエスニック風蒸し煮	54	3.1	0.6	51	ほうれん草とちくわのお浸し	46	0.6	0.9
夕食		ごはん（180g）	281	0.4	0		ごはん（180g）	281	0.4	0		ごはん（180g）	281	0.4	0
		夕食合計	592	9.2	1.7		夕食合計	645	16.3	1.8		夕食合計	539	5.7	2.3
		一日合計	1746	41.6	5.5		一日合計	1701	40.0	6.2		一日合計	1704	40.9	6.8

	水					木					金					土				
	掲載ページ	料理名	エネルギー(kcal)	脂質(g)	塩分(g)	掲載ページ	料理名	エネルギー(kcal)	脂質(g)	塩分(g)	掲載ページ	料理名	エネルギー(kcal)	脂質(g)	塩分(g)	掲載ページ	料理名	エネルギー(kcal)	脂質(g)	塩分(g)
朝食	69	タイと豆腐の具だくさんみそ汁	211	8.7	1.2	101	タラとトマトの卵いため	169	7.8	0.9	87	焼き豆腐のわさびじょうゆ焼き	176	10.8	0.3	103	カツオの薬味煮	150	2.4	0.4
	130	根菜の納豆あえ	152	5.9	0.5	91	レタスとシラスのレモンスープ	32	0.2	1.3	47	もやしとにんじんのあえ物	39	3.0	0.2	121	れんこんのみそいため	76	3.3	0.8
	83	蒸しなすの梅だれかけ	44	2.0	0.5	33	トースト	223	3.3	1.1	27	小松菜となすのみそ汁	26	0.5	1.1	39	かぶと白菜のみそ汁	37	0.5	1.1
		ごはん（180g）	281	0.4	0	45	ヨーグルト	39	2.0	0.1		ごはん（180g）	281	0.4	0		ごはん（180g）	281	0.4	0
	朝食合計		688	17.0	2.2	朝食合計		463	13.3	3.4	朝食合計		522	14.7	1.6	朝食合計		544	6.6	2.3
昼食	106	鶏肉とねぎの和風スパゲティ	418	8.5	0.7	115	鶏肉のからし酢ソテー	210	8.7	0.6	130	根菜トマトパスタ	348	3.2	1.1	47	マーボー豆腐	237	13.4	0.7
	131	パプリカのマリネ	37	2.1	0.2	95	さつま芋とひじきの白あえ	97	3.5	0.6	131	パプリカとイカのいため物	113	2.4	0.7	77	豚肉とにらとしめじの卵スープ	151	9.8	0.9
	81	グレープフルーツサラダ	56	3.1	0.4	117	大根のトマト煮	53	3.0	0.2	43	ほうれん草とスナップえんどうのマリネ	47	3.1	0.6		ごはん（180g）	281	0.4	0
	45	ヨーグルト	39	2.0	0.1		ごはん（180g）	281	0.4	0	41	りんご	56	0.1	0					
	昼食合計		550	15.7	1.4	昼食合計		641	15.6	1.4	昼食合計		564	8.8	2.4	昼食合計		669	23.6	1.6
夕食	61	牛肉のサテー	164	6.6	0.5	55	豚ヒレソテートマトソース	177	6.3	0.3	73	タンドリーチキン	211	14.1	0.8	115	鶏肉のからし酢ソテー	210	8.7	0.6
	41	タラとじゃが芋のサラダ	77	0.1	0.7	131	パプリカと貝柱のあえ物	81	2.2	0.4	61	ブロッコリーのエスニック風蒸し煮	54	3.1	0.6	119	ごぼうのごま酢あえ	44	1.1	0.2
	128	かぶのスープ	26	0.2	1.0	130	けんちん汁	123	4.3	0.9	124	マッシュルームとタコのマリネ	71	2.1	0.4	55	レタスのスープ	14	0.1	0.9
		ごはん（180g）	281	0.4	0		ごはん（180g）	281	0.4	0		ごはん（180g）	281	0.4	0		ごはん（180g）	281	0.4	0
	夕食合計		548	7.3	2.2	夕食合計		662	13.2	1.6	夕食合計		617	19.7	1.8	夕食合計		549	10.3	1.7
	一日合計		1786	40.0	5.8	一日合計		1766	42.1	6.4	一日合計		1703	43.2	5.8	一日合計		1762	40.5	5.6

	水					木					金					土				
	掲載ページ	料理名	エネルギー(kcal)	脂質(g)	塩分(g)	掲載ページ	料理名	エネルギー(kcal)	脂質(g)	塩分(g)	掲載ページ	料理名	エネルギー(kcal)	脂質(g)	塩分(g)	掲載ページ	料理名	エネルギー(kcal)	脂質(g)	塩分(g)
朝食	75	ツナトースト	391	16.1	1.6	102	エビとレタスの卵とじ	162	4.8	1.3	102	豚肉の豆乳煮	205	7.2	0.3	39	豚肉のしょうが焼き	199	9.0	0.5
	61	シラス入りコールスロー	50	2.2	0.8	130	けんちん汁	123	4.3	0.9	95	さつま芋とひじきの白あえ	97	3.5	0.6	37	にらとえのきのみそ汁	29	0.5	1.1
	129	トマトの冷たいスープ	47	2.1	0.3		ごはん（180g）	281	0.4	0	132	きのこの酢浸し	42	0.2	0.3		ごはん（180g）	281	0.4	0
												ごはん（180g）	281	0.4	0					
	朝食合計		488	20.4	2.7	朝食合計		566	9.5	2.2	朝食合計		625	11.3	1.2	朝食合計		509	9.9	1.6
昼食	89	きじ焼き風丼	454	8.8	0.5	104	豆腐のトマトカレー煮ごはん	467	10.2	0.4	53	納豆あえそば	396	9.4	1.2	107	トマトとシラスの巣ごもりトースト	388	11.9	2.1
	49	蒸し鶏とあんずときゅうりのおろしあえ	140	2.8	0.4	43	にんじんヨーグルトサラダ	82	5.0	0.5	97	かぼちゃのきんぴら	77	4.0	0.4	134	さつま芋とフルーツピクルスのサラダ	159	2.0	0.1
	120	里芋のツナ酢みそかけ	90	3.6	0.9	31	玉ねぎのハーブグリル	33	0	0.5	123	もずくともやしと湯葉の酢の物	33	1.0	0.5	93	玉ねぎのカレーミルクスープ	129	5.4	1.0
	昼食合計		684	15.2	1.8	昼食合計		582	15.2	1.4	昼食合計		506	14.4	2.1	昼食合計		676	19.3	3.2
夕食	43	カレイの洋風煮	125	1.1	0.7	79	牛肉のストロガノフ風	229	10.6	0.8	97	鶏つくね焼き	208	13.5	0.8	134	メカジキのソテーフルーツソース	248	9.6	0.4
	73	かぼちゃとにんじんのオレンジサラダ	94	3.1	0.6	43	ほうれん草とスナップえんどうのマリネ	47	3.1	0.6	134	焼きなすとフルーツピクルスのあえ物	90	0	0.3	69	アスパラとエリンギの焼き浸し	28	0.1	0.3
	123	いんげんのヨーグルトサラダ	68	4.1	0.4	71	豚肉とサニーレタスのハーブスープ	55	1.7	0.9	87	大根と里芋のみそ汁	51	0.5	1.1	31	ほうれん草のサラダ	53	3.1	0.3
		ごはん（180g）	281	0.4	0		ごはん（180g）	281	0.4	0		ごはん（180g）	281	0.4	0		ごはん（180g）	281	0.4	0
	夕食合計		568	8.7	1.7	夕食合計		612	15.8	2.3	夕食合計		630	14.4	2.2	夕食合計		610	13.2	1.0
	一日合計		1740	44.3	6.2	一日合計		1760	40.5	5.9	一日合計		1761	40.1	5.5	一日合計		1795	42.4	5.8

7週目

	日					月					火				
	掲載ページ	料理名	エネルギー(kcal)	脂質(g)	塩分(g)	掲載ページ	料理名	エネルギー(kcal)	脂質(g)	塩分(g)	掲載ページ	料理名	エネルギー(kcal)	脂質(g)	塩分(g)
朝食	69	タイと豆腐の具だくさんみそ汁	211	8.7	1.2	103	豆腐とサケ缶とにらのいため物	193	11.6	0.6	93	にんじんオムレツサンド	347	12.0	1.3
	37	きくらげ入り紅白なます	19	0	0	51	ほうれん草とちくわのお浸し	46	0.6	0.9	123	いんげんのヨーグルトサラダ	68	4.1	0.4
		ごはん（180g）	281	0.4	0	51	大根と白菜としめじのみそ汁	33	0.5	1.1	93	玉ねぎのカレーミルクスープ	129	5.4	1.0
							ごはん（180g）	281	0.4	0					
		朝食合計	511	9.1	1.2		朝食合計	553	13.1	2.6		朝食合計	544	21.5	2.7
昼食	108	セロリ焼きそば	454	10.8	1.0	41	ドライカレー	456	13.9	1.5	105	ピーマン入り牛丼	431	5.0	1.0
	29	青梗菜ともやしとちくわのあえ物	45	0.6	1.0	133	紫キャベツのコールスロー	22	0	0.4	49	春菊とさつま芋の煮浸し	52	0.1	0.7
	77	豚肉とにらとしめじの卵スープ	151	9.8	0.9	63	かぶとトマトのミルクスープ	89	5.2	0.5	41	りんご	56	0.1	0
						29	オレンジ	42	0.1	0					
		昼食合計	650	21.2	2.9		昼食合計	609	19.2	2.4		昼食合計	539	5.2	1.7
夕食	113	エビのヨーグルトカレー煮	162	5.1	0.9	115	鶏ひき肉ののし焼き	158	5.6	0.5	113	豆腐とタラの高菜漬け煮	177	4.7	1.0
	116	ひじきのマリネ	56	3.1	0.4	69	アスパラとエリンギの焼き浸し	28	0.1	0.3	85	豚肉とほうれん草とれんこんのあえ物	149	9.5	0.7
	61	ブロッコリーのエスニック風蒸し煮	54	3.1	0.6	67	かぶの葉としめじの白あえ	96	4.9	0.6		ごはん（180g）	281	0.4	0
		ごはん（180g）	281	0.4	0		ごはん（180g）	281	0.4	0					
		夕食合計	553	11.7	1.9		夕食合計	563	11.0	1.4		夕食合計	607	14.6	1.7
		一日合計	1714	42.0	6.0		一日合計	1725	43.3	6.4		一日合計	1690	41.3	6.1

8週目

	日					月					火				
	掲載ページ	料理名	エネルギー(kcal)	脂質(g)	塩分(g)	掲載ページ	料理名	エネルギー(kcal)	脂質(g)	塩分(g)	掲載ページ	料理名	エネルギー(kcal)	脂質(g)	塩分(g)
朝食	45	豚ヒレ肉のポトフ	149	3.4	1.0	57	鶏肉と青梗菜のはるさめスープ	217	5.7	1.3	130	根菜の納豆あえ	152	5.9	0.5
	81	グレープフルーツサラダ	56	3.1	0.4	118	切りこんぶと凍り豆腐の煮物	59	2.7	1.2	95	ほうれん草となすの煮浸し	19	0.1	0.6
	81	クリームチーズのベーグルサンド	367	8.0	1.3		ごはん（180g）	281	0.4	0	127	さつま芋と葉ねぎのみそ汁	86	0.5	1.2
												ごはん（180g）	281	0.4	0
		朝食合計	572	14.5	2.7		朝食合計	557	8.8	2.5		朝食合計	538	6.9	2.3
昼食	105	エビにらチャーハン	389	3.4	1.2	91	メカジキのグリルツナソース	253	16.0	0.5	106	鶏肉とねぎの和風スパゲティ	418	8.5	0.7
	85	豚肉とほうれん草とれんこんのあえ物	149	9.5	0.7	117	ほうれん草としめじのからしあえ	17	0.2	0.3	55	マッシュポテトサラダ	199	13.3	0.4
	85	トマトのしょうが酢あえ	20	0.1	0.4	126	野菜と鶏ささ身の酸味スープ	73	0.3	0.8	128	かぶのスープ	26	0.2	1.0
						33	トースト	223	3.3	1.1					
		昼食合計	558	13.0	2.3		昼食合計	566	19.8	2.7		昼食合計	643	22.0	2.1
夕食	61	牛肉のサテー	164	6.6	0.5	132	きのこの混ぜずし	366	1.6	0.3	114	豚肉と白菜の重ね煮	171	5.4	0.4
	43	にんじんヨーグルトサラダ	82	5.0	0.5	85	豆腐の薬味煮	159	9.7	0.5	79	いんげんとトマトのサラダ	55	3.1	0.6
	127	にらとなめこの豆乳スープ	51	1.8	0.4	87	サケ缶入りもずく酢	62	1.9	0.2	121	れんこんのみそいため	76	3.3	0.8
		ごはん（180g）	281	0.4	0	130	根菜のいり煮	76	2.0	0.5		ごはん（180g）	281	0.4	0
		夕食合計	578	13.8	1.4		夕食合計	663	15.2	1.5		夕食合計	583	12.2	1.8
		一日合計	1708	41.3	6.4		一日合計	1786	43.8	6.7		一日合計	1764	41.1	6.2

栄養成分値一覧

『日本食品標準成分表 2020 年版（八訂）』（文部科学省）に基づいて算出しています。同書に記載のない食品は、それに近い食品（代用品）や、メーカーから公表されている市販食品の栄養成分値を参考に算出しました。数値は1人分あたりです。数値の合計の多少の相違は計算上の端数処理によるものです。計量カップ・スプーンで計った調味料等の重量については、「計量カップ・スプーンによる重量表（2017 年1月改定）」（女子栄養大学）に準じています。

PART2 胆のう・膵臓《すいぞう》をいたわるバランス献立

献立名	掲載ページ	料理名	エネルギー kcal	たんぱく質※1 g	脂質※2 g	炭水化物※3 g	カルシウム mg	鉄 mg	亜鉛 mg	ビタミンA レチノール活性当量 µg	ビタミンB_1 mg	ビタミンB_2 mg	ビタミンC mg	コレステロール mg	食物繊維 g	食塩相当量 g
STEP1の一日献立（一日の摂取量の目安：脂質10g 以下／エネルギー1300kcal 以下）																
豆腐のおろし煮献立	27	豆腐のおろし煮	74	5.8	3.6	3.4	89	1.3	0.5	0	0.09	0.05	6	0	1.5	0.9
	27	にんじんとしいたけのたたきとろろあえ	50	1.3	0.1	9.4	14	0.3	0.4	138	0.09	0.07	4	0	2.0	0.2
	27	小松菜となすのみそ汁	26	1.8	0.5	2.8	83	1.5	0.2	106	0.06	0.08	16	0	1.6	1.1
	27	ごはん（150g）	234	3.0	0.3	51.9	5	0.2	0.9	0	0.03	0.02	0	0	2.3	0
		朝食合計	384	11.9	4.5	67.5	191	3.3	2.0	244	0.27	0.22	26	0	7.4	2.2
タラの雑炊献立	29	タラの雑炊	345	21.0	0.4	60.6	68	0.6	1.7	153	0.20	0.18	7	70	3.7	1.6
	29	青梗菜ともやしとちくわのあえ物	45	4.2	0.6	5.4	48	0.8	0.3	68	0.04	0.07	12	8	0.9	1.0
	29	オレンジ	42	0.7	0.1	9.4	21	0.3	0.2	10	0.10	0.03	40	0	0.8	0
		昼食合計	432	25.9	1.1	75.4	137	1.7	2.2	231	0.34	0.28	59	78	5.4	2.6
鶏ささ身のトマト蒸し煮献立	31	鶏ささ身のトマト蒸し煮	104	16.2	0.5	5.9	12	0.5	0.6	28	0.11	0.10	12	53	0.9	0.3
	31	ほうれん草のサラダ	53	4.2	3.1	0.8	39	1.0	0.5	185	0.06	0.14	20	5	1.4	0.3
	31	玉ねぎのハーブグリル	33	0.7	0	7.0	19	0.4	0.2	0	0.04	0.01	7	1	1.5	0.5
	31	ごはん（150g）	234	3.0	0.3	51.9	5	0.2	0.9	0	0.03	0.02	0	0	2.3	0
		夕食合計	424	24.1	3.9	65.6	75	2.1	2.2	213	0.24	0.27	39	59	6.1	1.1
		一日合計	1240	61.9	9.5	208.5	403	7.1	6.4	688	0.85	0.77	124	137	18.9	5.9
STEP2の一日献立（一日の摂取量の目安：脂質15～20g ／エネルギー1500kcal 以下）																
チキンサラダ献立	33	チキンサラダ	117	19.5	1.6	4.6	23	0.5	0.8	27	0.13	0.14	16	72	0.9	0.2
	33	野菜たっぷりスープ	69	1.7	0.2	10.7	20	0.6	0.3	23	0.11	0.04	38	0	7.8	0.8
	33	トースト	223	6.7	3.3	39.8	20	0.5	0.5	0	0.06	0.05	0	0	3.8	1.1
	33	いちごジャムヨーグルト	66	3.9	0.2	11.2	142	0.1	0.4	3	0.04	0.17	3	4	0.2	0.1
		朝食合計	475	31.8	5.3	66.3	205	1.7	2.0	53	0.34	0.40	57	76	12.7	2.2
冷やしうどん献立	35	ゆで豚冷やしうどん	381	24.7	3.9	58.0	49	1.8	2.6	28	1.05	0.30	13	66	4.6	1.5
	35	かぼちゃの煮物	73	1.5	1.2	12.5	37	0.6	0.4	248	0.07	0.08	32	0	2.9	0.3
	35	いちご	25	0.6	0.1	4.7	14	0.2	0.2	1	0.02	0.02	50	0	1.1	0
		昼食合計	479	26.8	5.2	75.2	100	2.6	3.2	277	1.14	0.40	95	66	8.6	1.8
タイの香り蒸し献立	37	タイの香り蒸し	173	18.1	7.6	6.0	23	0.3	0.5	17	0.11	0.06	6	65	0.8	0.5
	37	きくらげ入り紅白なます	19	0.3	0	3.4	17	0.5	0.1	69	0.02	0.02	6	0	1.5	0
	37	にらとえのきのみそ汁	29	1.8	0.5	3.4	26	0.8	0.3	87	0.08	0.09	6	0	2.0	1.1
	37	ごはん（150g）	234	3.0	0.3	51.9	5	0.2	0.9	0	0.03	0.02	0	0	2.3	0
		夕食合計	455	23.2	8.4	64.7	71	1.8	1.8	173	0.24	0.19	18	65	6.6	1.6
		一日合計	1409	81.8	18.9	206.2	376	6.1	7.0	503	1.72	0.99	170	207	27.9	5.6

※1「アミノ酸組成によるたんぱく質」、そのデータがないものは「たんぱく質」のデータを用いて算出。　※2「脂肪酸のトリアシルグリセロール当量」そのデータがないものは「脂質」のデータを用いて算出。※3「利用可能炭水化物（質量計）」、あるいは「差引き法による利用可能炭水化物」のデータを用いて算出。

献立名	掲載ページ	料理名	エネルギー kcal	たんぱく質※1 g	脂質※2 g	炭水化物※3 g	カルシウム mg	鉄 mg	亜鉛 mg	ビタミンA レチノール活性当量 μg	ビタミンB1 mg	ビタミンB2 mg	ビタミンC mg	コレステロール mg	食物繊維 g	食塩相当量 g
STEP3の一日献立①		（一日の摂取量の目安：脂質30～35g ／エネルギー1800kcal 以下）														
豚肉のしょうが焼き献立	39	豚肉のしょうが焼き	199	20.2	9.0	7.8	13	0.9	2.0	11	0.83	0.20	10	61	0.6	0.5
	39	じゃが芋の酢の物	35	1.0	0	4.9	5	0.3	0.2	16	0.05	0.04	15	0	4.7	0.3
	39	かぶと白菜のみそ汁	37	2.1	0.5	5.0	95	1.0	0.3	50	0.06	0.08	35	0	2.3	1.1
	39	ごはん（180g）	281	3.6	0.4	62.3	5	0.2	1.1	0	0.04	0.02	0	0	2.7	0
		朝食合計	552	26.9	9.9	80.0	118	2.4	3.6	77	0.98	0.34	60	61	10.3	1.9
ドライカレー献立	41	ドライカレー	456	20.9	13.9	57.7	31	1.3	2.7	75	0.18	0.21	14	89	3.9	1.5
	41	タラとじゃが芋のサラダ	77	8.2	0.1	7.9	40	0.5	0.5	7	0.12	0.08	37	29	5.4	0.7
	41	りんご	56	0.1	0.1	12.7	4	0.1	0.1	2	0.02	0.01	6	0	1.9	0
		昼食合計	589	29.2	14.1	78.3	75	1.9	3.3	84	0.32	0.30	57	118	11.2	2.2
カレイの洋風煮献立	43	カレイの洋風煮	125	18.7	1.1	6.9	83	1.0	1.2	128	0.12	0.41	21	71	1.8	0.7
	43	ほうれん草とスナップえんどうのマリネ	47	1.2	3.1	2.1	23	0.8	0.4	112	0.08	0.14	24	0	1.7	0.6
	43	にんじんヨーグルトサラダ	82	2.6	5.0	5.6	97	0.1	0.4	369	0.07	0.13	6	8	1.2	0.5
	43	ごはん（180g）	281	3.6	0.4	62.3	5	0.2	1.1	0	0.04	0.02	0	0	2.7	0
		夕食合計	535	26.1	9.6	76.9	208	2.1	3.1	609	0.31	0.70	51	79	7.4	1.8
一日合計			1676	82.2	33.6	235.2	401	6.4	10.0	770	1.61	1.34	168	258	28.9	5.9
STEP3の一日献立②		（一日の摂取量の目安：脂質30～35g ／エネルギー1800kcal 以下）														
豚ヒレ肉のポトフ献立	45	豚ヒレ肉のポトフ	149	19.2	3.4	9.6	28	1.2	2.4	211	1.37	0.28	8	60	1.8	1.0
	45	紫玉ねぎとミニトマトのピクルス	36	0.5	0	7.3	12	0.2	0.2	16	0.03	0.02	10	0	1.1	0
	45	フランスパン	260	7.7	1.0	52.4	14	0.8	0.7	0	0.07	0.05	0	0	2.4	1.4
	45	ヨーグルト	39	2.3	2.0	2.7	84	0	0.3	23	0.03	0.10	1	8	0	0.1
		朝食合計	484	29.7	6.4	72.0	138	2.2	3.6	250	1.50	0.45	19	68	5.3	2.5
マーボー豆腐献立	47	マーボー豆腐	237	19.7	13.4	7.7	156	2.9	2.1	9	0.63	0.19	19	33	2.7	0.7
	47	もやしとにんじんのあえ物	39	0.6	3.0	2.0	9	0.1	0.2	138	0.03	0.03	4	0	1.0	0.2
	47	ごはん（180g）	281	3.6	0.4	62.3	5	0.2	1.1	0	0.04	0.02	0	0	2.7	0
	47	キウイフルーツ	51	0.8	0.2	9.5	26	0.3	0.1	4	0.01	0.02	71	0	2.6	0
		昼食合計	608	24.7	17.0	81.5	196	3.5	3.5	151	0.71	0.26	94	33	9.0	0.9
貝柱のみそ焼き献立	49	貝柱のみそ焼き	139	13.2	3.5	12.4	53	1.0	2.0	17	0.08	0.16	14	32	2.3	1.1
	49	蒸し鶏とあんずときゅうりのおろしあえ	140	10.3	2.8	16.4	33	0.8	0.6	97	0.06	0.07	10	37	2.8	0.4
	49	春菊とさつま芋の煮浸し	52	1.4	0.1	9.9	74	1.0	0.2	191	0.09	0.09	17	0	2.4	0.7
	49	ごはん（180g）	281	3.6	0.4	62.3	5	0.2	1.1	0	0.04	0.02	0	0	2.7	0
		夕食合計	612	28.5	6.8	101.0	165	3.0	3.9	305	0.27	0.34	41	69	10.2	2.2
一日合計			1704	82.9	30.2	254.5	499	8.7	11.0	706	2.48	1.05	154	170	24.5	5.7
STEP3の一日献立③		（一日の摂取量の目安：脂質30～35g ／エネルギー1800kcal 以下）														
鶏ささ身のつけ焼き献立	51	鶏ささ身のつけ焼き	135	19.9	3.5	4.6	6	0.4	0.6	14	0.10	0.12	6	66	0.2	0.4
	51	ほうれん草とちくわのお浸し	46	4.4	0.6	4.7	30	1.3	0.5	175	0.07	0.13	18	8	1.4	0.9
	51	大根と白菜としめじのみそ汁	33	1.8	0.5	4.3	40	0.6	0.3	4	0.07	0.07	13	0	2.0	1.1
	51	ごはん（180g）	281	3.6	0.4	62.3	5	0.2	1.1	0	0.04	0.02	0	0	2.7	0
		朝食合計	495	29.7	5.0	75.9	81	2.5	2.5	193	0.28	0.34	37	74	6.3	2.4

献立名	掲載ページ	料理名	エネルギー kcal	たんぱく質※1 g	脂質※2 g	炭水化物※3 g	カルシウム mg	鉄 mg	亜鉛 mg	ビタミンA レチノール活性当量 µg	ビタミンB_1 mg	ビタミンB_2 mg	ビタミンC mg	コレステロール mg	食物繊維 g	食塩相当量 g
納豆あえそば献立	53	納豆あえそば	396	21.0	9.4	51.6	87	3.3	1.9	53	0.27	0.28	12	37	7.0	1.2
	53	れんこんとにんじんの酢の物	58	2.8	0.1	10.6	43	0.4	0.4	157	0.08	0.02	25	25	1.5	0.7
	53	ゆで里芋	42	1.0	0.1	8.2	8	0.4	0.2	0	0.06	0.02	5	0	1.8	0
		昼食合計	496	24.8	9.6	70.4	138	4.1	2.5	210	0.41	0.32	42	62	10.3	1.9
豚ヒレソテー献立	55	豚ヒレソテー トマトソース	177	19.0	6.3	10.6	13	1.1	2.3	27	1.36	0.26	11	59	0.9	0.3
	55	マッシュポテトサラダ	199	6.3	13.3	9.4	21	0.5	0.4	52	0.09	0.08	23	28	7.4	0.4
	55	レタスのスープ	14	0.6	0.1	2.2	20	0.3	0.2	20	0.05	0.03	5	0	1.1	0.9
	55	ごはん（180g）	281	3.6	0.4	62.3	5	0.2	1.1	0	0.04	0.02	0	0	2.7	0
		夕食合計	671	29.5	20.1	84.5	59	2.1	4.0	99	1.54	0.39	39	87	12.1	1.6
一日合計			1662	84.0	34.7	230.8	278	8.7	9.0	502	2.23	1.05	118	223	28.7	5.9

STEP3の一日献立④ （一日の摂取量の目安：脂質30～35g ／エネルギー1800kcal 以下）

献立名	掲載ページ	料理名	エネルギー kcal	たんぱく質※1 g	脂質※2 g	炭水化物※3 g	カルシウム mg	鉄 mg	亜鉛 mg	ビタミンA レチノール活性当量 µg	ビタミンB_1 mg	ビタミンB_2 mg	ビタミンC mg	コレステロール mg	食物繊維 g	食塩相当量 g
はるさめスープ献立	57	鶏肉と青梗菜のはるさめスープ	217	17.9	5.7	22.2	53	0.9	0.8	86	0.11	0.13	14	73	1.7	1.3
	57	たたききゅうりの香味あえ	34	0.7	2.0	2.4	31	0.4	0.2	41	0.03	0.04	16	0	1.2	0.6
	57	さつま芋グリル ヨーグルト添え	136	2.7	2.0	25.0	104	0.3	0.4	25	0.08	0.11	13	8	1.4	0.1
	57	ごはん（180g）	281	3.6	0.4	62.3	5	0.2	1.1	0	0.04	0.02	0	0	2.7	0
		朝食合計	668	24.9	10.1	111.9	193	1.8	2.5	152	0.26	0.30	43	81	7.0	2.0
豆乳リゾット献立	59	メカジキの豆乳リゾット	380	16.0	6.1	59.6	52	2.0	1.7	94	0.12	0.13	14	43	3.2	0.9
	59	トマトサラダ	53	0.8	2.1	6.0	14	0.4	0.2	52	0.07	0.03	37	0	1.8	0.8
	59	グレープフルーツ	32	0.4	0.1	6.6	12	0	0.1	0	0.06	0.02	29	0	0.5	0
		昼食合計	465	17.2	8.3	72.2	78	2.4	2.0	146	0.25	0.18	80	43	5.5	1.7
牛肉のサテー献立	61	牛肉のサテー	164	18.7	6.6	6.6	48	2.7	4.1	34	0.13	0.26	9	65	0.6	0.5
	61	ブロッコリーのエスニック風蒸し煮	54	2.1	3.1	2.9	34	0.8	0.5	45	0.10	0.12	74	0	3.1	0.6
	61	シラス入りコールスロー	50	2.6	2.2	4.0	62	0.3	0.3	160	0.05	0.04	32	25	1.9	0.8
	61	ごはん（180g）	281	3.6	0.4	62.3	5	0.2	1.1	0	0.04	0.02	0	0	2.7	0
		夕食合計	549	27.0	12.3	75.8	149	4.0	6.0	239	0.32	0.44	115	90	8.3	1.9
一日合計			1682	69.1	30.7	259.9	420	8.2	10.5	537	0.83	0.92	238	214	20.8	5.6

STEP3の一日献立⑤ （一日の摂取量の目安：脂質30～35g ／エネルギー1800kcal 以下）

献立名	掲載ページ	料理名	エネルギー kcal	たんぱく質※1 g	脂質※2 g	炭水化物※3 g	カルシウム mg	鉄 mg	亜鉛 mg	ビタミンA レチノール活性当量 µg	ビタミンB_1 mg	ビタミンB_2 mg	ビタミンC mg	コレステロール mg	食物繊維 g	食塩相当量 g
バゲットサンド献立	63	タラのカレー風味バゲットサンド	366	22.2	4.1	57.0	57	1.2	1.3	85	0.19	0.16	3	58	3.1	1.9
	63	かぶとトマトのミルクスープ	89	2.5	5.2	7.4	90	0.3	0.4	38	0.07	0.12	15	7	1.5	0.5
	63	オレンジ	42	0.7	0.1	9.4	21	0.3	0.2	10	0.10	0.03	40	0	0.8	0
		朝食合計	497	25.4	9.4	73.8	168	1.8	1.9	133	0.36	0.31	58	65	5.4	2.4
カツオのたたきサラダ献立	65	カツオのたたきサラダ	132	17.1	3.3	7.6	31	1.9	0.8	66	0.14	0.18	13	48	1.0	0.7
	65	豚肉と豆苗のスープ	79	8.4	2.4	5.1	13	0.7	1.1	308	0.47	0.19	19	26	1.6	1.0
	65	ごはん（180g）	281	3.6	0.4	62.3	5	0.2	1.1	0	0.04	0.02	0	0	2.7	0
		昼食合計	492	29.1	6.1	75.0	49	2.8	3.0	374	0.65	0.39	32	74	5.3	1.7

献立名	掲載ページ	料理名	エネルギー kcal	たんぱく質※1 g	脂質※2 g	炭水化物※3 g	カルシウム mg	鉄 mg	亜鉛 mg	ビタミンA レチノール活性当量 µg	ビタミンB1 mg	ビタミンB2 mg	ビタミンC mg	コレステロール mg	食物繊維 g	食塩相当量 g
鶏肉団子とかぶのトマト煮献立	67	鶏肉団子とかぶのトマト煮	239	18.5	13.7	9.1	44	1.3	1.9	75	0.19	0.21	31	89	3.0	1.0
	67	かぶの葉としめじの白あえ	96	5.7	4.9	5.5	150	1.8	0.7	92	0.12	0.13	33	0	2.9	0.6
	67	ごはん（180g）	281	3.6	0.4	62.3	5	0.2	1.1	0	0.04	0.02	0	0	2.7	0
	67	キウイフルーツ	51	0.8	0.2	9.5	26	0.3	0.1	4	0.01	0.02	71	0	2.6	0
		夕食合計	667	28.6	19.2	86.4	225	3.6	3.8	171	0.36	0.38	135	89	11.2	1.6
		一日合計	1656	83.1	34.7	235.2	442	8.2	8.7	678	1.37	1.08	225	228	21.9	5.7
STEP4の一日献立①		（一日の摂取量の目安：脂質40～60g ／エネルギー1800kcal 以下）														
具だくさんみそ汁献立	69	タイと豆腐の具だくさんみそ汁	211	22.7	8.7	8.9	155	2.3	1.2	14	0.21	0.13	19	52	3.0	1.2
	69	アスパラとエリンギの焼き浸し	28	1.4	0.1	3.8	9	0.4	0.4	25	0.09	0.13	11	0	1.8	0.3
	69	ごはん（180g）	281	3.6	0.4	62.3	5	0.2	1.1	0	0.04	0.02	0	0	2.7	0
	69	いちご	16	0.4	0.1	3.0	9	0.2	0.1	1	0.02	0.01	31	0	0.7	0
		朝食合計	536	28.1	9.3	78.0	178	3.1	2.8	40	0.36	0.29	61	52	8.2	1.5
サーモンとトマトのパスタ献立	71	サーモンとトマトのパスタ	389	15.6	10.4	52.0	24	1.4	1.3	56	0.27	0.10	14	26	4.8	0.6
	71	じゃが芋とタコのサラダ	112	7.2	3.1	10.7	19	0.5	0.9	3	0.08	0.04	23	61	5.2	0.4
	71	豚肉とサニーレタスのハーブスープ	55	5.9	1.7	2.6	35	1.2	0.8	81	0.32	0.11	10	20	0.9	0.9
		昼食合計	556	28.7	15.2	65.3	78	3.1	3.0	140	0.67	0.25	47	107	10.9	1.9
タンドリーチキン献立	73	タンドリーチキン	211	17.9	14.1	2.7	37	0.8	1.7	53	0.12	0.19	5	91	0.5	0.8
	73	かぼちゃとにんじんのオレンジサラダ	94	1.1	3.1	13.9	24	0.5	0.3	309	0.10	0.07	45	0	2.6	0.6
	73	きゅうりのヨーグルトサラダ	56	2.8	2.0	5.4	100	0.2	0.4	35	0.05	0.12	13	8	0.9	0.7
	73	ごはん（180g）	281	3.6	0.4	62.3	5	0.2	1.1	0	0.04	0.02	0	0	2.7	0
		夕食合計	642	25.4	19.6	84.3	166	1.7	3.5	397	0.31	0.40	63	99	6.7	2.1
		一日合計	1734	82.2	44.1	227.6	422	7.9	9.3	577	1.34	0.94	171	258	25.8	5.5
STEP4の一日献立②		（一日の摂取量の目安：脂質40～60g ／エネルギー1800kcal 以下）														
ツナトースト献立	75	ツナトースト	391	15.5	16.1	43.9	29	0.9	0.7	5	0.08	0.07	2	19	4.2	1.6
	75	ひよこ豆入りミネストローネ	76	3.5	0.7	11.2	60	1.0	0.8	36	0.12	0.08	30	0	5.6	0.9
	75	オレンジ	42	0.7	0.1	9.4	21	0.3	0.2	10	0.10	0.03	40	0	0.8	0
		朝食合計	509	19.7	16.9	64.5	110	2.2	1.7	51	0.30	0.18	72	19	10.6	2.5
イカとセロリのしょうがいため献立	77	イカとセロリのしょうがいため	102	11.4	3.3	5.6	40	0.3	1.4	12	0.07	0.06	7	144	1.3	1.1
	77	豚肉とにらとしめじの卵スープ	151	11.4	9.8	3.4	36	0.9	1.1	171	0.53	0.27	8	117	1.7	0.9
	77	ごはん（180g）	281	3.6	0.4	62.3	5	0.2	1.1	0	0.04	0.02	0	0	2.7	0
		昼食合計	534	26.4	13.5	71.3	81	1.4	3.6	183	0.64	0.35	15	261	5.7	2.0
牛肉のストロガノフ風献立	79	牛肉のストロガノフ風	229	20.2	10.6	9.8	97	2.7	4.4	28	0.15	0.36	5	70	1.2	0.8
	79	いんげんとトマトのサラダ	55	1.0	3.1	4.8	27	0.5	0.2	43	0.06	0.06	15	0	1.8	0.6
	79	りんごとさつま芋のシナモン煮	100	0.5	0.1	22.3	28	0.3	0.1	2	0.07	0.02	25	0	2.6	0.1
	79	ごはん（180g）	281	3.6	0.4	62.3	5	0.2	1.1	0	0.04	0.02	0	0	2.7	0
		夕食合計	665	25.3	14.2	99.2	157	3.7	5.8	73	0.32	0.46	45	70	8.3	1.5
		一日合計	1708	71.4	44.6	235.0	348	7.3	11.1	307	1.26	0.99	132	350	24.6	6.0

献立名	掲載ページ	料理名	エネルギー kcal	たんぱく質※1 g	脂質※2 g	炭水化物※3 g	カルシウム mg	鉄 mg	亜鉛 mg	ビタミンA レチノール活性当量 µg	ビタミンB_1 mg	ビタミンB_2 mg	ビタミンC mg	コレステロール mg	食物繊維 g	食塩相当量 g
STEP4の一日献立③		（一日の摂取量の目安：脂質40～60g ／エネルギー1800kcal 以下）														
クラムチャウダー献立	81	あっさりクラムチャウダー	146	9.6	3.9	15.1	163	11.0	1.8	185	0.12	0.22	33	43	5.8	0.7
	81	グレープフルーツサラダ	56	0.8	3.1	5.4	35	0.4	0.3	70	0.08	0.07	26	0	1.4	0.4
	81	クリームチーズのベーグルサンド	367	9.8	8.0	62.3	40	1.4	0.9	50	0.20	0.13	1	20	3.4	1.3
		朝食合計	569	20.2	15.0	82.8	238	12.8	3.0	305	0.40	0.42	60	63	10.6	2.4
鶏肉とほうれん草の卵とじ献立	83	鶏肉とほうれん草の卵とじ	175	20.6	5.9	8.1	59	2.1	1.5	286	0.18	0.38	21	236	1.8	1.2
	83	蒸しなすの梅だれかけ	44	0.7	2.0	4.9	16	0.4	0.2	6	0.04	0.04	3	1	1.9	0.5
	83	ごはん（180g）	281	3.6	0.4	62.3	5	0.2	1.1	0	0.04	0.02	0	0	2.7	0
	83	りんご	56	0.1	0.1	12.7	4	0.1	0.1	2	0.02	0.01	6	0	1.9	0
		昼食合計	556	25.0	8.4	88.0	84	2.8	2.9	294	0.28	0.45	30	237	8.3	1.7
豆腐の薬味煮献立	85	豆腐の薬味煮	159	10.9	9.7	5.1	160	2.5	1.0	59	0.17	0.11	7	0	2.7	0.5
	85	豚肉とほうれん草とれんこんのあえ物	149	8.3	9.5	6.1	28	1.2	1.1	142	0.38	0.18	29	24	2.3	0.7
	85	トマトのしょうが酢あえ	20	0.4	0.1	3.5	6	0.2	0.1	34	0.04	0.02	11	0	0.8	0.4
	85	ごはん（180g）	281	3.6	0.4	62.3	5	0.2	1.1	0	0.04	0.02	0	0	2.7	0
		夕食合計	609	23.2	19.7	77.0	199	4.1	3.3	235	0.63	0.33	47	24	8.5	1.6
一日合計			1734	68.4	43.1	247.8	521	19.7	9.2	834	1.31	1.20	137	324	27.4	5.7
STEP4の一日献立④		（一日の摂取量の目安：脂質40～60g ／エネルギー1800kcal 以下）														
焼き豆腐のわさびじょうゆ焼き献立	87	焼き豆腐のわさびじょうゆ焼き	176	12.4	10.8	5.0	236	2.6	1.4	10	0.15	0.08	14	0	1.5	0.3
	87	サケ缶入りもずく酢	62	5.1	1.9	5.1	72	0.6	0.5	64	0.06	0.07	6	17	1.6	0.2
	87	大根と里芋のみそ汁	51	1.9	0.5	8.5	28	0.7	0.3	0	0.06	0.04	9	0	2.2	1.1
	87	ごはん（180g）	281	3.6	0.4	62.3	5	0.2	1.1	0	0.04	0.02	0	0	2.7	0
		朝食合計	570	23.0	13.6	80.9	341	4.1	3.3	74	0.31	0.21	29	17	8.0	1.6
きじ焼き風丼献立	89	きじ焼き風丼	454	21.3	8.8	68.1	18	0.6	1.8	26	0.14	0.13	7	73	3.0	0.5
	89	小松菜と凍り豆腐の煮浸し	53	4.9	2.6	1.7	138	2.0	0.5	130	0.06	0.08	20	0	1.2	0.7
	89	大根と焼きしいたけの酢の物	23	0.6	0.1	3.6	15	0.2	0.3	69	0.04	0.05	6	0	1.9	0.2
	89	りんご	56	0.1	0.1	12.7	4	0.1	0.1	2	0.02	0.01	6	0	1.9	0
		昼食合計	586	26.9	11.6	86.1	175	2.9	2.7	227	0.26	0.27	39	73	8.0	1.4
メカジキのグリル献立	91	メカジキのグリル ツナソース	253	19.7	16.0	7.3	8	0.8	0.8	73	0.08	0.10	5	82	0.4	0.5
	91	パプリカとエリンギのグリル	17	0.7	0.1	2.9	3	0.2	0.2	35	0.05	0.10	68	0	1.3	0
	91	レタスとシラスのレモンスープ	32	2.4	0.2	3.7	55	0.4	0.4	36	0.07	0.05	25	20	2.1	1.3
	91	フランスパン	260	7.7	1.0	52.4	14	0.8	0.7	0	0.07	0.05	0	0	2.4	1.4
		夕食合計	562	30.5	17.3	66.3	80	2.2	2.1	144	0.27	0.30	98	102	6.2	3.2
一日合計			1718	80.4	42.5	233.3	596	9.2	8.1	445	0.84	0.78	166	192	22.2	6.2

献立名	掲載ページ	料理名	エネルギー kcal	たんぱく質※1 g	脂質※2 g	炭水化物※3 g	カルシウム mg	鉄 mg	亜鉛 mg	ビタミンA レチノール活性当量 µg	ビタミンB_1 mg	ビタミンB_2 mg	ビタミンC mg	コレステロール mg	食物繊維 g	食塩相当量 g
STEP4の一日献立⑤		(一日の摂取量の目安：脂質40～60g ／エネルギー1800kcal 以下)														
にんじんオムレツサンド献立	93	にんじんオムレツサンド	347	12.7	12.0	44.7	60	1.4	1.1	455	0.14	0.27	4	185	5.2	1.3
	93	玉ねぎのカレーミルクスープ	129	9.0	5.4	10.5	85	0.7	0.8	28	0.06	0.12	6	26	1.4	1.0
	93	キウイフルーツ	51	0.8	0.2	9.5	26	0.3	0.1	4	0.01	0.02	71	0	2.6	0
		朝食合計	527	22.5	17.6	64.7	171	2.4	2.0	487	0.21	0.41	81	211	9.2	2.3
海鮮混ぜずし献立	95	海鮮混ぜずし	424	24.1	7.3	61.2	41	1.1	2.0	51	0.20	0.14	13	56	3.5	0.5
	95	ほうれん草となすの煮浸し	19	1.1	0.1	1.9	29	0.9	0.4	143	0.07	0.11	16	0	2.0	0.6
	95	さつま芋とひじきの白あえ	97	4.1	3.5	10.7	90	1.1	0.5	8	0.08	0.04	8	0	2.7	0.6
		昼食合計	540	29.3	10.9	73.8	160	3.1	2.9	202	0.35	0.29	37	56	8.2	1.7
鶏つくね焼き献立	97	鶏つくね焼き	208	17.5	13.5	3.2	19	0.8	1.7	98	0.13	0.18	18	89	0.9	0.8
	97	タコとグレープフルーツのおろしあえ	88	7.1	0.1	12.9	41	0.4	1.0	8	0.08	0.05	30	61	1.9	0.8
	97	かぼちゃのきんぴら	77	0.8	4.0	8.3	8	0.3	0.2	167	0.04	0.05	22	0	1.8	0.4
	97	ごはん(180g)	281	3.6	0.4	62.3	5	0.2	1.1	0	0.04	0.02	0	0	2.7	0
		夕食合計	654	29.0	18.0	86.7	73	1.7	4.0	273	0.29	0.30	70	150	7.3	2.0
一日合計			1721	80.8	46.5	225.2	404	7.2	8.9	962	0.85	1.00	188	417	24.7	6.0

PART3 胆のう・膵臓《すいぞう》をいたわる単品おかず

掲載ページ	料理名	エネルギー kcal	たんぱく質※1 g	脂質※2 g	炭水化物※3 g	カルシウム mg	鉄 mg	亜鉛 mg	ビタミンA レチノール活性当量 µg	ビタミンB_1 mg	ビタミンB_2 mg	ビタミンC mg	コレステロール mg	食物繊維 g	食塩相当量 g
朝食向きの手軽な主菜															
100	豆腐のみそ焼き	93	7.9	4.8	3.3	102	1.9	0.9	9	0.16	0.12	5	0	2.4	0.4
101	タラとトマトの卵いため	169	13.6	7.8	10.2	60	1.4	1.0	177	0.15	0.27	21	214	1.7	0.9
101	鶏ささ身と大根の梅煮	95	16.3	0.4	5.4	23	0.6	0.6	20	0.10	0.11	13	53	1.0	0.7
102	豚肉の豆乳煮	205	21.9	7.2	10.2	41	2.2	2.5	165	1.00	0.28	9	66	1.3	0.3
102	エビとレタスの卵とじ	162	21.5	4.8	7.6	110	1.3	2.2	126	0.15	0.25	5	335	1.1	1.3
103	カツオの薬味煮	150	21.2	2.4	8.2	59	2.4	1.0	74	0.15	0.21	12	60	1.0	0.4
103	豆腐とサケ缶とにらのいため物	193	15.4	11.6	5.3	207	2.7	1.3	87	0.20	0.14	7	17	2.8	0.6
昼食向きの 主菜+主食															
104	豆腐のトマトカレー煮ごはん	467	15.6	10.2	72.0	185	3.9	2.5	199	0.28	0.20	26	1	7.3	0.4
105	エビにらチャーハン	389	16.6	3.4	68.5	84	0.7	2.4	62	0.13	0.09	9	121	4.2	1.2
105	ピーマン入り牛丼	431	18.7	5.0	73.3	25	2.7	4.5	45	0.17	0.26	88	49	4.6	1.0
106	生トマトのナポリタン	456	26.9	8.7	61.3	37	1.8	1.9	76	0.31	0.18	38	74	6.2	0.9
106	鶏肉とねぎの和風スパゲティ	418	26.4	8.5	54.7	32	1.5	1.8	22	0.25	0.16	9	74	4.8	0.7
107	のりとアサリのチヂミ	393	17.8	9.8	54.5	133	12.3	2.4	525	0.18	0.36	15	218	5.1	0.6

掲載ページ	料理名	エネルギー kcal	たんぱく質※1 g	脂質※2 g	炭水化物※3 g	カルシウム mg	鉄 mg	亜鉛 mg	ビタミンA レチノール活性当量 µg	ビタミンB1 mg	ビタミンB2 mg	ビタミンC mg	コレステロール mg	食物繊維 g	食塩相当量 g
107	トマトとシラスの巣ごもりトースト	388	17.9	11.9	47.4	87	1.9	1.4	155	0.17	0.29	22	214	9.2	2.1
108	豚肉と小松菜のゆず煮うどん	389	22.3	5.2	57.6	112	2.6	2.2	202	0.87	0.29	23	53	4.7	1.8
108	セロリ焼きそば	454	23.4	10.8	61.2	65	1.6	2.3	10	0.80	0.49	15	54	7.9	1.0
109	タイ入り汁ビーフン	316	21.4	5.5	43.9	34	0.8	0.9	40	0.17	0.11	16	65	1.8	1.5
109	冷めん風そば	357	22.3	5.8	49.4	49	4.1	4.1	35	0.27	0.25	44	49	4.3	1.5
夕食向きのしっかり主菜															
110	野菜たっぷり肉豆腐	191	18.7	7.8	8.1	122	2.4	2.1	206	0.74	0.26	13	40	3.2	0.7
111	アスパラの牛肉巻きグリル	153	18.4	5.8	5.7	14	2.9	4.2	26	0.17	0.28	11	61	1.0	0.5
111	鶏ささ身とセロリのさんしょういため	127	16.0	3.4	5.9	29	0.4	0.6	6	0.09	0.11	7	53	0.9	0.7
112	タイの南蛮漬け	155	18.1	4.6	9.4	18	0.3	0.5	80	0.11	0.06	11	65	0.8	0.3
112	マグロのねぎまなべ風	165	23.3	1.7	10.7	47	1.3	0.7	23	0.15	0.10	18	43	2.7	0.8
113	豆腐とタラの高菜漬け煮	177	21.7	4.7	8.7	149	2.1	1.3	88	0.22	0.17	7	59	2.8	1.0
113	エビのヨーグルトカレー煮	162	18.0	5.1	10.0	160	0.5	1.8	47	0.13	0.14	10	159	1.0	0.9
114	豚肉のソテー 玉ねぎあんかけ	168	19.1	6.2	8.5	17	1.1	2.3	9	1.35	0.27	6	60	0.9	0.7
114	豚肉と白菜の重ね煮	171	18.9	5.4	9.1	53	1.1	2.4	149	0.99	0.27	21	66	1.8	0.4
115	鶏ひき肉ののし焼き	158	18.1	5.6	8.3	23	0.7	0.8	54	0.13	0.16	41	73	1.3	0.5
115	鶏肉のからし酢ソテー	210	19.2	8.7	12.0	22	0.8	0.9	41	0.15	0.18	45	73	1.7	0.6
脂質控えめの副菜															
116	ひじきのマリネ	56	0.7	3.1	4.2	48	0.5	0.2	41	0.04	0.03	16	0	3.0	0.4
117	大根のトマト煮	53	0.8	3.0	4.7	30	0.5	0.2	24	0.05	0.03	16	0	2.0	0.2
117	ほうれん草としめじのからしあえ	17	1.3	0.2	1.0	26	1.1	0.5	175	0.09	0.14	18	0	2.0	0.3
118	切りこんぶと凍り豆腐の煮物	59	4.7	2.7	1.5	134	0.9	0.6	12	0.02	0.03	0	0	3.7	1.2
118	じゃが芋とピーマンのいため物	60	0.8	3.0	4.9	4	0.3	0.1	7	0.05	0.02	29	0	4.9	0.4
119	ごぼうのごま酢あえ	44	1.0	1.1	6.0	44	0.5	0.5	0	0.04	0.03	1	0	2.5	0.2
119	春菊となめこの煮浸し	18	1.3	0.1	1.8	62	1.0	0.2	190	0.06	0.11	10	0	2.1	0.5
120	さつま芋のじゃこ煮	82	2.1	0.1	15.1	46	0.3	0.3	14	0.06	0.01	13	20	1.4	0.4
120	里芋のツナ酢みそかけ	90	3.4	3.6	9.6	12	0.6	0.3	1	0.04	0.02	3	5	1.4	0.9
121	れんこんのみそいため	76	1.3	3.3	9.7	18	0.5	0.2	0	0.05	0.01	24	0	1.2	0.8
121	かぼちゃの梅煮	47	0.7	0.1	9.6	9	0.3	0.2	165	0.04	0.05	22	0	1.9	0.3
122	キャベツとちくわのからし酢あえ	60	4.0	0.6	8.9	31	0.5	0.2	2	0.04	0.04	25	8	1.1	1.1
122	にんじんとえのきたけの甘酢煮	25	0.6	0.1	4.5	11	0.3	0.2	276	0.08	0.06	2	0	1.7	0.2
123	いんげんのヨーグルトサラダ	68	2.0	4.1	4.6	73	0.4	0.3	33	0.05	0.10	8	5	1.3	0.4
123	もずくともやしと湯葉の酢の物	33	2.1	1.0	3.0	19	0.6	0.4	5	0.03	0.03	3	0	1.1	0.5

掲載ページ	料理名	エネルギー kcal	たんぱく質※1 g	脂質※2 g	炭水化物※3 g	カルシウム mg	鉄 mg	亜鉛 mg	ビタミンA レチノール活性当量 μg	ビタミンB_1 mg	ビタミンB_2 mg	ビタミンC mg	コレステロール mg	食物繊維 g	食塩相当量 g
124	マッシュルームとタコのマリネ	71	7.6	2.1	3.5	11	0.3	1.1	2	0.06	0.25	5	60	1.6	0.4
124	わかめとねぎと鶏ささ身の煮浸し	61	8.7	0.2	4.6	35	0.4	0.4	9	0.06	0.07	7	27	1.8	0.7
125	トマトと牛肉の薬味おろしかけ	86	7.6	2.4	6.8	24	1.4	1.7	59	0.10	0.12	22	24	1.8	0
125	長芋とキウイと貝柱の酢の物	98	7.2	0.2	15.4	23	0.4	1.0	2	0.06	0.05	32	18	1.5	0.5
	脂質控えめの汁物														
126	野菜と鶏ささ身の酸味スープ	73	8.7	0.3	6.8	20	0.5	0.5	141	0.12	0.10	6	27	1.9	0.8
127	にらとなめこの豆乳スープ	51	3.9	1.8	4.2	26	1.4	0.4	58	0.05	0.07	4	0	1.1	0.4
127	さつま芋と葉ねぎのみそ汁	86	1.8	0.5	17.0	48	0.8	0.2	26	0.08	0.05	19	0	2.4	1.2
128	かぶのスープ	26	1.0	0.2	4.3	72	0.6	0.2	150	0.05	0.06	31	0	2.0	1.0
128	焼きねぎとのりのスープ	21	1.0	0.1	3.3	19	0.3	0.2	37	0.03	0.05	9	1	1.5	0.9
129	トマトの冷たいスープ	47	0.8	2.1	5.3	13	0.3	0.2	49	0.07	0.03	24	0	1.5	0.3
129	じゃが芋の冷製ヨーグルトスープ	74	3.2	2.0	8.0	91	0.2	0.4	25	0.09	0.12	16	9	4.6	0.4
	まとめ作りで便利な副菜														
130	根菜のいり煮	76	1.3	2.0	11.1	46	0.7	0.5	0	0.07	0.03	20	0	4.0	0.5
130	根菜の納豆あえ	152	7.1	5.9	14.2	82	2.0	1.3	0	0.10	0.25	20	0	6.7	0.5
130	けんちん汁	123	5.2	4.3	13.4	104	1.5	0.9	1	0.14	0.07	23	0	5.1	0.9
130	根菜トマトパスタ	348	10.8	3.2	63.3	74	2.3	1.7	48	0.27	0.11	32	0	9.5	1.1
131	パプリカのマリネ	37	0.4	2.1	3.7	5	0.2	0.1	32	0.03	0.05	96	0	0.9	0.2
131	パプリカとイカのいため物	113	13.8	2.4	8.4	16	0.3	1.6	45	0.10	0.10	97	250	0.9	0.7
131	パプリカ入りもずく酢	49	0.5	2.1	5.7	14	0.5	0.3	38	0.03	0.06	96	0	1.5	0.3
131	パプリカと貝柱のあえ物	81	6.7	2.2	8.0	14	0.4	0.9	38	0.04	0.09	100	18	1.1	0.4
132	きのこの酢浸し	42	2.7	0.2	4.1	27	0.5	0.6	12	0.12	0.11	0	20	2.4	0.3
132	鶏ささ身ときのこの酢いため	167	22.4	3.6	7.0	31	0.8	1.2	17	0.21	0.22	3	86	2.4	0.7
132	きのこの混ぜずし	366	7.1	1.6	73.5	57	0.9	1.9	12	0.17	0.13	0	20	5.7	0.3
132	きのこ入りかぼちゃサラダ	99	3.3	2.3	12.1	35	0.8	0.8	177	0.16	0.16	22	20	4.2	0.3
133	紫キャベツのコールスロー	22	0.6	0	3.7	16	0.2	0.2	1	0.03	0.01	27	0	1.1	0.4
133	豚ヒレ肉と紫キャベツの煮込み	148	19.1	3.3	7.7	20	1.1	2.4	4	1.35	0.26	28	59	1.1	0.9
133	じゃが芋と紫キャベツのソテー	96	1.6	3.0	10.5	19	0.5	0.4	1	0.10	0.03	49	0	8.2	0.4
133	紫キャベツのバゲットサンド	361	18.9	4.3	57.8	74	1.1	1.3	31	0.12	0.18	27	16	3.5	2.6
134	りんごとベリーのフルーツピクルス	74	0.4	0	16.6	8	0.2	0.1	1	0.02	0.01	14	0	1.8	0
134	メカジキのソテー フルーツソース	248	15.6	9.6	21.6	12	0.7	0.8	62	0.08	0.10	15	72	1.8	0.4
134	焼きなすとフルーツピクルスのあえ物	90	1.1	0	18.9	23	0.5	0.3	7	0.06	0.05	17	1	3.6	0.3
134	さつま芋とフルーツピクルスのサラダ	159	1.0	2.0	31.2	40	0.7	0.3	43	0.09	0.04	31	0	3.6	0.1

■ STAFF

カバー・表紙・大扉デザイン■滝田梓（will）
本文デザイン■滝田梓（will）
DTP■滝田梓、清水理絵（will）
撮影■向村春樹（will）
スタイリング■ダンノマリコ
撮影協力■UTUWA（tel.03-6447-0070）
イラスト■法嶋かよ、やまおかゆか
編集■清水理絵、木島由里子（will）
校正■村井みちよ
栄養価計算■八田真奈
料理アシスタント■大木詩子

● 本書p.22〜24に掲載の食材写真および栄養成分値は、『食品の栄養とカロリー事典 第3版』『エネルギー早わかり第5版』『たんぱく質早わかり』（すべて女子栄養大学出版部）より転載しています。
● 本書のイラストは、一部『胆石・胆のう炎・膵炎の安心ごはん』（女子栄養大学出版部）より転載しています。

低脂質で病気の進行や再発を防ぐ！

胆石・胆のう炎・膵炎のおいしい献立集

2023年8月10日　初版第1刷発行

著者■加藤眞三、大木いづみ、検見﨑聡美
発行者■香川明夫
発行所■女子栄養大学出版部

〒170-8481　東京都豊島区駒込3-24-3
電話■03-3918-5411（販売）
　　　03-3918-5301（編集）
ホームページ■https://eiyo21.com/
印刷所■シナノ印刷株式会社

ISBN978-4-7895-1437-8

■ 病態監修

加藤眞三（かとう・しんぞう）

慶應義塾大学名誉教授。エムオーエー高輪クリニック院長。1980年慶應義塾大学医学部卒業、1985年同大学大学院医学研究科修了、医学博士。米国マウントサイナイ医学部研究員、都立広尾病院内科医長、慶應義塾大学医学部・内科学専任講師、同大学看護医療学部教授を経て、2021年より現職。専門分野は健康科学、病態科学。特に消化器内科、肝臓病を専門とする。専門にとらわれない統合医療にとり組み、webメディアなどを通して社会や市民への発信に力を入れるなど、新しい医療への道を模索している。主な著書に、『胆石・胆のう炎・膵炎の安心ごはん』『おかずレパートリー胆石・胆のう炎・膵炎』（女子栄養大学出版部）、『患者の生き方—よりよい医療と人生の「患者学」のすすめ』『患者の力—患者学で見つけた医療の新しい姿』（春秋社）など。

■ 栄養指導

大木いづみ（おおき・いづみ）

慶應義塾大学病院 食養管理室 室長代理
管理栄養士

■ 料理

検見﨑聡美（けんみざき・さとみ）

料理研究家・管理栄養士